Armando Lopez Guerrero

Imagenología Veterinaria

Armando Lopez Guerrero

Imagenología Veterinaria

Radiologia y Ultrasonido en Pequeñas Especies

Editorial Académica Española

Imprint
Any brand names and product names mentioned in this book are subject to trademark, brand or patent protection and are trademarks or registered trademarks of their respective holders. The use of brand names, product names, common names, trade names, product descriptions etc. even without a particular marking in this work is in no way to be construed to mean that such names may be regarded as unrestricted in respect of trademark and brand protection legislation and could thus be used by anyone.

Cover image: www.ingimage.com

Publisher:
Editorial Académica Española
is a trademark of
International Book Market Service Ltd., member of OmniScriptum Publishing Group
17 Meldrum Street, Beau Bassin 71504, Mauritius
Printed at: see last page
ISBN: 978-620-3-03885-9

Imagenología Veterinaria:

Radiología y Ultrasonido

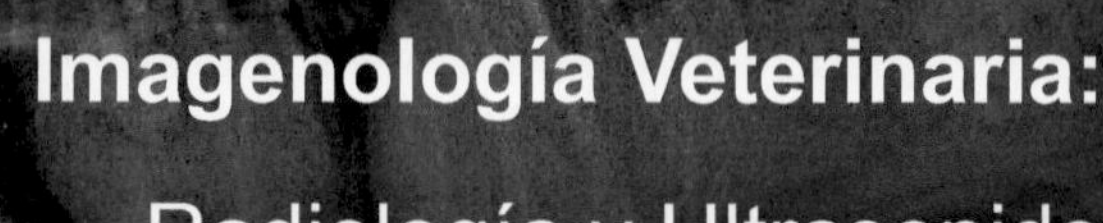

en Pequeñas Especies

Armando López Guerrero

Índice

Índice de figuras

Índice de tablas

Índice de figuras

Índice de cuadros

Sección I: Radiología
Introducción

El físico alemán Wilhelm Conrad Roentgen descubre los rayos X el 8 de noviembre de 1895, mientras experimentaba con tubos de Hittorff-Crookes y la bobina de Ruhmkorff, analizaba los rayos catódicos, buscaba eliminar la fluorescencia violeta que se producía en el vidrio de las paredes del tubo, para conseguirlo, diseña un ambiente de oscuridad, mediante una funda de cartón negro para cubrir el tubo. Al momento de conectar el equipo, le sorprende ver un resplandor débil amarillo-verdoso sobre un un pequeño cartón con una solución de cristales de platino-cianuro de bario colocado sobre un banco cercano. Observa que en el momento de apagar el tubo, el cartón se obscurecía y al encenderlo se producía nuevamente el destello, intrigado mueve más lejos el cartón y comprueba de esa manera la producción de fluorescencia, al repetir el experimento obtiene los mismos resultados. Deduce que una radiación sumamente penetrante e invisible al ojo humano, era emitida por esos rayos. Continúa experimentando y observa que grandes capas de papel e incluso metales menos densos que el plomo eran atravesados por estos rayos.

Después del descubrimiento de Roentgen, el físico francés Henri Becquerel inicia sus trabajos de investigación para entender la conexión existente entre la radiación invisible y la luz visible, bajo la hipótesis de que todos los materiales luminicentes estimulados de cualquier forma, también producen rayos X. Para comprobar su hipótesis colocaba cristales fluorescentes sobre una cámara fotográfica envuelta en papel opaco, de tal forma que únicamente una ráfaga penetrante de energía podría alcanzar la emulsión. Este acomodo experimental lo expuso a la radiación del Sol por algunas horas, lo que hacia reaccionar los cristales y al someterlo al proceso de revelado obtenía una imagen de sales. El tipo de sales con las que trabajó Becquerel eran de uranio, por lo que durante febrero de 1896, época invernal en París, no le fue posible realizar sus experimentos a la luz solar, guardando las placas con la emulsión en un cajón obscuro. Al momento de revelar las placas unos días días mas tarde, observó la silueta de las sales si que hubiesen estado expuestas a la luz solar y ser evitadas por esta. Pensado que se trataba de un caso único de fluorescencia metálica. Por estos descubrimientos, Henri Becquerel es considerado el padre de la radiología.

Principios básicos de la radiología

¿Que son los rayos X?

El espectro electromagnético incluye a los rayos X, la manera de producirlos es por medio de transiciones energéticas de electrones. La radiación electromagnética de cualquier tipo viaja a la velocidad de la luz, por lo que su frecuencia es inversamente proporcional a la longitud de onda, la fórmula utilizada para su cálculo es la siguiente:

$$\text{Energía} = \text{Constante de Planck} \times \frac{\text{Velocidad de la luz}}{\text{Longitud de onda}}$$

La unidad básica de la energía fotónica es el electrón volt (eV), significa que es la energía que gana un electrón cuando es acelerado por una diferencia de voltaje de un volt. Para causar ionizaciones en la célula viva, lo que se traduce como mutaciones, se requiere de energía mayor a 15 eV. Los rayos X tienen energía 1,000 veces mayor a 15 eV, por lo que debemos tener todas las precauciones de seguridad al trabajar con rayos X. La ionización de la célula ocurre cuando un fotón choca contra una molécula y causa una eyección de un electrón, lo que crea un par iónico (electrón con carga negativa y el átomo con carga positiva), después de la ionización, las características físicas y funcionales de la molécula cambian. La energía incitante de los rayos X lo hacen peligroso para la biología. La ionización del DNA puede inducir al incremento de mutaciones, lo que se traduce en el acortamiento de la expectativa de vida, mayor susceptibilidad a cáncer de piel, tiroides y leucemia, así como de cataratas. Puesto que el daño biológico de los rayos X es considerable, debemos tener en cuenta y comprender los principios de protección radiológica.

Propiedades físicas de los rayos X y gamma

No tienen carga, no tienen masa, viajan a la velocidad de la luz, no pueden desviarse con campos magnéticos, no son visibles, no se pueden palpar, viajan en línea recta, penetran casi toda la materia en grado variable, fluorescen ciertas sustancias, exponen emulsiones fotográficas y ionizan el átomo.

Protección radiológica

Un estudio radiológico tiene como objetivo mostrar la máxima información del interior del paciente, es decir, debe ser de calidad diagnóstica, procurando una mínima exposición del paciente, del personal y del público general. ¿Cómo se logra esto? Mediante el uso de protectores personales como mandiles, guantes, gogles, protector de tiroides y gonadal, teniendo un conocimiento preciso del equipo, es decir, la carta técnica así como de la anatomía del área bajo examen, se seleccione el KvP y mAs correspondiente, posicionando al paciente de manera tal, que la imagen a obtener no esté girada, mal alineada, en el instante de la expiración si se trata de tórax, o movida por una mala sujeción del paciente, para evitar esto, podemos proceder a la sedación (ligera o profunda) de acuerdo al grado de manejo que tenga el paciente o al nivel lesión-dolor, así como también podemos hacer uso de posicionadores de materiales radiolucidos que nos auxilien y evitar de esa manera la exposición a la radiación secundaria de manos y brazos.

¿Cómo se mide la radiación?

Las unidades roentgen, rad y rem se han utilizado por mucho tiempo para cuantificar la exposición y absorción y las dosis equivalentes. El Sistema Internacional de Unidades (SI), ha desarrollado la tendencia global al sistema métrico decimal, lo que significa que las unidades SI correspondientes al roentgen y rad son Coulomb/kg y joul/kg. Lasexposición a la radiación es medida de manera indirecta mediante la detección del numero de cargas eléctricas (ionizaciones) producidas en el aire por los rayos X.

ALARA "As Low As Reasonably Achievable", es un principio básico para cualquier medida de protección radiológica. Los criterios básicos son: distancia, blindaje y tiempo, por lo que a mayor distancia, menos radiación, a menor tiempo de exposición, menor irradiación y una barrera también disminuye la radiación. La Comisión Reguladora Nuclear de los Estados Unidos es el referente oficial para las directrices para la protección contra la radiación. La dosis de radiación ocupacional anual para un adulto está limitada a un máximo de 0.05 Sv (5 rem) al año. Los objetivos de la protección contra la radiación según el Consejo Nacional de Protección contra la

Radiación son: Prevenir los efectos clinicamente significativos inducidos por la radiación y limitar los riesgos de cáncer y efectos hereditarios a un nivel razonable.

Procesos biológicos

La ionización de las moléculas de agua produce radicales libres químicamente activos, dado que los tejidos son 70% agua, significa que los rayos X son potencialmente dañinos. Esos radicales libres son los responsables del daño titular. El daño al DNA es producido por un pequeño porcentaje de rayos X, que resulta en graves alteraciones como lesión al nucleótido base, ruptura o cruzamiento de una cadena de DNA. Dichos efectos pueden ser reparados enzimáticamente o pueden ser letales para la célula.

Acciones prácticas

Los operadores de equipos radiológicos veterinarios deben conocer los peligros a los que están expuestos por lo que necesariamente deben ser instruidos y capacitados en el posicionamiento apropiado del paciente, el manejo del equipo y en las técnicas de cuarto obscuro ayuda a minimizar las repeticiones del estudio, así como emplear y cuidar de los elementos de protección personal. La reducción de exposición puede lograrse con las siguientes medidas: Distancia del individuo con la fuente de radiación, reduciendo el tiempo de la exposición y el uso de barreras protectoras de blindaje entre el individuo y la fuente de radiación. Para los veterinarios que utilizan rayos X, los dos factores más fáciles de controlar son el blindaje y la distancia. En las instalaciones se deben poner barreras permanentes como paredes con recubrimiento varitado de espesor suficiente (3 cm), concreto u otros materiales para proveer el grado de atenuación requerido. El blindaje también puede consistir en elementos móviles cómo biombos, delantales y guantes emplomados.

Protección contra la radiación

- Procedimientos operativos escritos y revisarlos periódicamente para asegurar la conformidad con las regulaciones.
- Capacitación del personal en prácticas de protección contra la radiación.
- Inspecciones de radiación y registros de medidas correctivas.
- Revisar periodicamente la señalética y que estén colocadas en donde se necesitan.

Monitores personales

Se utilizan para checar los programas de seguridad radiológica, detectar prácticas inadecuadas de protección y detectar situaciones de sobreexposición. Los monitores usados para controlar la exposición ocupacional no deben utilizarse cuando el sujeto se expone como paciente a exámenes médicos o dentales. Los monitores deben colocarse sobre el pecho o el abdomen, excepto en condiciones especiales, cuando se usa un delantal protector, debe estar fuera del delantal para controlar la radiación ambiental y por debajo del mismo cuando se desea una estimación de la exposición corporal.

Cuarto obscuro y proceso de revelado manual

En la radiografía convencional se requiere llevar a cabo un proceso de revelado de la película previamente expuesta a los rayos X. Dado que la película radiográfica es sensible a la luz, se necesita hacer este procedimiento bajo condiciones de obscuridad casi total, con ayuda de luz de seguridad (luz roja) es posible el cargado de la película en el chasis, y su posterior revelado. Por tal motivo se requiere de un cuarto obscuro, donde se limite la luz blanca a una bombilla o foco, el cual solo se enciende cuando ya se ha terminado del proceso de revelado.

Equipo para revelado manual

Para el revelado manual se requiere de un tanque de revelado o charolas de tamaño apropiado de acuerdo al tamaño de película a trabajar. Es decir, se requiere una charola que pueda contener película 14 x 17 pulgadas.

Se necesitan tres charolas, acomodadas de derecha a izquierda el orden es Revelador, Agua, Fijador. Los tiempos van de 3 a 5 minutos en revelador y fijador y el enjuage con agua es de 1 minuto.

Paso uno, se enciende la luz de seguridad, se cierra la puerta y se destapa el chasis con la película expuesta.

Paso dos, la película se toma por una esquina y se introduce en la charola del revelador por 3 minutos con movimientos lentos para que toda la película sea impregnada en ambos lados.

Paso tres, se toma de una esquina, se levanta, se deja escurrir por 30 segundos y se sumerge en la charola del agua, ahí se debe mover durante un minuto, con la finalidad de eliminar el revelador, al término del tiempo, se toma de una esquina, se levanta y se deja escurrir por 30 segundos; se pasa a la charola del fijador, donde se sumerge y se mueve por tres minutos, al cabo del tiempo, se toma de una esquina, se levanta y se deja escurrir por 30 segundos, y finalmente se sumerge nuevamente en la charola del agua, donde se mueve por un minuto con la finalidad de retirar todo el fijador. Se toma por una esquina, se levanta y se deja escurrir por 30 segundos. Posteriormente se enciende la luz blanca y se cuelga con la finalidad de que se seque. Una vez seca, se coloca la película en el negatoscopio y se evalúa.

Radiología convencional

La radiología convencional consiste en el uso de un equipo generador de rayos X, película sensible a los rayos X contenida en un chasis que evita su contacto con la luz. Para generar una imagen radiográfica en una sola exposición, se requiere de tres componentes, un generador, un medio de transporte de la energía y un detector plano. Posteriormente a esto, para poder leer la imagen se requiere de un proceso de revelado manual o en máquina reveladora. La radiología convencional utiliza diferentes tamaños de película, dependiendo de la región bajo examen, los tamaños comerciales son: 8x10", 10x12", 14x14" y 14x17", los cuales requieren de un casete o chasis que los proteja de la luz, dicho chasis tiene pantallas intensificadoras sensibles al verde o al azul cuyos compuestos son tierras raras como oxisulfuro de gadolinio (Ga_2O_2S), cuyos grosores varían entre 30 y 70 micras.

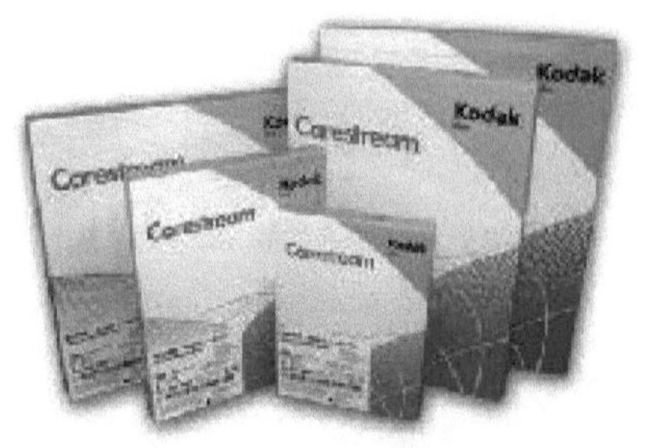 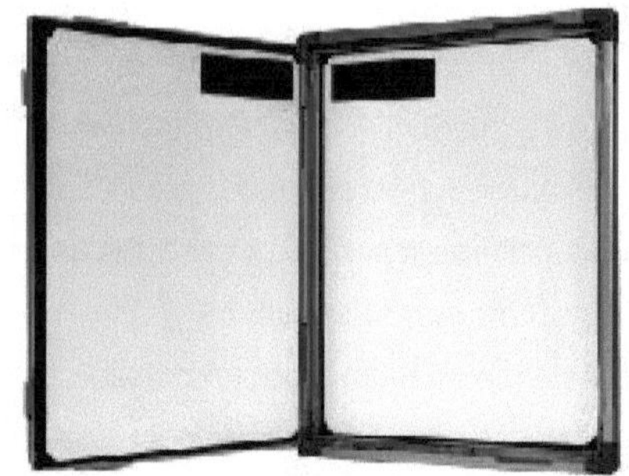

Figura 1.- Película radiográfica ([https://](https://www.allmedica.cl/app/34-insumos-radiologia) www.allmedica.cl/app/34-insumos-radiologia)

Figura 2.- Chasis con pantalla intensificadora

Radiología computada

La radiología computarizada (CR por sus siglas en Inglés) inicia a principios de los años 1980, desarrollada por la compañía Fuji Inc., esta tecnología reemplaza el uso de película sensible a los rayos X y con ello a todo el proceso de cuarto obscuro y revelado manual. El sistema CR funciona con un chasis que contiene una hoja sensible a los rayos X a base de fósforo, la cual al ser expuesta al haz de rayos X almacena la imagen y el digitalizador lee a través de un escáner láser y en un tiempo de 60 a 120 segundos se obtiene la imagen en una computadora, de ahí su nombre, radiología computarizada.

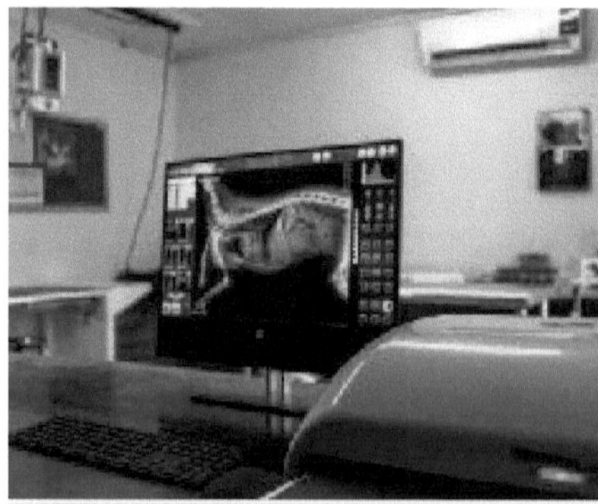 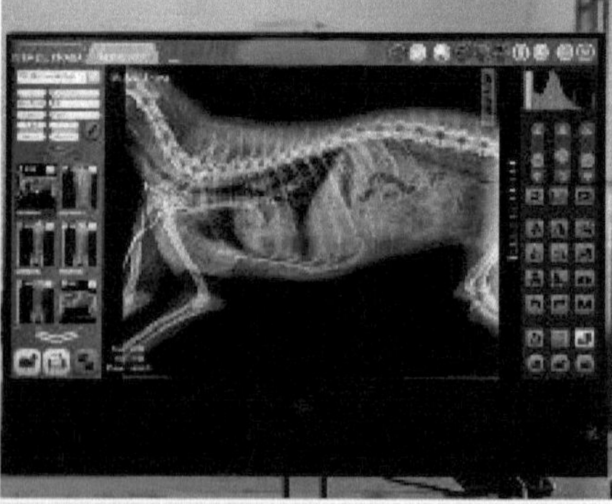

Figura 3.- Equipo de radiología computada para pequeñas especies

Figura 4.- Software de digitalización radiográfica

Radiología directa

La radiología directa (DR por sus siglas en Inglés), esta tecnología es muy similar a la CR, sólo que no requiere de un digitalizador donde insertar el chasis expuesto a los rayos X, sino que consta de un chasis único, conectado alámbrica o inalambricamente al equipo generador y a una computadora, este chasis es capaz de producir una imagen radiológica en tres o cuatro segundos y estar listo para otro disparo en menos de 10 segundos. La ventaja de este tipo de radiología se basa en el poco tiempo empleado para obtención de las imágenes, lo que representa un gran avance de la tecnología sobre la medicina veterinaria en el área de equinos, principalmente.

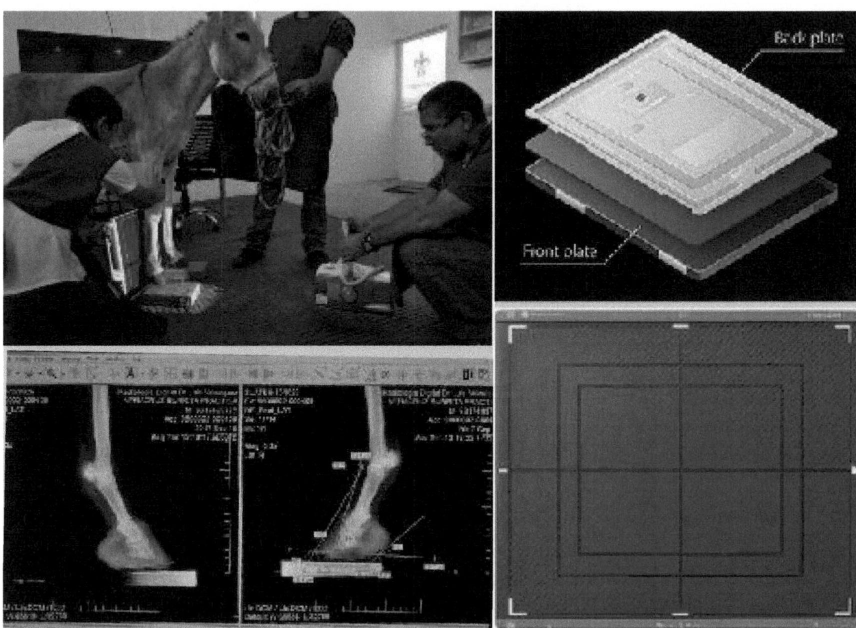

Figura 5.- Radiología directa, su mayor uso es en equinos (Foto cortesía del Dr José Luis Velazquez Ramirez)

Figura 6.- Esquema de un detector (chasis).https://www.konicaminolta.com/ healthcare/products/dr/aerodr3_1417hd/ spec.html

Principios de interpretación radiológica

La ciencia de la radiología se base en la capacidad que tienen los rayos X para penetrar la materia en grado variable, con lo que una radiografía es una imagen del número y distribución de los rayos X penetrando al paciente, de tal manera que el grado de obscurecimiento de una radiografía está directamente relacionado con el número de rayos X que llegaron a la película o sensor; esto significa que las áreas de la emulsión de la película o del sensor alcanzadas por un mayor número de rayos X o más cantidad de luz de la pantalla intensificadora, son negras después del proceso de revelado y en caso contrario, las áreas no alcanzadas por los rayos X o por la luz, son transparentes o aparecen blancas, dichas áreas se ubican debajo de estructuras que absorben muchos rayos X, como los huesos.

Composición tisular

La absorción de los rayos X por una substancia o tejido, se ve afectada por el número atómico efectivo de sus elementos ya la densidad física de la propia substancia.

Tabla 1.- Densidad radiográfica de los tejidos.

Substancia	Densidad física (g/cm³)	Número atómico efectivo
Aire	0.001	7.8
Grasa	0.92	6.5
Agua	1	7.5
Músculo	1.04	7.6
Hueso	1.65	12.3
Plomo	8.70	82

Por lo tanto, en un paciente, no es posible aislar cada uno de sus componentes, lo que significa que en una radiografía se observa una escala de grises que corresponde a la combinación de todos los tejidos involucrados en la región bajo examen, la siguiente tabla lo muestra.

Tabla 2.- Radiopacidad de los tejidos.

Aire	Grasa	Agua	Hueso	Metal
↓	↓	↓	↓	↓
⟶	Radiopacidad			⟶
⟵	Radiotransparencia			⟵
⟵	Densidad óptica			⟵
⟵	Ennegrecimiento			⟵
⟶	Densidad radiográfica			⟶

Así mismo, el espesor de un objeto o región anatómica (bajo estudio) y la radiopacidad resultante están íntimamente interrelacionadas, cuando el primero aumenta, también lo hace la radiopacidad.

Geometría radiográfica y pensamiento en tres dimensiones

Es de suma importancia el conocimiento de la anatomía "normal" cuando se leen radiografías, debido a que estamos ante una imagen *bidimensional* de una estructura *tridimensional*. Por esta razón, el posicionamiento correcto del paciente es de crucial importancia al hacer una radiografía, dado que su imagen depende de su orientación con respecto al haz primario de rayos X. Para entender esto, debemos tener en cuenta que existen seis consecuencias dependientes de la orientación del haz de rayos X:

- **Ampliación:** Se da cuando el objeto o región bajo examen no está lo más pegado posible al chasis, lo que hace que su sombra sea de mayor tamaño que el objeto real y obedece a las distancias objeto-chasis y foco-chasis.
- **Distorsión:** Se presenta cuando la imagen no representa la forma o posición verdadera de la región bajo estudio, se debe al posicionamiento erróneo del paciente, por ejemplo, cuando no se hace tracción equitativa en ambos miembros pélvicos, el de menor tracción aparecerá mas corto que el otro.

- **Imagen de un objeto familiar aparece como extraña:** El conocimiento profundo de la anatomía de la región bajo examen es primordial al momento de leer una radiografía, dado que nos evitará interpretar erróneamente la imagen, ante el aumento o disminución del tamaño de un órgano, este puede desplazar a sus vecinos y con ello alterar la "anatomía normal" de la región bajo examen.

- **Pérdida de la sensación de profundidad:** Esto sucede en una imagen bidimensional, al no poder determinar si lo que estamos observando está mas cerca de nosotros como observadores o mas cerca del chasis, para evitar esta sensación se deben obtener al menos dos imagines ortogonales de la región, es decir, una a 90° de la otra, con ello se recupera la profundidad de la región y es posible "determinar la posición" de una estructura.

- **Presencia de sumatoria de sombras:** En un paciente, no es posible aislar un órgano en especifico para ser radiografiado, lo que significa que en la radiografía tendremos la sumatoria de todos los tejidos contenidos en esa región, por ejemplo, en una perra con 55 días de gestación en una proyección LLD de abdomen medio, tendremos la superposición de todos los fetos contenidos en ambos cuernos uterinos, lo que dificulta su conteo.

- **Efecto silueta:** Este hecho se presenta cuando dos estructuras de igual radiopacidad están en contacto, por lo que sus márgenes no pueden distinguirse (V.gr riñones). Por el contrario, si dos estructuras de la misma radiopacidad no están en contacto y están separadas por una substancia de diferente radiopacidad, sus bordes pueden distinguirse radiograficamente. Un ejemplo de ello son los riñones.

Percepción

Cuando se leen o interpretan radiografías, los clínicos confían en sus ojos para detectar anormalidades, sin embargo, los ojos y el cerebro no siempre perciben las apariencias en forma adecuada, por ello es necesario desarrollar un sistema o método al momento de interpretar una radiografía, primero, debemos formar una imagen mental de la anatomía radiográfica normal de la región bajo examen, posteriormente debemos colocar la radiografía en el negatoscopio o en el monitor de una manera estandarizada, como se muestra en la tabla siguiente:

Tabla 3.- Colocación de las radiografías para su lectura (interpretación).

Proyección	Colocación	Radiografía
LLD - LLI	La porción craneal del paciente debe ser colocada a la izquierda del observador	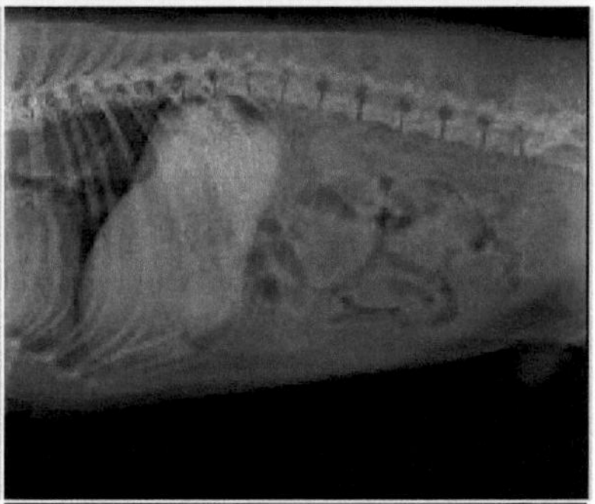
VD - DV	La porción craneal del paciente hacia arriba y con el lado izquierdo a la derecha del observador, salvo en la DV, que el lado izquierdo del paciente queda al lado izquierdo del observador.	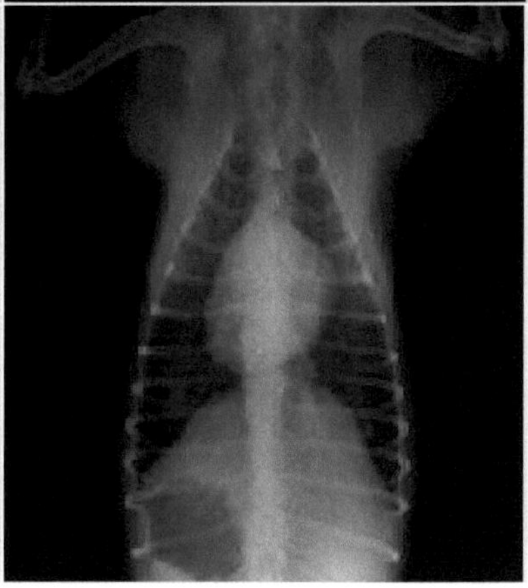

Proyección	Colocación	Radiografía
Cr-Cd y ML	Las extremidades deben colocarse con el extremo próximal del miembro hacia arriba	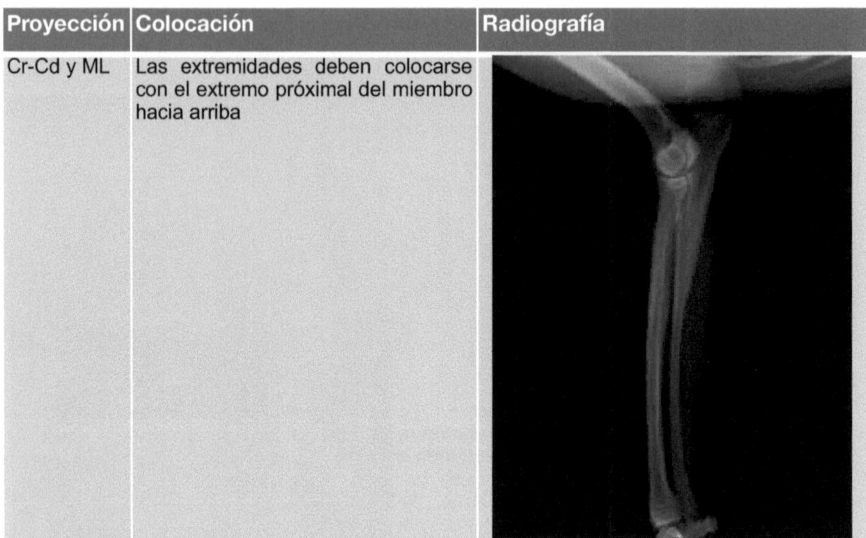

Nota: Debe evitarse a toda costa el interpretar radiografías sostenedoras hacia una luz sobre la cabeza o desde una ventana.

Interpretación

La interpretación o lectura de una radiografía no es misteriosa ni dificultosa si se siguen procedimientos básicos, es cuestión de compilar toda la evidencia, analizarla y llegar a una conclusión razonable.

- **Información e historia del caso:** Debemos contar con el expediente clínico del paciente, revisarlo y analizarlo antes de enfrentarnos a una radiografía.
- **Examen físico:** Siempre que sea posible y el paciente lo permita, debemos realizar un examen físico completo. El propósito de un estudio radiográfico es para confirmar o descartar un diagnóstico, *no para hacer el diagnóstico.*
- **Procedimiento radiográfico correcto:** Con la información anterior, debemos ordenar las proyecciones necesarias que nos ayuden a llegar a un diagnóstico.
- **Evaluación de la radiografía:** Una vez obtenida la información de los puntos arriba mencionados, estaremos en condiciones de analizar e interpretar un estudio radiográfico, que consiste en determinar la existencia de anormalidad, definiendo la localización anatómica y clasificación de la lesión de acuerdo con los signos radiográficos.

Debe examinarse toda la radiografía, pudiendo realizarse el examen por órgano o por área, la relación entre la lesión y los signos radiográficos se define como los cambios de tamaño, forma, número, localización, marginación y radiopacidad.

Errores de interpretación

La interpretación de una radiografía sin la información clínica del paciente es en sí un error muy común, sin embargo se pueden listar algunos muy frecuentes:

- La presencia de una lesión obvia que distrae impidiendo la evaluación del resto de la radiografía.
- El descubrimiento de una lesión que responda a la pregunta clínica que determinó el examen radiográfico.
- Visión premeditada, cuando la encontramos, termina el examen de la radiografía.

El interpretar una radiográfica es todo un arte y una ciencia, entre más organizada y analítica sea el abordaje para evaluar una imagen radiográfica, mayor será el retornode información que se obtiene, haciendo más perspicaz al individuo en la interpretación radiológica.

Medios de Contraste

Los materiales de contraste, conocidos también como medios de contraste, son utilizados para relatar ciertas partes del cuerpo en las imágenes a travez de los rayos X, tomografía axial computarizada (TAC), resonancia magnética nuclear (RMN) y ultrasonido. Estos materiales facilitan al veterinario distinguir entre las condiciones normales y anormales. Se trata de substancias que alteran temporalmente la forma de interacción de los rayos X y algunas otras ayudas diagnósticas, para generar imágenes del organismo. Cuando se introducen en el organismo, los medios de contraste permiten que ciertas estructuras o tejidos se vean diferentes en una radiografía de lo que se verían en una radiografía simple, es decir, estas substancias ayudan a distinguir o a hacer mas visibles las áreas del cuerpo seleccionadas con respecto a los tejidos circundantes. Los medios de contraste son de gran ayuda al visualizar y por ende a diagnosticar condiciones médicas. Los medios de contraste pueden introducirse al organismo por alguna de las siguientes vías:

- Por vía oral

- Por enema (vía rectal)

- Inyectados (vía intravenosa o intra-arterial)

Tabla 4.- Medios de contraste y su dosificación

Tipo de medio	Dosis	Observaciones
Iodado iônico	400-1200 mg/kg	No exceder de 35 g de Iodo
Iodado no iônico		Uso exclusivo para mielografía
Sulfato de Bario	5-12 ml/KgPv*	
BIPS		Para motilidad
Aire o CO_2	3-5 ml/kg	Debe extraerse después de realizar el procedimiento

Esquema de proyecciones radiológicas

CABEZA, CUELLO y TRONCO (Tórax, Abdomen y Pelvis)
CABEZA
* Laterolateral Derecha (LLD)
* Ventrodorsal (VD)
* Dorsoventral (DV)
* Rostrocaudal con boca abierta
* Rostrocaudal a 90 grados frontal
* Laterolateral derecha oblicua con boca abierta para bulla timpánica
* Laterolateral derecha oblicua con boca abierta para articulación temporomandibular
* Laterolateral derecha oblicua con boca abierta para maxilar
* Laterolateral derecha oblicua con boca abierta para mandíbula
* Intra oral maxilar
* Intraoral mandíbula

CUELLO
* Laterolateral Derecha (LLD)
* Ventrodorsal (VD)

TÓRAX
* Laterolateral Derecha (LLD)
* Ventrodorsal (VD)
* Dorsoventral (DV)

ABDOMEN
* Laterolateral Derecha (LLD)
* Ventrodorsal (VD)

PELVIS
* Laterolateral Derecha (LLD)
* Ventrodorsal (VD)
* Ventrodorsal en posición de rana (VD-Rana)

MIEMBRO ANTERIOR

ESCÁPULA

* Medio lateral (ML)
* Caudo-Craneal (CdCr)

HOMBRO

* Mediolateral (ML)
* Caudo-Craneal (Cd-Cr)

HÚMERO

* Mediolateral (ML)
* Caudo-Craneal (Cd-Cr)

CODO

* Mediolateral (ML)
* Caudo-Craneal (CdCr)
* Mediolateral flexionada (MLF)

RADIO-ULNA

* Mediolateral (ML)
* Cráneo-Caudal (Cr-Cd)

CARPO

* Mediolateral (ML)
* Dorsopalmar (DPa)

METACARPOS Y FALANGES

* Mediolateral (ML)
* Mediolateral con dedos abiertos (MLDA)
* Dorsopalmar (DPal)

MIEMBRO POSTERIOR

FEMUR

* Mediolateral (ML)
* Cráneo-Caudal (Cr-Cd)

RODILLA

* Mediolateral (ML)
* Craneo-Caudal (Cr-Cd)
* Tangencial (SKYLINE)

TIBIA

* Mediolateral (ML)
* Caudo craneal (Cr-Cd)

TARSO

* Mediolateral (ML)
* Dorsoplantar (DPla)

METATARSO Y FALANGES

* Mediolateral (ML)
* Dorsoplantar (DPla)

Nomenclatura Radiológica

La manera correcta de solicitar, ordenar o pedir una radiografía se hace mediante la nomenclatura de la planigrafía veterinaria e indica lo siguiente:

1.- Lugar o región anatómica del paciente por donde entra el rayo central del haz primario de los rayos X

2.- Lugar o región anatómica del paciente por donde sale el rayo central del haz primario de los rayos X y es recibido por el chasis o detector de rayos X

Por lo tanto, debemos tener en cuenta los direccionamientos de la Nómina anatómica veterinaria y asegurarnos de que referimos la región anatómica de mayor interés clínico, lo que nos ayudará a resolver el diagnóstico presuntivo. La manera correcta de solicitar un estudio radiológico es la siguiente:

Cabeza, cuello y tronco (tórax, abdomen y pelvis) tienen las siguientes proyecciones:
- **Latero-Lateral Derecha (LLD):** Significa que el rayo central del haz primario entra por el lado izquierdo del paciente, saliendo por el lado derecho.
- **Latero-Lateral Izquierda (LLI):** Significa que el rayo central del haz primario entra sobre el costado derecho del paciente y sale por el lado izquierdo (este tipo de proyección es poco frecuente).
- **Ventro-Dorsal (VD):** Significa que el rayo central del haz primario entra sobre la cara ventral de la región y sale por la cara dorsal.
- **Dorso-Ventral (VD):** Significa que el rayo central del haz primario entra sobre la cara dorsal de la región y sale por la cara ventral.

Miembros o extremidades

Para los miembros anteriores, a partir del húmero, en la porción más proximal, hasta la porción distal del radio y úlna, así como para los miembros posteriores, a partir del fémur en la porción más proximal, hasta la porción distal de la tibia y fíbula.

Craneo-Caudal (Cr-Cd): Significa que el rayo central del haz primario entra por la cara craneal y sale por la cara caudal.

Caudo-Cranel (Cd-Cr): Significa que el rayo central del haz primario entra por la cara caudal y sale por la cara craneal.

A partir del carpo y hasta las falanges de la mano y del tarso, hasta las falanges del pie, la nomenclatura cambia, por lo que tenemos:

Dorso-Palmar (DPa): Significa que el rayo central del haz primario entra por la cara dorsal de la mano y sale por la cara palmar.

Dorso-Plantar (DPl): Significa que el rayo central del haz primario entra por la cara dorsal del pie y sale por la cara plantar.

Para todo el miembro torácico a partir del húmero y hasta las falanges y para todo el miembro pélvico a partir del fémur y hasta las falanges:

Medio-Lateral (ML): Significa que el rayo central del haz primario entra por la cara medial y sale por la cara lateral.

Posicionamiento del paciente para el estudio radiográfico

Posicionamiento del paciente para las proyecciones laterolaterales de cabeza, cuello y tronco:

El paciente es colocado en decúbito lateral derecho sobre la mesa, es decir, la cabeza queda a nuestra mano izquierda, la cola queda a nuestra mano derecha y las patas hacia nosotros.

Posicionamiento del paciente para las proyecciones ventrodorsales de cabeza, cuello y tronco:

El paciente es colocado en decúbito lateral derecho sobre la mesa, es decir, la cabeza queda a nuestra mano izquierda, la cola queda a nuestra mano derecha y las patas hacia nosotros, se toman los miembros sobre los carpos y tarsos y se dirigen hacia arriba para que el cuerpo del paciente quede en decúbito supino.

En ambos casos nos podemos auxiliar de posicionadores radiolúcidos, de arena, hule espuma para alinear el cuerpo del paciente y con vendas elásticas para hacer tracción moderada de maxilar, mandíbula y extremidades.

La colocación del generador de rayos X (ángulo del rayo central) dependerá de la región anatómica bajo estudio, siendo la distancia minina de 90 cm entre el punto focal y el chasis, este último se coloca perpendicular al rayo central sobre la región de la cual se obtendrá la radiografía. Se posiciona al paciente de forma adecuada para que la imagen de la estructura anatómica bajo examen sea lo más precisa posible, con el mínimo de ampliación y distorsión. Se procede a encender la luz del colimador para delimitar el área a exponer y centrar el haz primario de rayos X sobre la región bajo estudio. Para la toma radiográfica se considera la técnica adecuada del generador de Rayos X, dependiendo de la región bajo estudio.

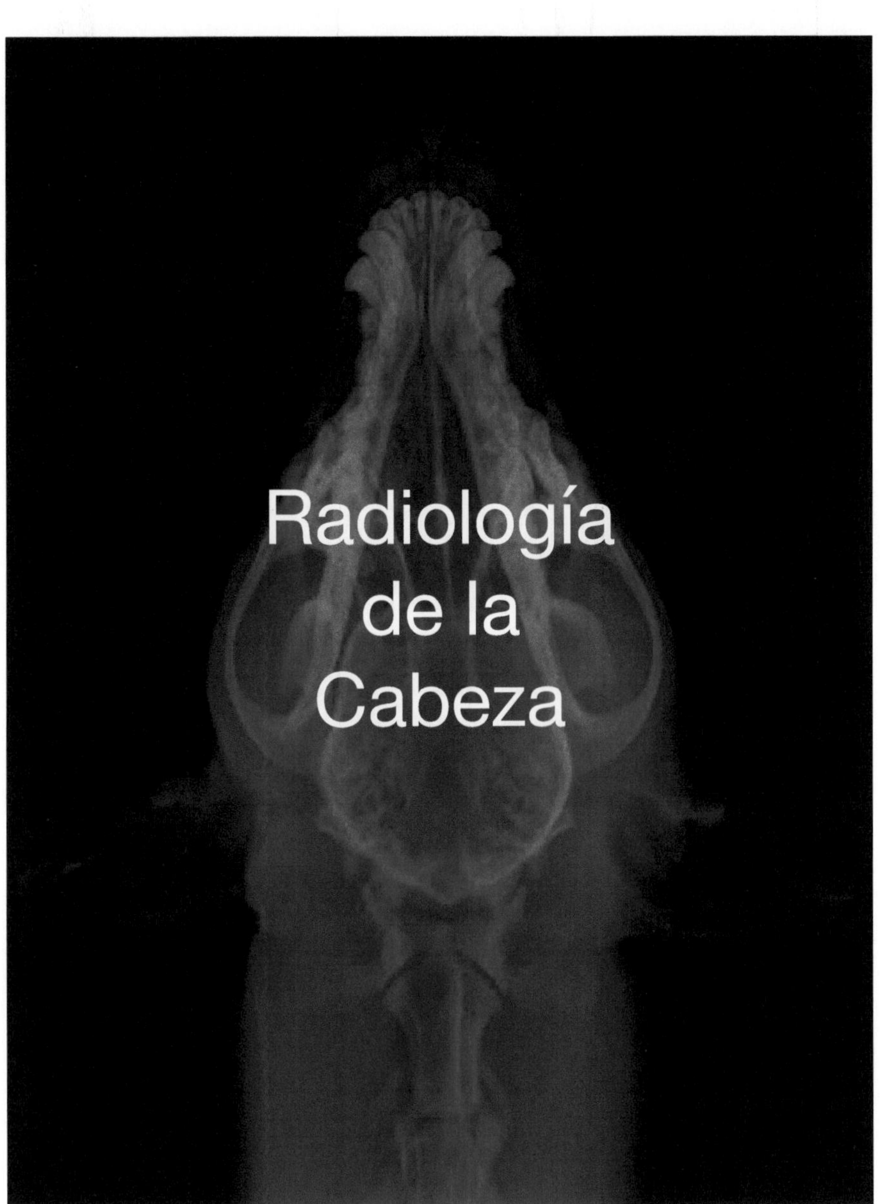

Radiología
de la
Cabeza

Cabeza

PROYECCIÓN LATEROLATERAL DERECHA (LLD)

Preparación del paciente:

Para esta proyección si el paciente coopera, se puede realizar sin necesidad de anestesia y/o sedación. En caso de que el paciente no coopere, entonces se debe recurrir al protocolo correspondiente de inmovilización química.

Procedimiento:

Se coloca al animal en decúbito lateral elevando el morro y la mandíbula con bloques de hule espuma de modo que el plano sagital del cráneo sea paralelo a la mesa. El colimador debe centrarse en un punto medio entre el ojo y la oreja.

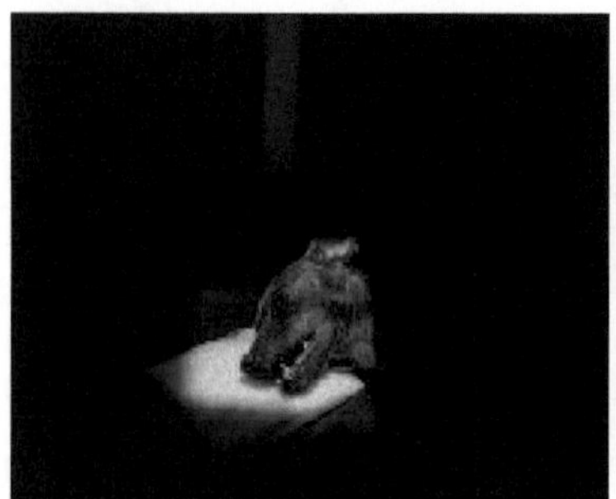
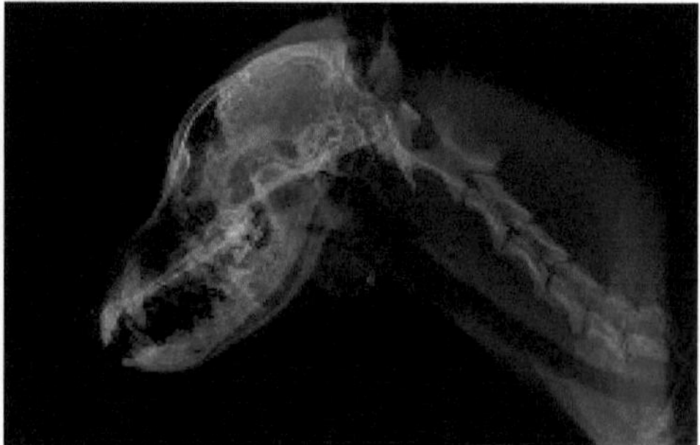

Figura 7.- Posicionamiento de la cabeza para proyección LLD

Figura 8.- Proyección LLD de la cabeza

Nota: Se debe tener especial cuidado en mantener paralelo a la mesa el maxilar para evitar la rotación.

PROYECCIÓN VENTRO DORSAL (VD)

Preparación del paciente:

Esta proyección requiere de anestesia general o sedación profunda, por lo que deberá realizar el protocolo apropiado de acuerdo a la raza y peso del paciente.

Procedimiento:

Se coloca al paciente en decúbito dorsal con el cuello extendido, colocando sacos de arena en los costados o en su defecto utilizar el posicionador radiolúcido. Se requiere de un bloque de hule espuma colocado por abajo del cuello con la intención de elevar la cresta de la nuca y que se apoye la cabeza sobre la mesa o el chasis.

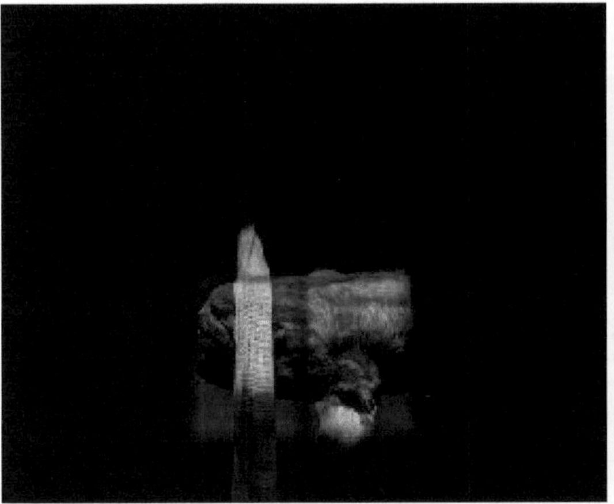

Figura 9.- Posicionamiento de la cabeza en VD

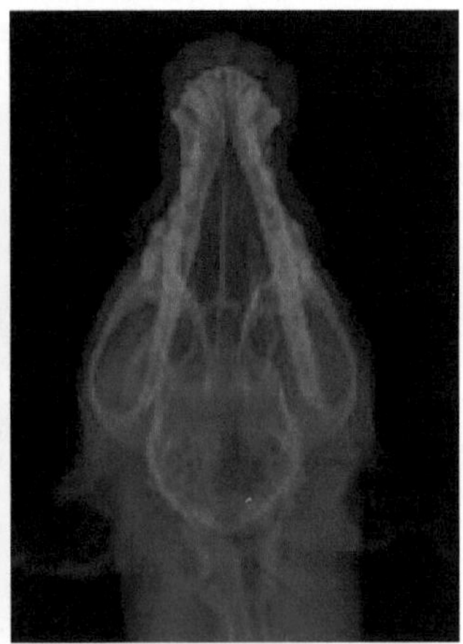

Figura 10.- Proyección VD de cabeza

Nota: Es una proyección difícil porque la cresta sagital tiende a rotar ligeramente el cráneo de forma lateral.

PROYECCIÓN VENTRO DORSAL CON BOCA ABIERTA PARA CAVIDAD NASAL Y SENOS PARANASALES FRONTALES (VD-BANS)

Preparación del paciente:

Esta proyección requiere de anestesia general o sedación profunda, por lo que deberá realizar el protocolo apropiado de acuerdo a la raza y peso del paciente.

Procedimiento:

Se coloca al paciente en decúbito dorsal con el cuello en extensión, colocando sacos de arena en los costados o en su defecto utilizar el posicionador radiolúcido. Se emplean un par de vendas elásticas colocadas caudales a los colmillos para lograr bajar el maxilar y a su vez ejercer tracción hacia caudal de la mandíbula para liberar los senos paranasales. El rayo debe centrarse en la porción caudal del paladar duro, por delante de los incisivos inferiores.

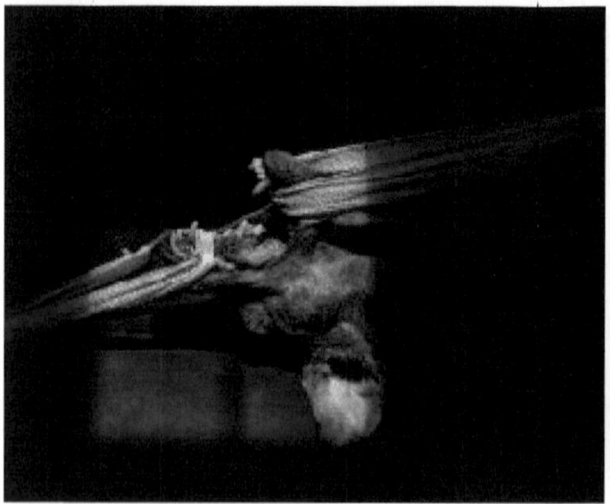

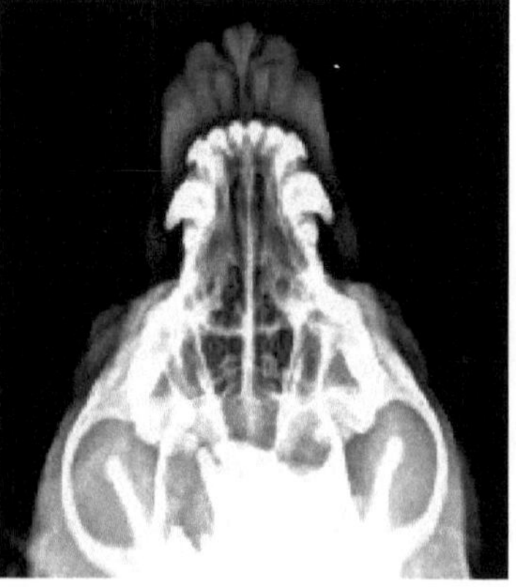

Figura 11.- Utilización de vendas elásticas para abrir la boca y mantener la posición

Figura 12.- Proyección VD con boca abierta

Nota: Se debe tener cuidado con la lengua, no ejercer tracción desmedida hacia caudal de la mandíbula, sobre todo si la lengua queda atrapada con la venda elástica.

PROYECCIÓN DORSO VENTRAL (DV)

Preparación del paciente:

Esta proyección requiere de anestesia general o sedación profunda, por lo que deberá realizar el protocolo apropiado de acuerdo a la raza y peso del paciente.

Procedimiento:

Se coloca al paciente en decúbito esternal con el cuello en extensión, los miembros delanteros flexionados y a los costados y los miembros posteriores extendidos para lograr la alineación del cuerpo. El rayo central se sitúa sobre el borde caudal del maxilar.

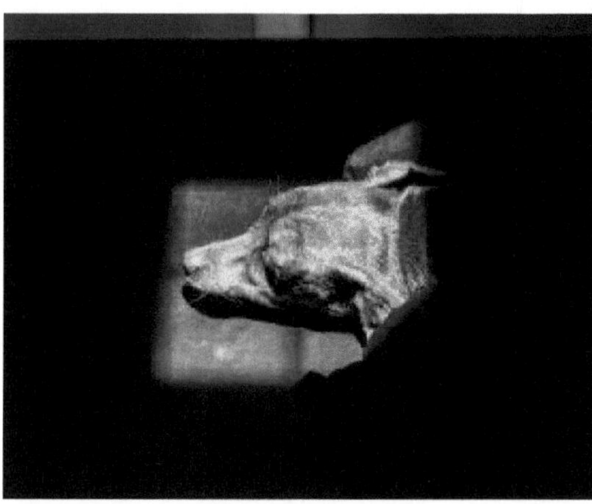

Figura 13.- Posicionamiento DV de la cabeza

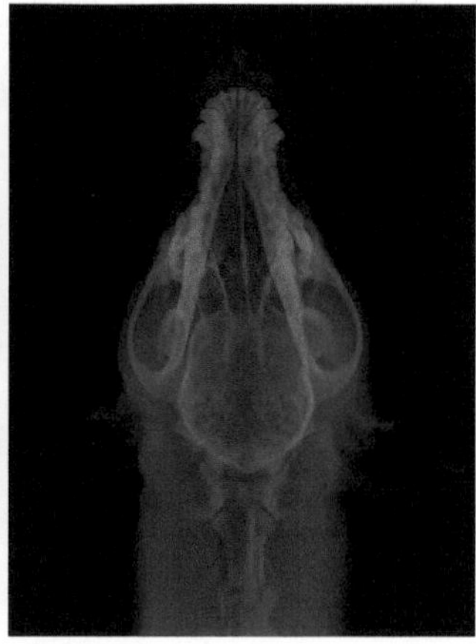

Figura 14.- Proyección DV de la cabeza, a diferencia de la VD, los belfos quedan ajustados.

Nota: Es preferible a la ventro dorsal porque la mandíbula al estar apoyada sobre la mesa, limita la rotación lateral aunque existe cierta ampliación del cráneo dada la mayor distancia con el chasis.

PROYECCIÓN ROSTROCAUDAL CON BOCA ABIERTA (RCD-BA)

Preparación del paciente:

Esta proyección requiere de anestesia general o sedación profunda, por lo que deberá realizar el protocolo apropiado de acuerdo a la raza y peso del paciente.

Procedimiento:
Se coloca al paciente en decúbito dorsal, con ayuda de posicionadores de arena colocados a los costados se logra alinear la columna vertebral, se requiere de una o dos vendas elásticas colocadas caudales a los colmillos para abrir la boca. Se coloca un bloque de hule espuma debajo del cuello con la finalidad de estabilizarlo. El rayo central debe colocarse a la altura de los ojos.

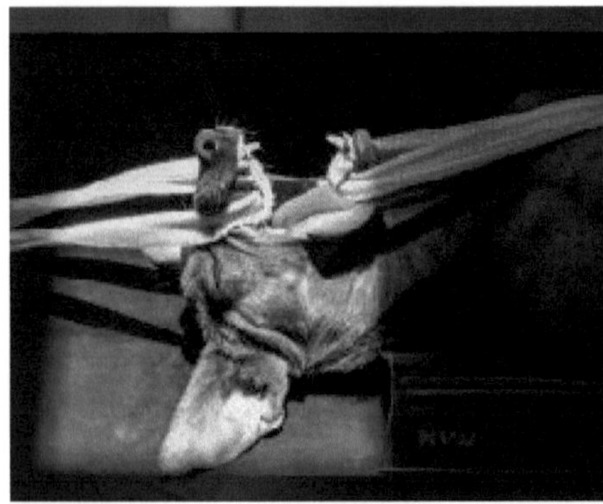

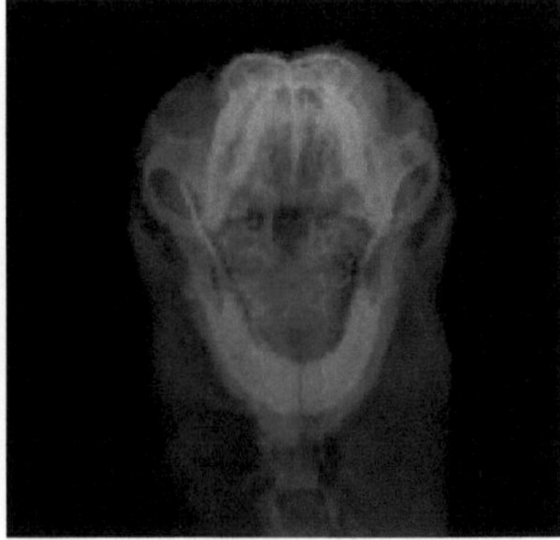

Figura 15.- Posicionamiento para la rostrocaudal con boca abierta

Figura 16.- Proyección rostrocaudal con boca abierta

Nota: Se debe tener cuidado de no entrampar la lengua con la venda y los dientes, o en su defecto utilizar una pinza de anillos para hacer tracción de la lengua.

PROYECCIÓN ROSTROCAUDAL 90° DE FRONTAL

Preparación del paciente:

Esta proyección requiere de anestesia general o sedación profunda, por lo que deberá realizar el protocolo apropiado de acuerdo a la raza y peso del paciente.

Procedimiento:

Se coloca al paciente en decúbito dorsal, con ayuda de posicionadores de arena colocados a los costados se logra alinear la columna vertebral, se requiere de una venda elástica colocada alrededor del la nariz para hacer tracción hacia caudal y con ello mantener la verticalidad de la cabeza. El rayo central debe colocarse por arriba del párpado superior.

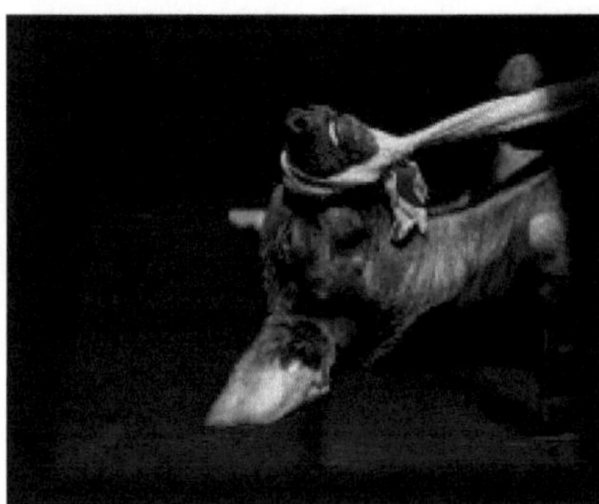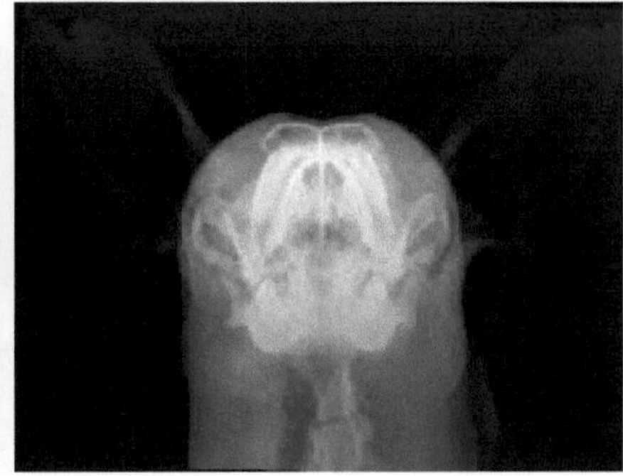

Figura 17.- Posicionamiento para rostrocaudal 90° de frontal

Figura 18.- Proyección rostrocaudal, nótese la altura de los senos frontales

Nota: Se debe tener cuidado con la verticalidad de la cabeza

PROYECCIÓN LATEROLATERAL DERECHA OBLICUA (LLDO)

Preparación del paciente:

Esta proyección requiere de anestesia general o sedación profunda, por lo que deberá realizar el protocolo apropiado de acuerdo a la raza y peso del paciente.

Procedimiento:

Se coloca al paciente en decúbito lateral derecho con el cuello en extensión, se utilizan bloques cuña de hule espuma por debajo del maxilar para rotar la cabeza lateralmente 30°. El rayo central debe colocarse en un punto medio entre la base de la oreja y el canto externo del párpado.

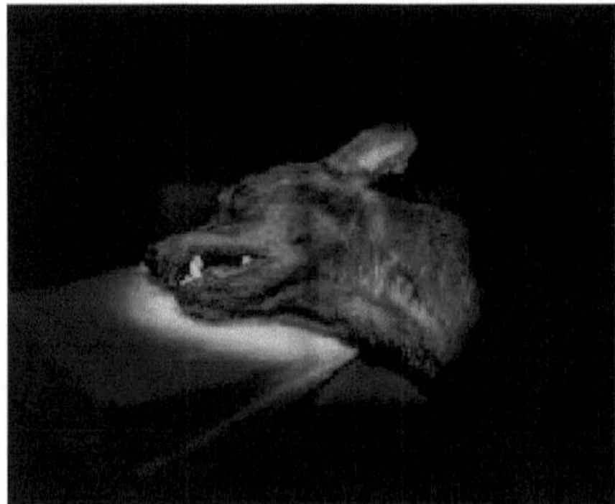
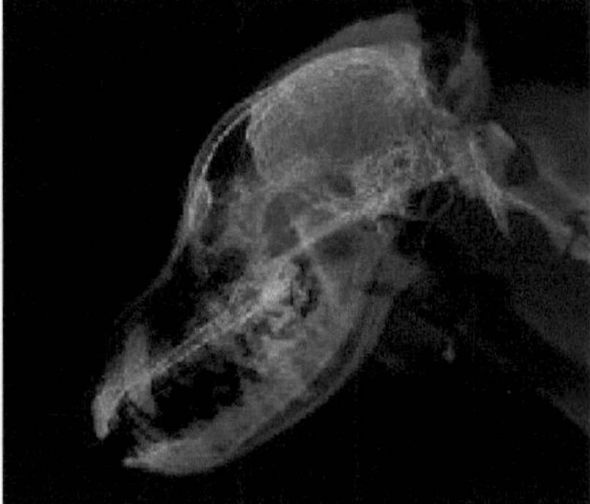

Figura 19.- Posicionamiento de la cabeza para LLDO

Figura 20.- Proyección LLDO

Nota: Utilizar uno o dos bloques cuñas de hule espuma.

PROYECCIÓN LATEROLATERAL OBLICUA PARA BULLA TIMPÁNICA (LLDO-BULLA)

Preparación del paciente:

Esta proyección requiere de anestesia general o sedación profunda, por lo que deberá realizar el protocolo apropiado de acuerdo a la raza y peso del paciente.

Procedimiento:

Se coloca al paciente en decúbito lateral derecho con el cuello en extensión, se utilizan bloques cuña de hule espuma por debajo del maxilar para rotar la cabeza lateralmente y con ello aislar las bullas timpánicas. El rayo central debe colocarse en un punto medio entre el canto externo del ojo y la base de la oreja.

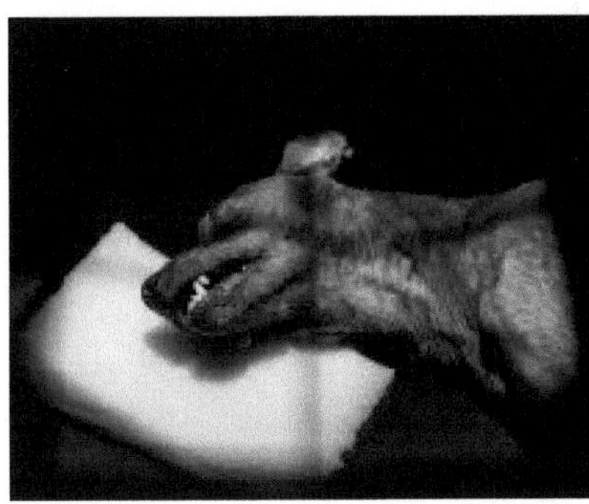

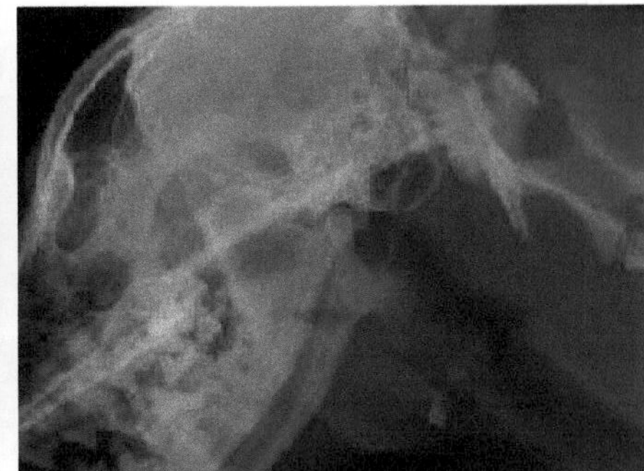

Figura 21.- Posicionamiento de la cabeza para LLDO

Figura 22.- Proyección LLDO para visualizar las bullas timpánicas

PROYECCIÓN LATEROLATERAL OBLICUA CON BOCA ABIERTA PARA ARTICULACIÓN TEMPOROMANDIBULAR (LLDO-TM)

Preparación del paciente:

Esta proyección requiere de anestesia general o sedación profunda, por lo que deberá realizar el protocolo apropiado de acuerdo a la raza y peso del paciente.

Procedimiento:

Se coloca al paciente en decúbito lateral derecho con el cuello en extensión, se utilizan bloques cuña de hule espuma por debajo del maxilar para rotar la cabeza lateralmente y con ello aislar la articulación temporomandibular. La apertura de la boca se consigue mediante el uso de dos vendas elásticas que se colocan caudales de los colmillos.

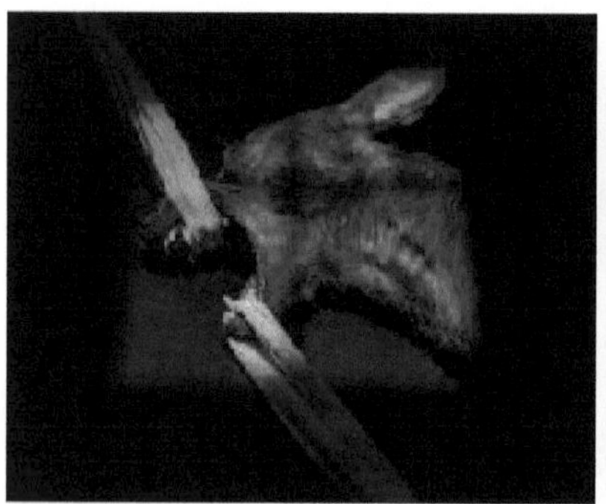

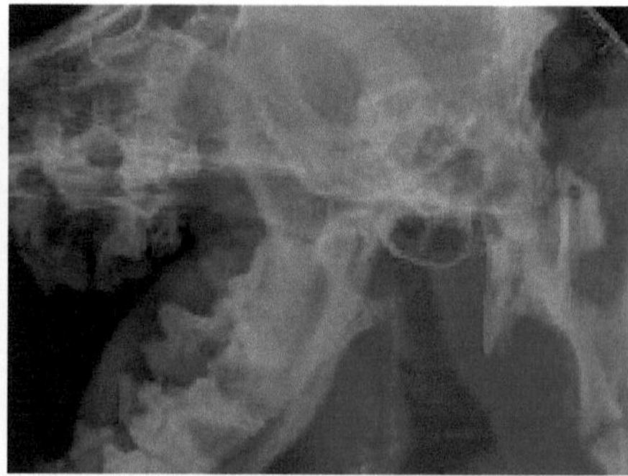

Figura 23.- Posicionamiento de la cabeza para LLDO con boca abierta

Figura 24.- Proyección LLDO que muestra la articulación temporomandibular

Nota: Se debe tener cuidado con la lengua, para no ejercer demasiada tracción al momento de abrir la mandíbula.

PROYECCIÓN LATEROLATERAL OBLICUA CON BOCA ABIERTA PARA MAXILAR (LLDO-M)

Preparación del paciente:

Esta proyección requiere de anestesia general o sedación profunda, por lo que deberá realizar el protocolo apropiado de acuerdo a la raza y peso del paciente.

Procedimiento:

Se coloca al paciente en decúbito lateral derecho con el cuello semi flexionado, para ello es necesario utilizar vendas elásticas colocadas caudales a los colmillos para hacer tracción y al mismo tiempo rotar la cabeza 45° para visualizar la cara lingual de los premolares derechos. El rayo debe centrase a este nivel.

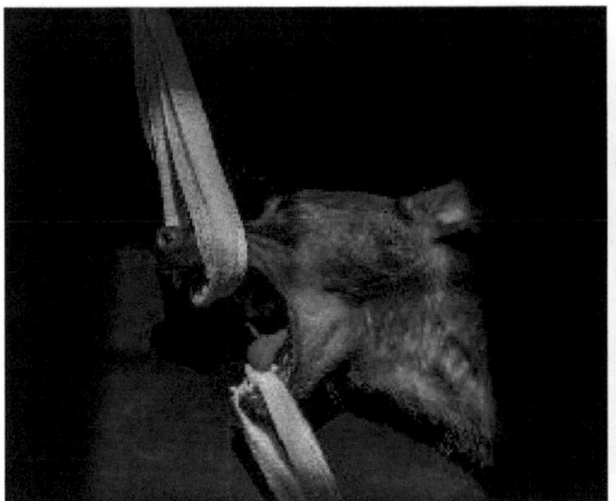
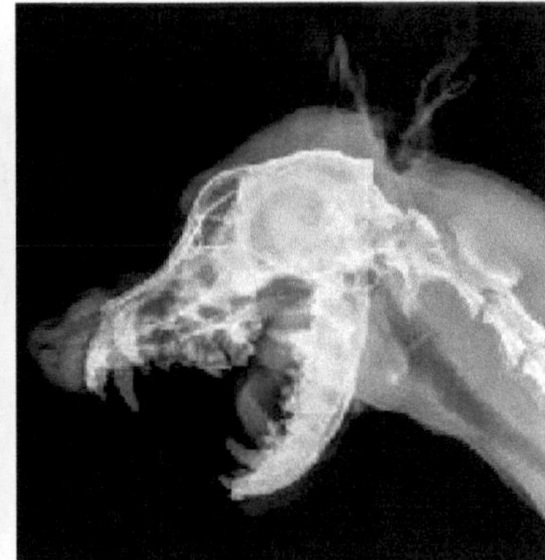

Figura 25.- Posicionamiento de la cabeza para LLDO de maxilar

Figura 26.- Proyección LLDO

Nota: Se debe tener cuidado con la lengua, para no ejercer demasiada tracción al momento de abrir la mandíbula.

PROYECCIÓN LATEROLATERAL OBLICUA CON BOCA ABIERTA PARA MANDÍBULA (LLDO-Ma)

Preparación del paciente:

Esta proyección requiere de anestesia general o sedación profunda, por lo que deberá realizar el protocolo apropiado de acuerdo a la raza y peso del paciente.

Procedimiento:

Se coloca al paciente en decúbito lateral derecho con el cuello en extensión, se utiliza un bloque cuña de hule espuma colocado del lado derecho de la cabeza con la finalidad de rotarla 45° hacia el lado izquierdo, al mismo tiempo se requiere de un par de vendas elásticas colocadas caudales a los colmillos para hacer tracción y rotar la cabeza para visualizar la cara lingual de los premolares derechos. El rayo debe centrarse a este nivel.

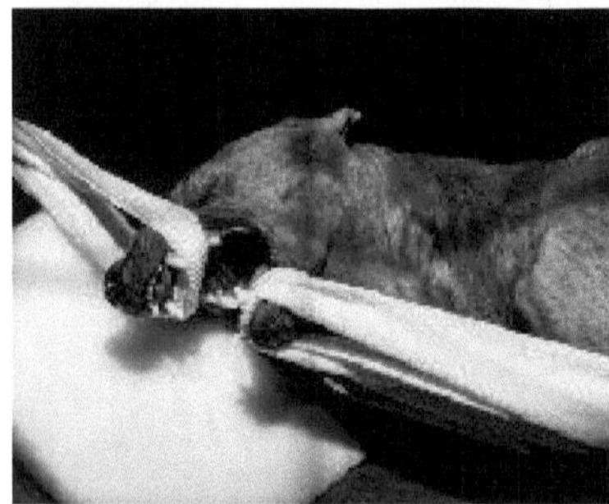 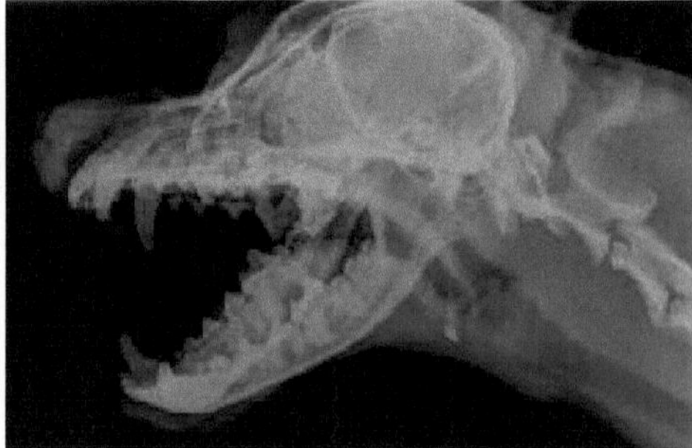

Figura 27.- Posicionamiento de la cabeza para LLDO con boca abierta para mandíbula

Figura 28.- Proyección LLDO

Maxilar intraoral

Preparación del paciente:

Esta proyección requiere de anestesia general o sedación profunda, por lo que deberá realizar el protocolo apropiado de acuerdo a la raza y peso del paciente.

Procedimiento:

El paciente es colocado en decúbito esternal con el cuello en extensión, los miembros delanteros flexionados a los lados y los miembros posteriores extendidos para lograr la alineación del cuerpo. Cuidadosamente se le abre la boca y se introduce gentilmente el chasis lo más profundamente posible. El rayo debe centrarse caudal al borde del pulpejo de la nariz.

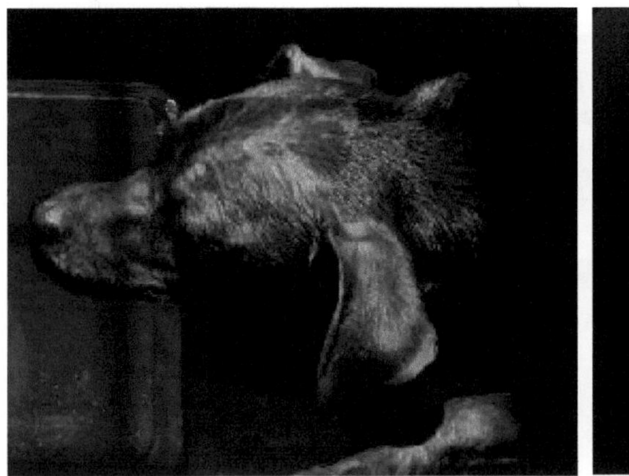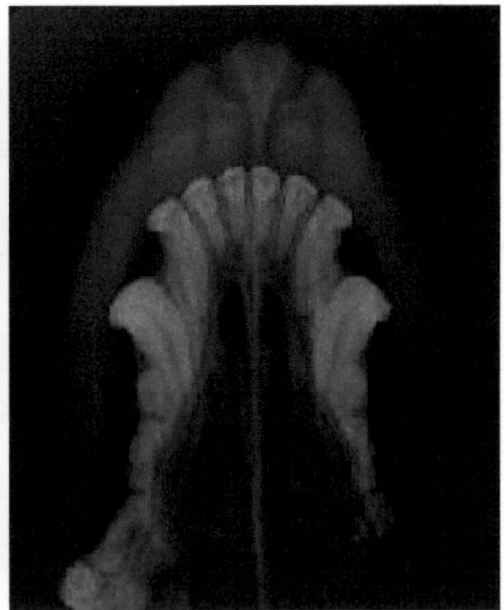

Figura 29.- Posicionamiento de la cabeza para intraoral de maxilar

Figura 30.- Proyección intraoral

Nota: Se debe tener cuidado con la horizontal del chasis para no ejercer presión sobre la mandíbula o el maxilar y dañar el chasis.

Mandíbula intraoral

Preparación del paciente:

Esta proyección requiere de anestesia general o sedación profunda, por lo que deberá realizar el protocolo apropiado de acuerdo a la raza y peso del paciente.

Procedimiento:

El paciente es colocado en decúbito dorsal con el cuello en extensión, se emplean sacos de arena a los costados, los miembros delanteros son extendidos y traccionados hacia caudal mientras los miembros posteriores son relajados para lograr la alineación del cuerpo. Cuidadosamente se le abre la boca y se introduce gentilmente el chasis lo más profundamente posible. El rayo debe centrarse caudal al borde de la sinfisis mandibular.

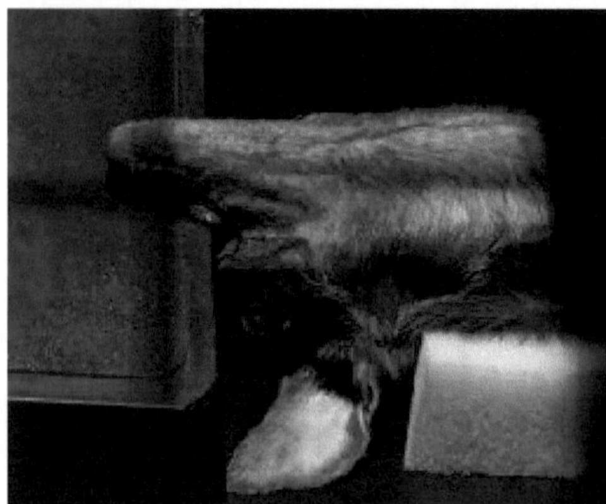

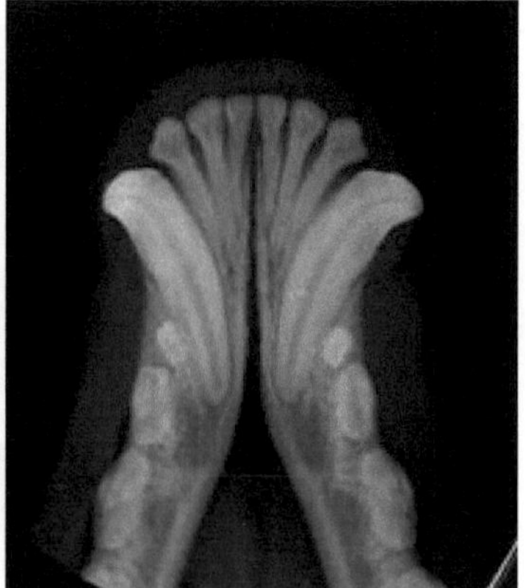

Figura 31.- Posicionamiento de la cabeza para intraoral de mandíbula

Figura 32.- Proyección intraoral de mandíbula

Nota: Se debe tener cuidado con la horizontal del chasis para no ejercer presión sobre la mandíbula o el maxilar y dañar el chasis.

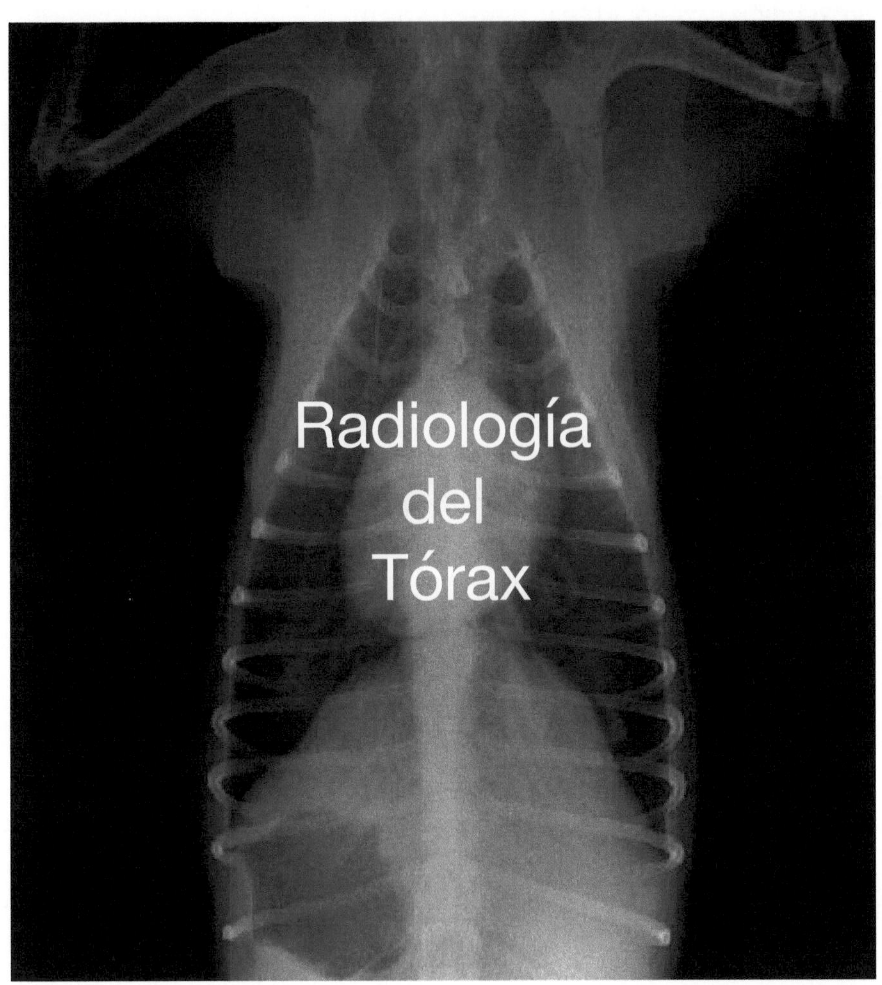

Radiología
del
Tórax

Tórax

PROYECCIÓN LATEROLATERAL DERECHA (LLD)

Preparación del paciente:

Para esta proyección si el paciente coopera, se puede realizar sin necesidad de anestesia y/o sedación. En caso de que el paciente no coopere, entonces se debe recurrir al protocolo correspondiente de inmovilización química.

Procedimiento:

El paciente debe colocarse en decúbito lateral con los miembros anteriores extendidos hacia craneal, sujetados con sacos de arena o vendas elásticas para evitar la superposición del tríceps braquial sobre el campo pulmonar apical. La cabeza y el cuello deben extenderse suavemente. El rayo debe centrarse en la quinta costilla o alinearse con el limite caudal de la escápula en un punto medio entre el esternón y la columna torácica.

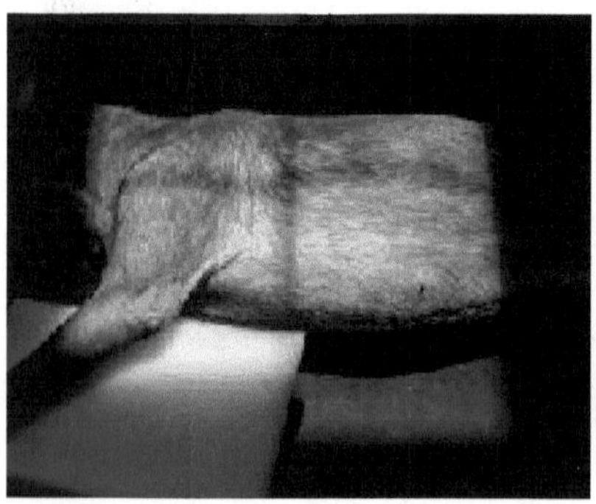
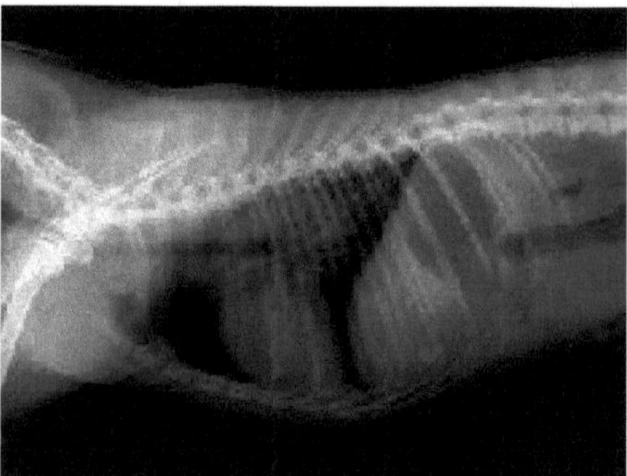

Figura 33.- Posicionamiento para tórax LLD   Figura 34.- Proyección LLD de tórax

Nota: Se debe observar el movimiento respiratorio y hacer el disparo en cuando ocurre la total inspiración, para obtener una sola silueta de los lóbulos diafragmáticos.

PROYECCIÓN VENTRO DORSAL (VD)

Preparación del paciente:

Para esta proyección si el paciente coopera, se puede realizar sin necesidad de anestesia y/o sedación. En caso de que el paciente no coopere, entonces se debe recurrir al protocolo correspondiente de inmovilización química.

Procedimiento:

El paciente debe colocarse en decúbito dorsal con los miembros anteriores extendidos hacia craneal, quedando la cabeza entre los antebrazos, se requieren sacos de arena colocados a los costados del abdomen o se debe utilizar el posicionador radiolúcido para alinear la columna vertebral. El rayo debe centrarse en un punto medio entre la entrada del tórax y la cicatriz umbilical.

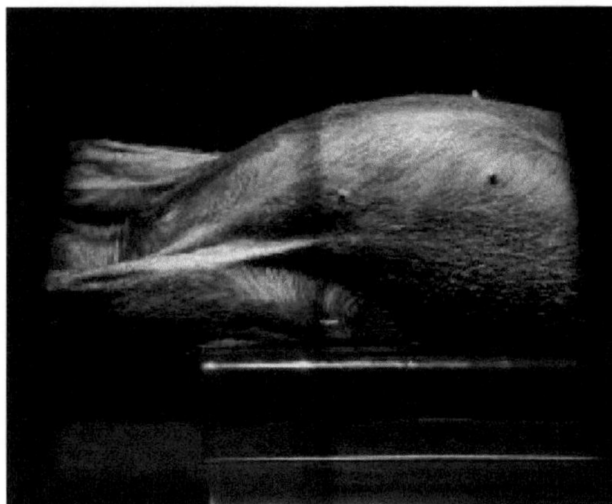

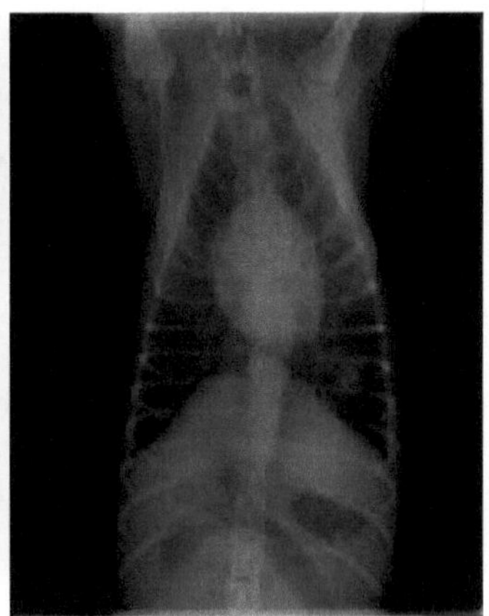

Figura 35.- Posicionamiento para VD de tórax   Figura 36.- Proyección VD de tórax

Nota: Se debe observar el movimiento respiratorio y hacer el disparo en cuando ocurre la total inspiración, con lo que se logra obtener una sola silueta de los lóbulos diafragmáticos.

PROYECCIÓN DORSO VENTRAL (DV)

Preparación del paciente:

Para esta proyección si el paciente coopera, se puede realizar sin necesidad de anestesia y/o sedación. En caso de que el paciente no coopere, entonces se debe recurrir al protocolo correspondiente de inmovilización química.

Procedimiento:

El paciente debe colocarse en decúbito esternal con los miembros anteriores en posición de esfinge. La cabeza y el cuello deben extenderse suavemente, evitando la hiperextensión, los miembros posteriores deben extenderse para alinear la columna vertebral. El rayo debe centrarse en el ángulo caudal de la escápula y sobre las apófisis espinosas.

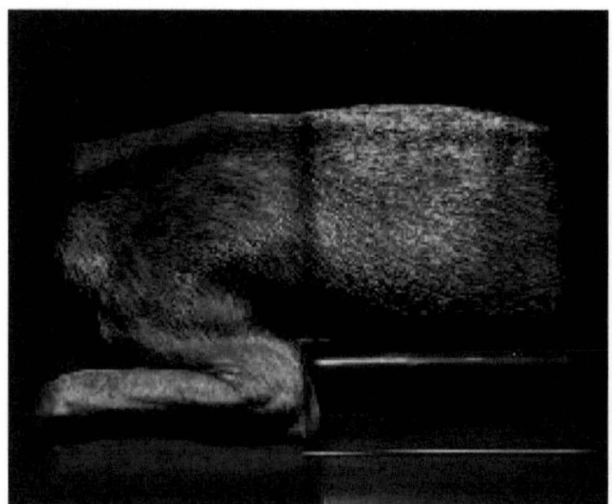

Figura 37.- Posicionamiento para DV de tórax

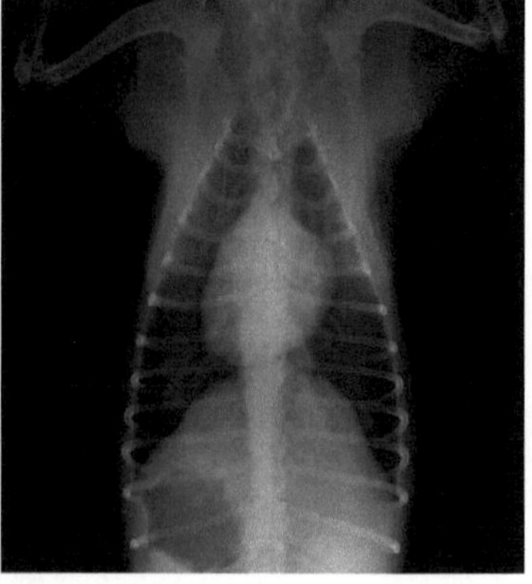

Figura 38.- Proyección DV de tórax, nótese la punta del corazón dirigida hacia la izquierda del observador

Nota: Se debe observar el movimiento respiratorio y hacer el disparo en cuando ocurre la total inspiración, con lo que se logra obtener una sola silueta de los lóbulos diafragmáticos.

Escala vertebral para medir el tamaño del corazón[1]

Este procedimiento fue diseñado para la evaluación del aumento de la silueta cardiaca en radiografías simples, no debe utilizarse como único medio de diagnóstico para las diferentes patologías que causan cardiomegalia.

Este procedimiento ha demostrado una alta correlación con otras formas de medir el corazón como por ejemplo el electrocardiograma y la ecocardiografía en perros con crecimiento progresivo del tamaño del corazón, y se considera como la prueba estándar para determinar la cardiomegalia en perros.

Técnica

Posicionar al paciente el decúbito lateral derecho, utilizar esponjas entre los miembros torácicos y pélvicos con la finalidad de evitar la rotación de la columna vertebral.

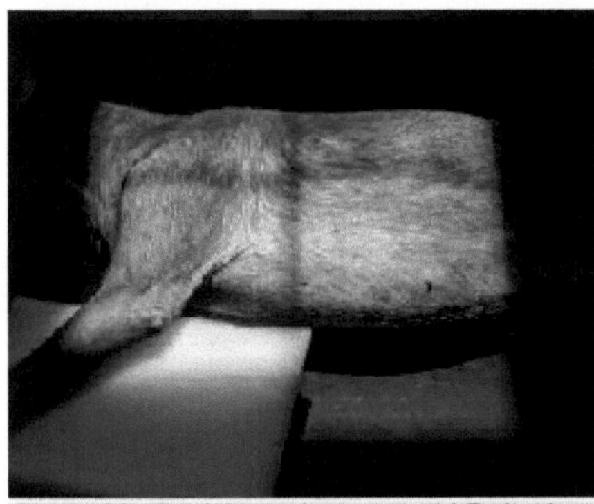
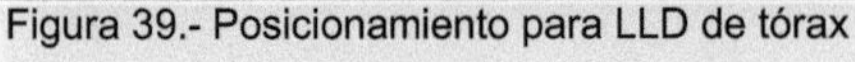
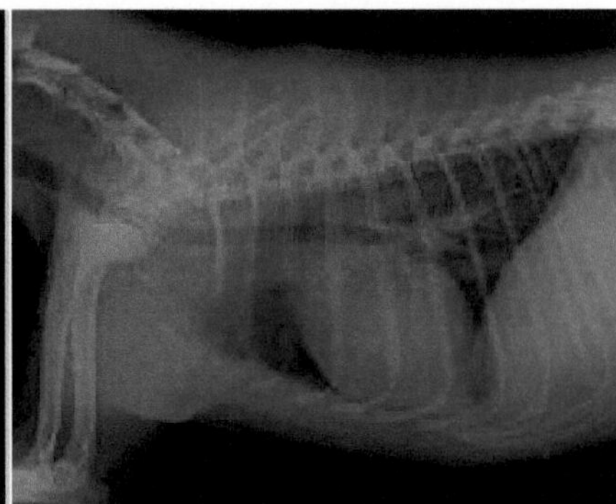

Figura 39.- Posicionamiento para LLD de tórax   Figura 40.- Proyección LLD de tórax

---

[1] Amara Estrada, DVM; Stacy Fox-Alvarez, DVM, University of Florida

Pasos para la escala vertebral del corazón

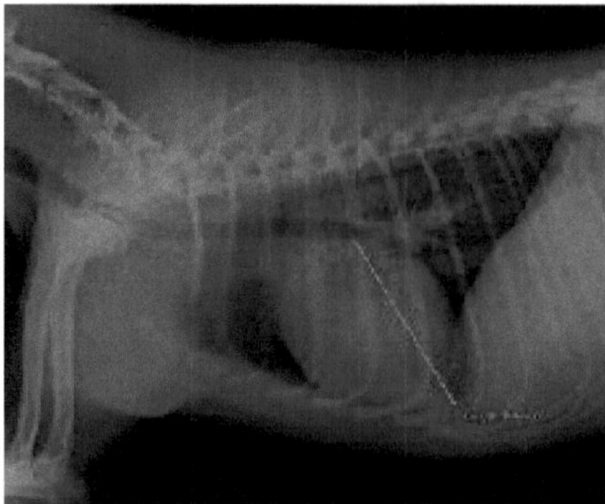

Figura 41.- 1.- Usar la regla para medir el eje largo del corazón, de la carina a la punta del corazón en su porción más ventral

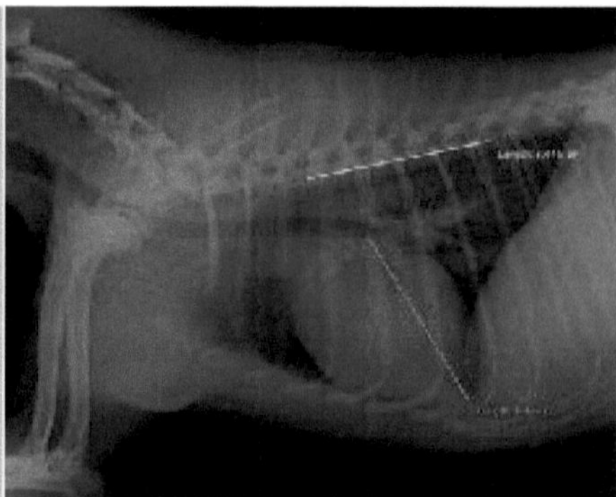

Figura 42.- 2.- Transferir esta medida a las vértebras torácicas, en el aspecto más craneal de T4 y extenderla horizontalmente hacia caudal sobre la linea media del cuerpo vertebral y se suma el número de vértebras completas, esta medida es "L"

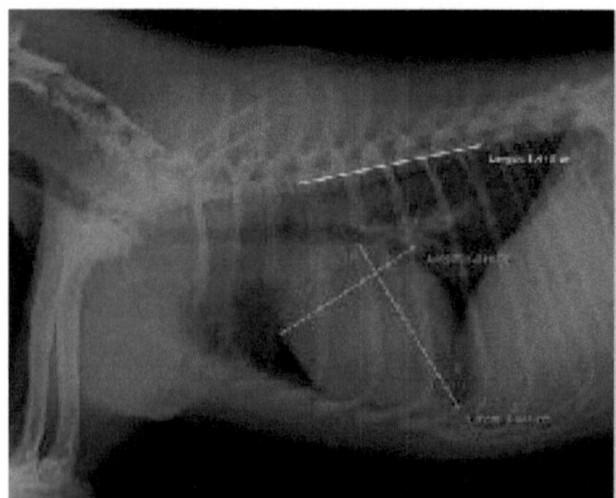

Figura 43.- 3.- Se debe medir el corazón en su punto mas ancho (eje corto) siendo perpendicular a la linea del eje largo.

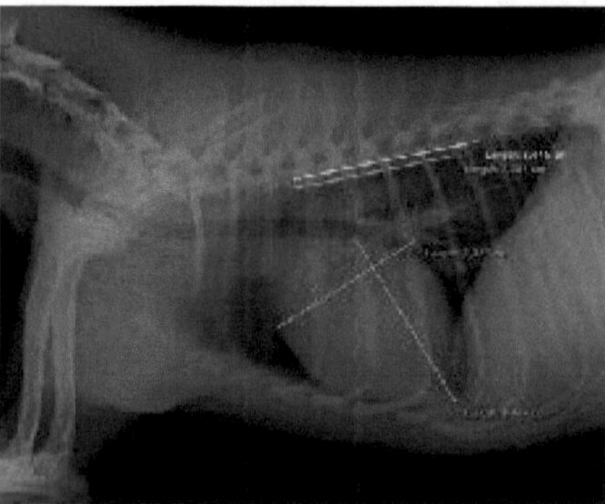

Figura 44.- 4.- Transferir esta medida a las vértebras torácicas, en el aspecto más craneal de T4 y extenderla horizontalmente hacia caudal sobre la linea media del cuerpo vertebral y se suma el número de vértebras completas, esta medida es "S"

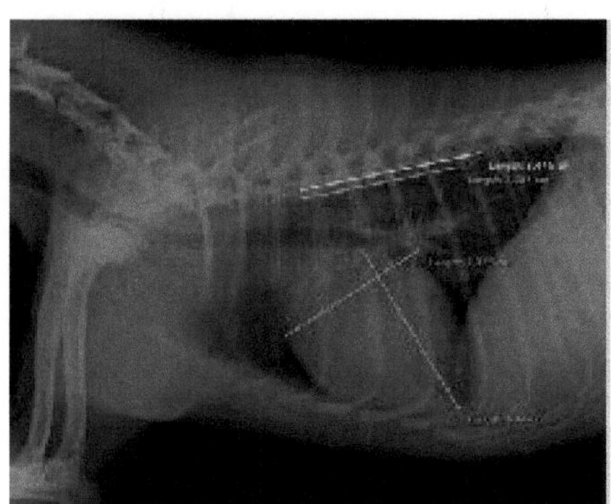

Figura 45.- 5.- Para calcular la escala vertebral del corazón se deben sumar L y S

Tabla 5.- Rangos del tamaño del corazón por raza

Raza	Rango normal
Rango normal aceptado de EVC	9.2-10.5 (perros), 6.7-8.1 (gatos)
Boxer	10.8-12.4
Bulldog (Inglés y Frances)	11.0-14.4
Boston terrier	10.3-13.1
Cavalier King Charles spaniel	10.1-11.1
Labrador retriever	10.2-11.4
Pug	9.8-11.6
Pomeranian	9.6-11.4
Whippet	10.5-11.8

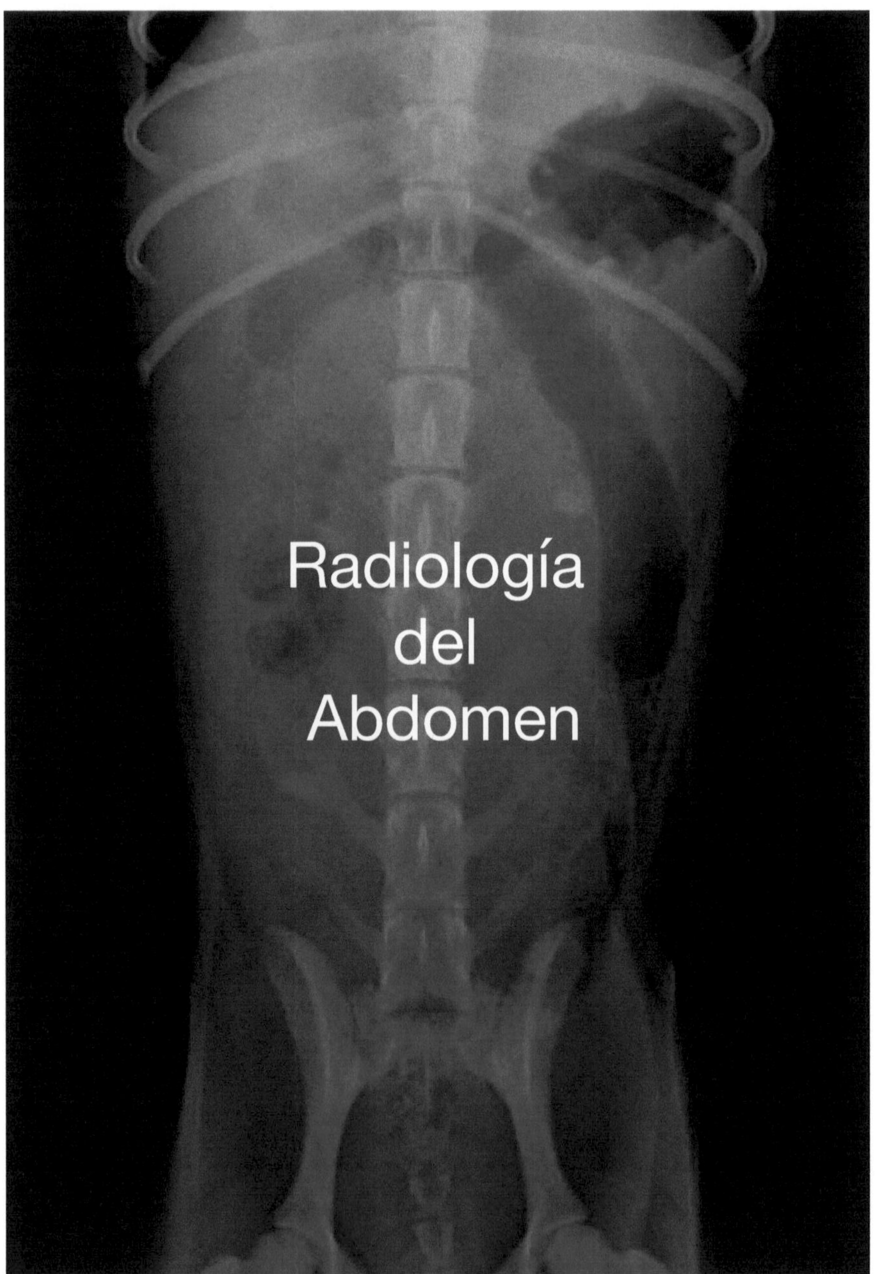

Radiología
del
Abdomen

Abdomen

PROYECCIÓN LATEROLATERAL DERECHA (LLD)

Preparación del paciente:

Para esta proyección si el paciente coopera, se puede realizar sin necesidad de anestesia y/o sedación. En caso de que el paciente no coopere, entonces se debe recurrir al protocolo correspondiente de inmovilización química.

Procedimiento:

El paciente debe colocarse en decúbito lateral derecho con los miembros anteriores extendidos hacia craneal, sujetados con sacos de arena o vendas elásticas. La cabeza y el cuello deben extenderse suavemente. Se requiere de un bloque de hule espuma colocado entre los muslos con la finalidad de estabilizar la columna vertebral. Los miembros pélvicos pueden ser dejados relajadamente o en su defecto extenderlos gentilmente hacia caudal. El rayo debe centrarse sobre la cicatriz umbilical y el colimado extenderse ligeramente craneal a la apófisis xifoides y hasta al nivel de la tuberosidad isquiática.

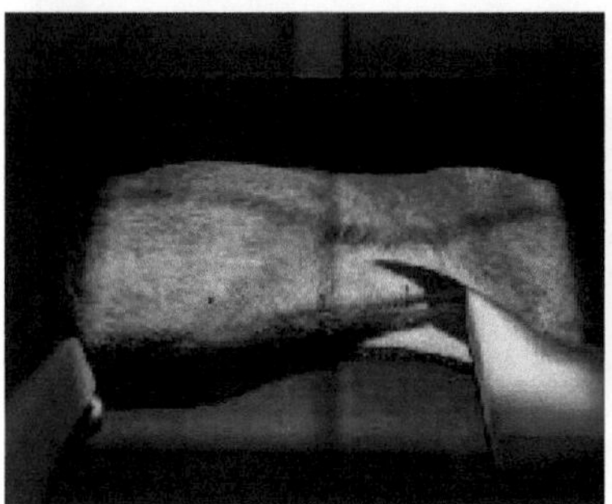 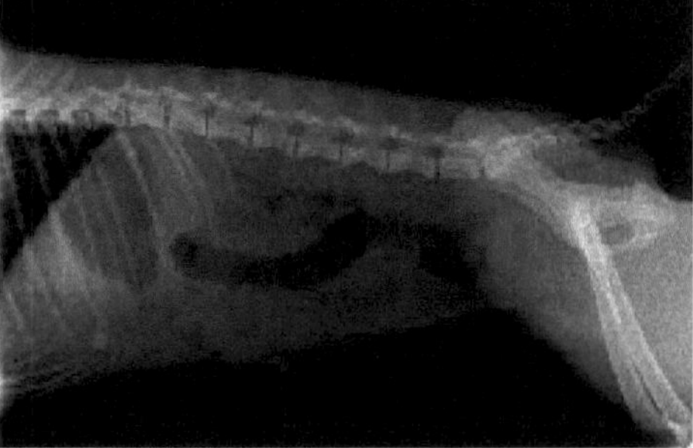

Figura 46.- Posicionamiento para LLD de abdomen

Figura 47.- Proyección LLD de abdomen

PROYECCIÓN VENTRO DORSAL (VD)

Preparación del paciente:

Para esta proyección si el paciente coopera, se puede realizar sin necesidad de anestesia y/o sedación. En caso de que el paciente no coopere, entonces se debe recurrir al protocolo correspondiente de inmovilización química.

Procedimiento:

El paciente debe colocarse en decúbito dorsal con los miembros anteriores extendidos hacia craneal, quedando la cabeza entre los antebrazos, se requieren sacos de arena colocados a los costados del tórax o se debe utilizar el posicionador radiolúcido para alinear la columna vertebral, los miembros posteriores deben extenderse hacia caudal. El rayo central debe colimarse cranealmente a los últimos tres espacios intercostales craneal al apéndice xifoides y caudalmenmte a nivel del trocánter mayor del fémur.

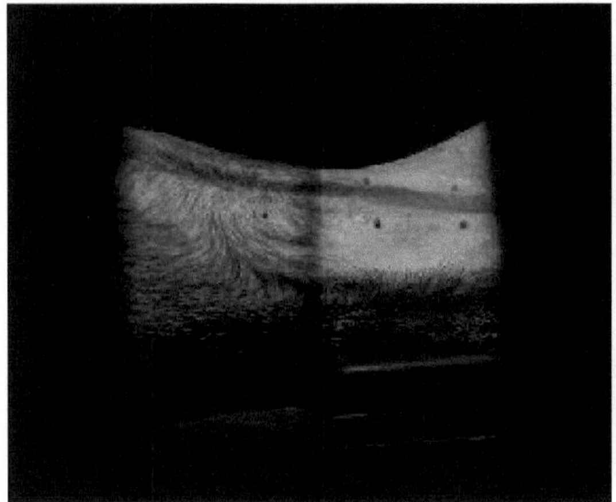

Figura 48.- Posicionamiento para VD de abdomen

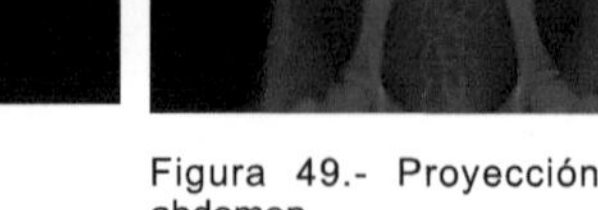

Figura 49.- Proyección VD de abdomen

Nota: Coloque al paciente para que queden superpuestos el esternón y las vértebras en un plano perpendicular a la mesa.

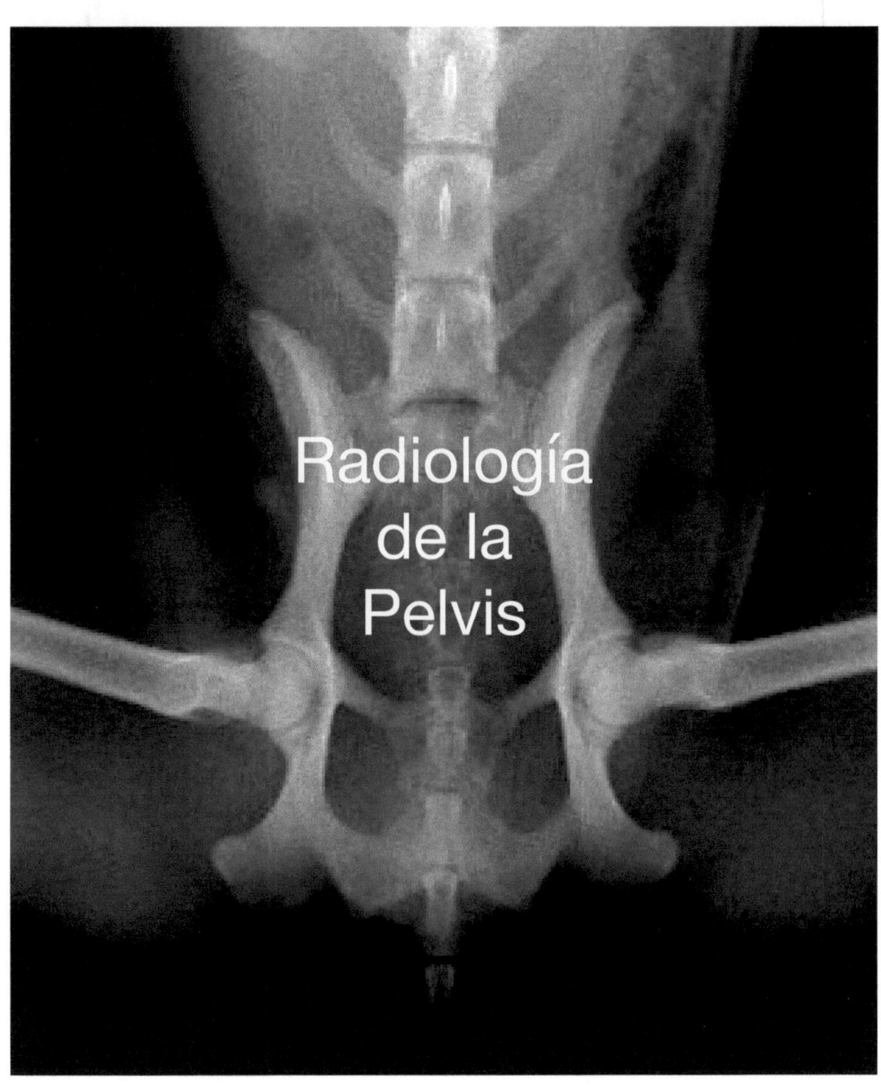

Radiología
de la
Pelvis

Pelvis

PROYECCIÓN LATEROLATERAL DERECHA (LLD)

Preparación del paciente:

Para esta proyección si el paciente coopera, se puede realizar sin necesidad de anestesia y/o sedación. En caso de que el paciente no coopere, entonces se debe recurrir al protocolo correspondiente de inmovilización química.

Procedimiento:

El paciente debe colocarse en decúbito lateral derecho con los miembros anteriores extendidos hacia craneal, sujetados con sacos de arena o vendas elásticas. Se debe emplear un bloque de hule espuma colocado entre los muslos que evita la rotación de la cadera. El rayo debe centrarse sobre el trocánter mayor y extenderlo cranealmente hasta la cicatriz umbilical.

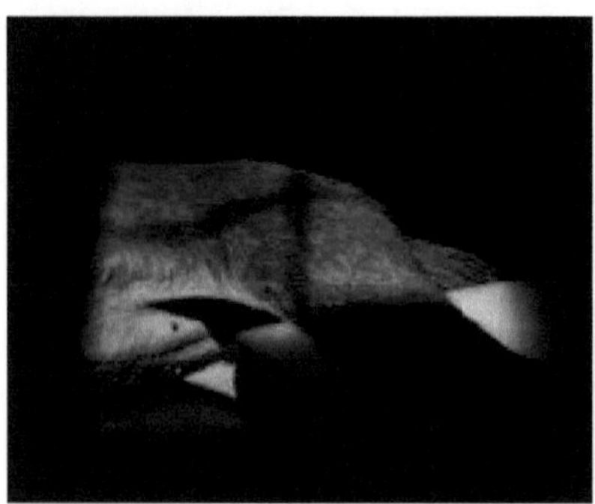 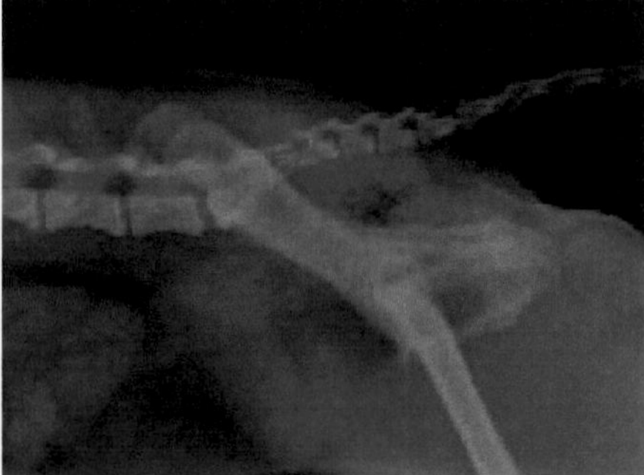

Figura 50.- Posicionamiento para LLD de pelvis   Figura 51.- Proyección LLD de pelvis

PROYECCIÓN VENTRO DORSAL (VD)

Preparación del paciente:

Para esta proyección si el paciente coopera, se puede realizar sin necesidad de anestesia y/o sedación. En caso de que el paciente no coopere, entonces se debe recurrir al protocolo correspondiente de inmovilización química.

Procedimiento:

El paciente debe colocarse en decúbito dorsal con los miembros anteriores extendidos hacia craneal, quedando la cabeza entre los antebrazos, se requieren sacos de arena colocados a los costados del tórax o se debe utilizar el posicionador radiolúcido para alinear la columna vertebral, los miembros posteriores deben extenderse hacia caudal. El rayo central debe colocarse sobre el pubis, el área a colimar se extiende cranealmente a la altura del ombligo y caudalmente al tercio medio de la tibia.

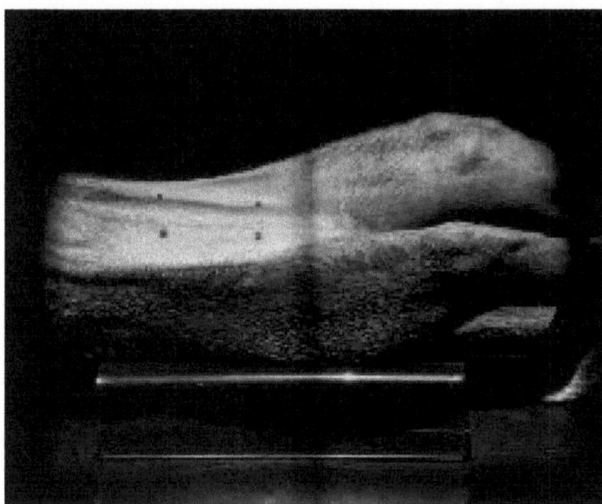

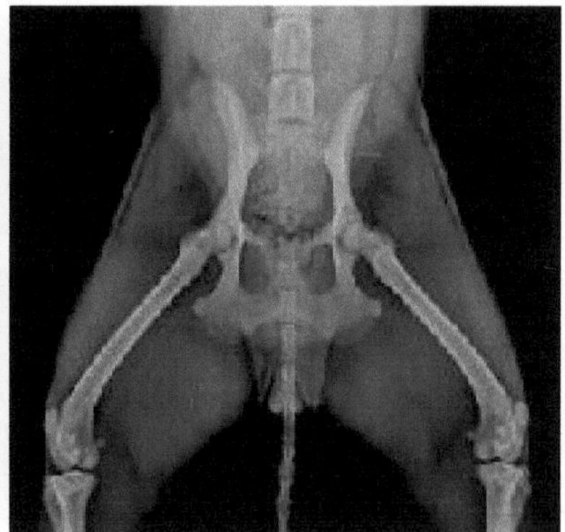

Figura 52.- Posicionamiento para VD de pelvis   Figura 53.- Proyección VD de pelvis

Nota: Los miembros pélvicos pueden ser hiperextendidos o en su defecto sostenerlos relajados.

PROYECCIÓN VENTRO DORSAL EN POSICIÓN DE RANA (VD-RANA)

Preparación del paciente:

Para esta proyección si el paciente coopera, se puede realizar sin necesidad de anestesia y/o sedación. En caso de que el paciente no coopere, entonces se debe recurrir al protocolo correspondiente de inmovilización química.

Procedimiento:

El paciente debe colocarse en decúbito dorsal con los miembros anteriores extendidos hacia craneal, quedando la cabeza entre los antebrazos, se requieren sacos de arena colocados a los costados del tórax o se debe utilizar el posicionador radiolúcido para alinear la columna vertebral, los miembros posteriores deben flexionarse, abrirse y colocarse paralelos a la mesa. El rayo central debe colimarse cranealmente a la altura de la cicatriz umbilical y caudalmente a los corvejones.

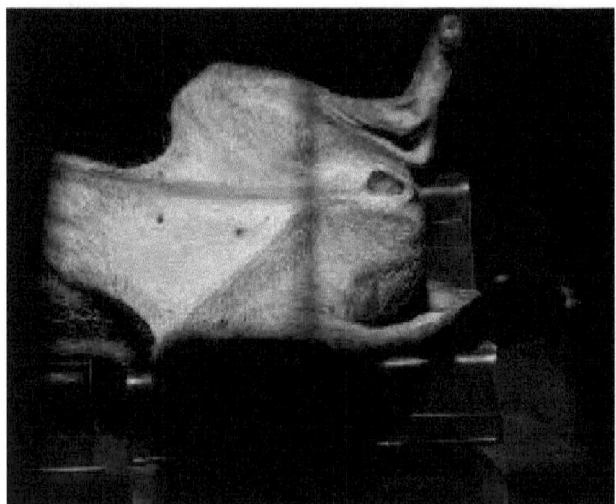

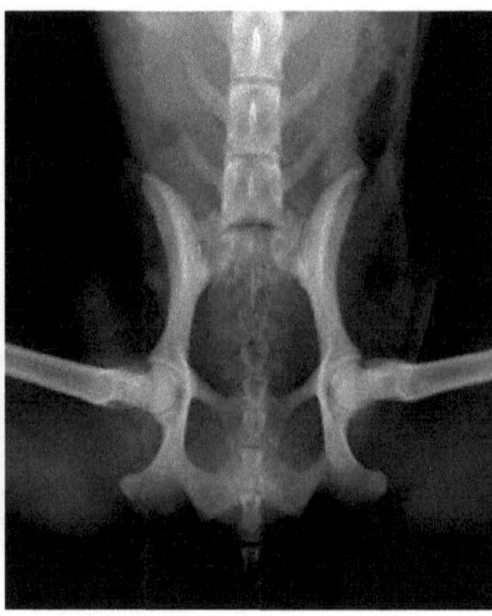

Figura 54.- Posicionamiento para VD en horcajadas

Figura 55.- Proyección VD de pelvis en posición de rana

Radiología de la Columna Vertebral

Columna cervical

PROYECCIÓN LATEROLATERAL DERECHA (LLD)

Preparación del paciente:

Para esta proyección si el paciente coopera, se puede realizar sin necesidad de anestesia y/o sedación. En caso de que el paciente no coopere, entonces se debe recurrir al protocolo correspondiente de inmovilización química.

Procedimiento:

Se coloca al paciente en decúbito lateral derecho con el cuello en extensión. El rayo debe centrarse en un punto medio entre la nuca de la cabeza y la entrada del tórax, el colimador debe extenderse cranealmente hasta la comisura de los labios y al borde caudal de la escápula.

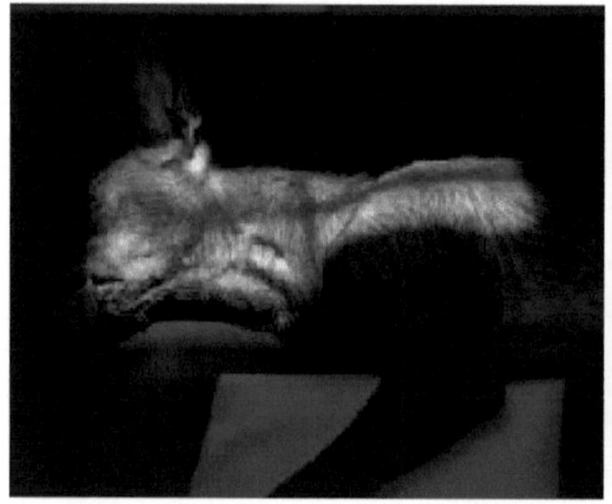

Figura 56.- Posicionamiento del cuello para LLD

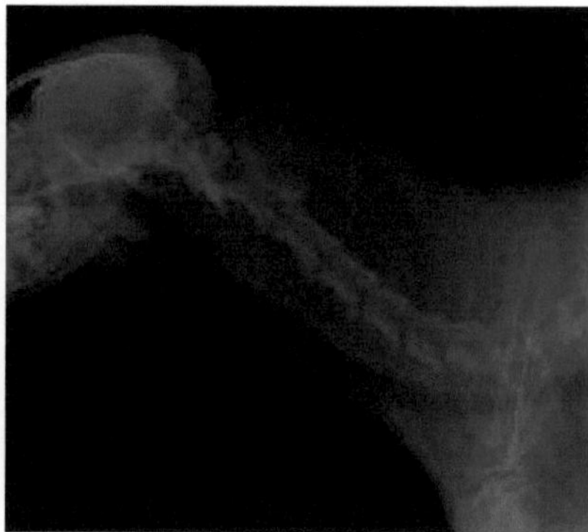

Figura 57.- Proyección LLD de cuello

PROYECCIÓN VENTRO DORSAL (VD)

Preparación del paciente:

Esta proyección requiere de anestesia general o sedación profunda, por lo que deberá realizar el protocolo apropiado de acuerdo a la raza y peso del paciente.

Procedimiento:

Se coloca al paciente en decúbito dorsal con el cuello en extensión, los miembros anteriores son extendidos hacia caudal y pegados al cuerpo. Se requiere de bloques de hule espuma por debajo del cuello (a la mitad) y sacos de arena a los costados para alinear la columna vertebral. El rayo debe centrarse en un punto medio entre las ramas de la mandíbula y los hombros.

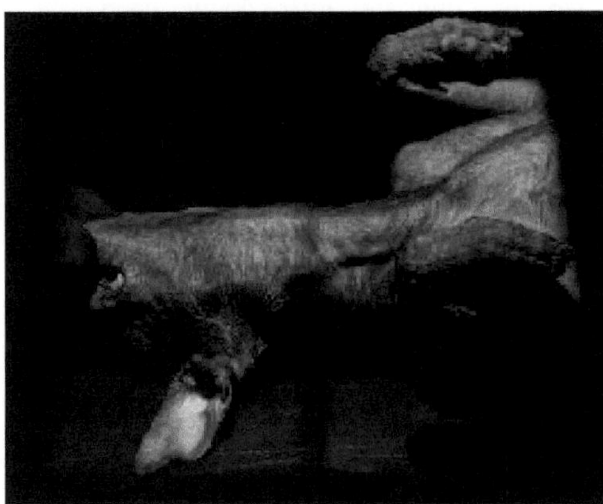

Figura 58.- Posicionamiento para VD de cuello

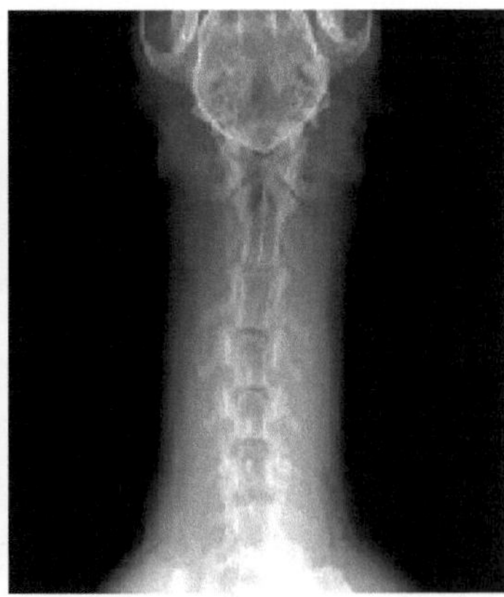

Figura 59.- Proyección VD de cuello

Columna torácica

PROYECCIÓN LATEROLATERAL DERECHA (LLD)

Preparación del paciente:

Para esta proyección si el paciente coopera, se puede realizar sin necesidad de anestesia y/o sedación. En caso de que el paciente no coopere, entonces se debe recurrir al protocolo correspondiente de inmovilización química.

Procedimiento:

Se coloca al paciente en decúbito lateral derecho con el cuello en extensión, se requiere de bloques de hule espuma colocados entre los miembros para evitar la rotación de la columna vertebral. El rayo debe centrarse en el ángulo caudal de la escápula, el colimador debe extenderse cranealmente hasta la articulación del hombro y caudal al borde de la última costilla y cerrarse ventralmente hasta la mitad del tórax.

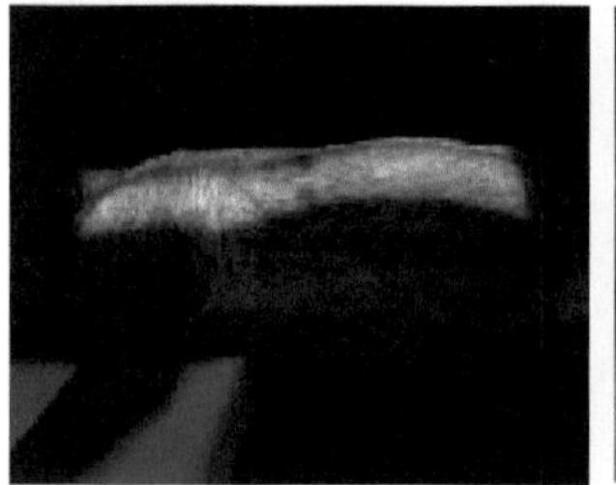

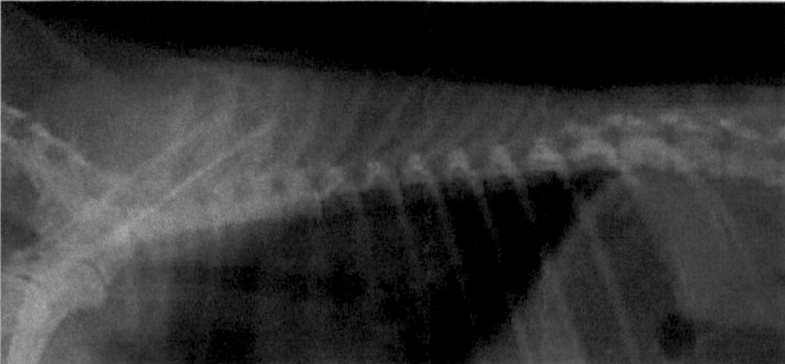

Figura 60.- Posicionamiento para LLD de columna torácica, nótese lo cerrado del colimador que no incluye la porción ventral del tórax

Figura 61.- Proyección LLD de columna torácica

Nota: Se debe observar el movimiento respiratorio y hacer el disparo en cuando ocurre la total inspiración, con lo que se logra obtener una sola silueta de los lóbulos diafragmáticos.

PROYECCIÓN VENTRO DORSAL (VD)

Preparación del paciente:

Para esta proyección si el paciente coopera, se puede realizar sin necesidad de anestesia y/o sedación. En caso de que el paciente no coopere, entonces se debe recurrir al protocolo correspondiente de inmovilización química.

Procedimiento:

Se coloca al paciente en decúbito dorsal con el cuello en extensión, los miembros anteriores son extendidos hacia caudal y pegados al cuerpo. Se requiere de bloques de hule espuma y/o sacos de arena a los costados del abdomen para alinear la columna vertebral. El rayo debe centrarse en un punto medio entre la entrada del tórax cranealmente, y la apofisis xifoides caudalmente.

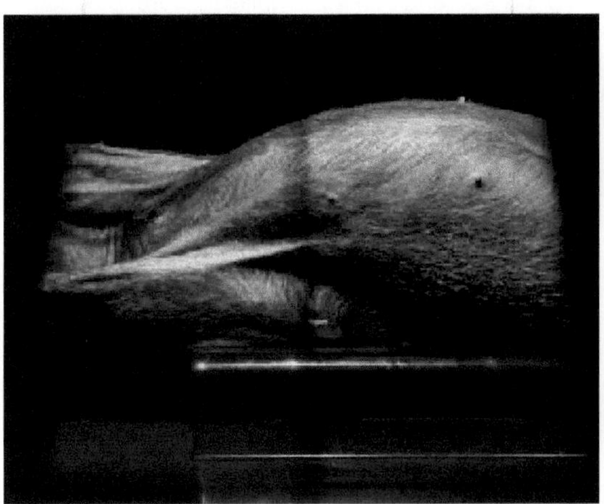

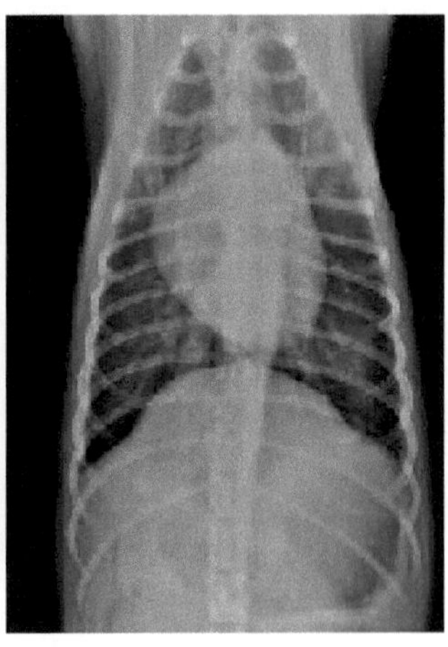

Figura 62.- Posicionamiento para VD de columna torácica

Figura 63.- Proyección VD de columna torácica

Nota: Se debe observar el movimiento respiratorio y hacer el disparo en cuando ocurre la total inspiración, con lo que se logra obtener una sola silueta de los lóbulos diafragmáticos.

Columna lumbar

PROYECCIÓN LATEROLATERAL DERECHA (LLD)

Preparación del paciente:

Para esta proyección si el paciente coopera, se puede realizar sin necesidad de anestesia y/o sedación. En caso de que el paciente no coopere, entonces se debe recurrir al protocolo correspondiente de inmovilización química.

Procedimiento:

Se coloca al paciente en decúbito lateral derecho, se requiere de bloques de espuma colocados entre los miembros para evitar la rotación de la columna vertebral, y un bloque por debajo del abdomen (transversal) para elevar los cuerpos vertebrales al nivel de la caja torácica. El rayo se centra sobre la cicatriz umbilical sobre los cuerpos vertebrales y el colimador extenderse cranealmente hasta la onceava costilla y hasta el trocánter mayor caudalmente, lo ancho del colimador debe ser hasta el tercio medio de las costillas y tercio medio del fémur.

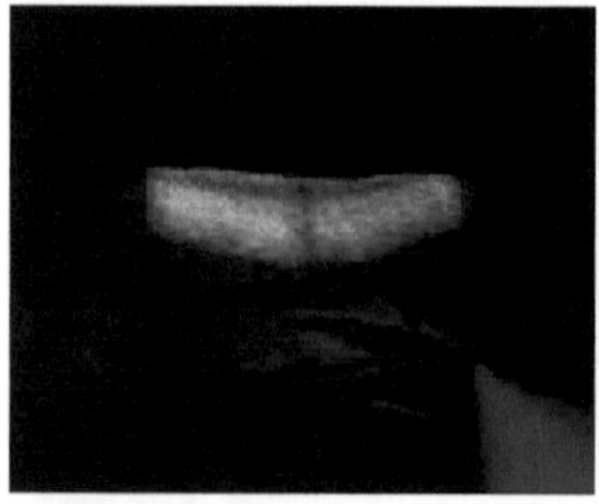
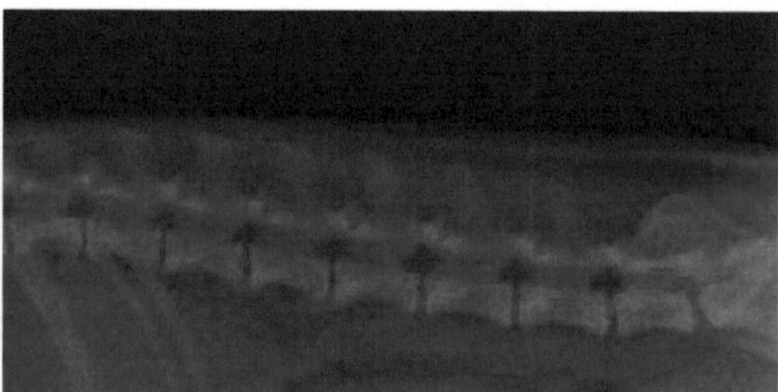

Figura 64.- Posicionamiento para LLD de columna lumbar   Figura 65.- Proyección LLD de columna lumbar

PROYECCIÓN VENTRO DORSAL (VD)

Preparación del paciente:

Para esta proyección si el paciente coopera, se puede realizar sin necesidad de anestesia y/o sedación. En caso de que el paciente no coopere, entonces se debe recurrir al protocolo correspondiente de inmovilización química.

Procedimiento:

Se coloca al paciente en decúbito dorsal con los miembros torácicos extendidos hacia craneal y los miembros pélvicos extendidos caudalmente. Se requiere de bloques de hule espuma colocados a los lados del tórax para alinear la columna vertebral. El rayo debe centrarse en la cicatriz umbilical y el colimador debe extenderse ligeramente craneal a la apofisis xifoides y hasta el tercio medio del fémur cuadalmente.

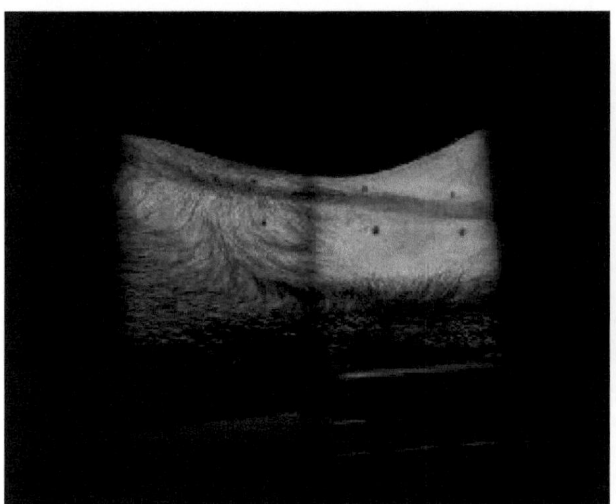

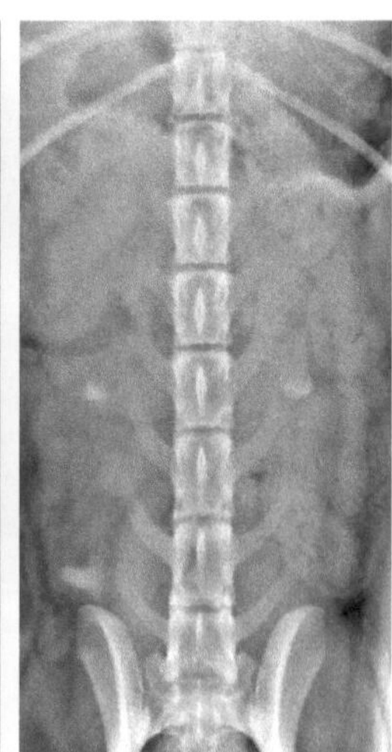

Figura 66.- Posicionamiento para VD de columna lumbar

Figura 67.- Proyección VD de columna lumbar

Columna lumbosacra

PROYECCIÓN LATEROLATERAL DERECHA (LLD)

Preparación del paciente:

Para esta proyección si el paciente coopera, se puede realizar sin necesidad de anestesia y/o sedación. En caso de que el paciente no coopere, entonces se debe recurrir al protocolo correspondiente de inmovilización química.

Procedimiento:

Se coloca al paciente en decúbito lateral derecho, se requiere de bloques de espuma colocados entre los miembros para evitar la rotación de la columna vertebral. El rayo debe centrarse a nivel del trocánter mayor y el colimador extenderse carnalmente hasta el borde de la última costilla y caudalmente unos centímetros por fuera de la punta del nalga.

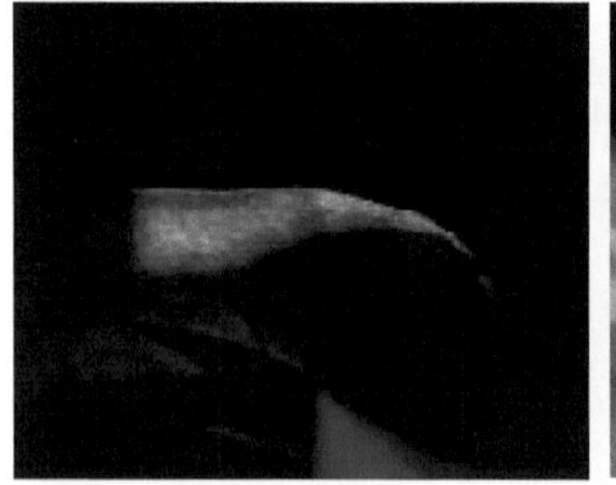

Figura 68.- Posicionamiento para LLD de columna lumbosacra

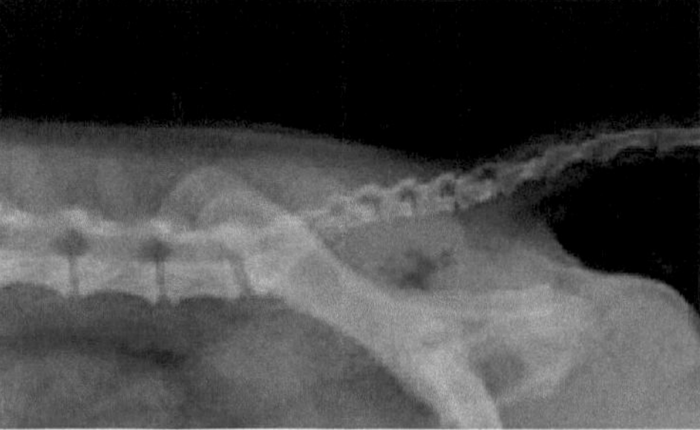

Figura 69.- Proyección LLD de columna lumbosacra

PROYECCIÓN VENTRO DORSAL (VD)

Preparación del paciente:

Para esta proyección si el paciente coopera, se puede realizar sin necesidad de anestesia y/o sedación. En caso de que el paciente no coopere, entonces se debe recurrir al protocolo correspondiente de inmovilización química.

Procedimiento:

Se coloca al paciente en decúbito dorsal con los miembros torácicos extendidos hacia craneal y los miembros pélvicos extendidos caudalmente. Se requiere de bloques de hule espuma colocados a los lados del tórax para alinear la columna vertebral. El rayo debe centrarse en la cicatriz umbilical y el colimador debe extenderse ligeramente craneal a la apofisis xifoides y hasta el tercio medio del fémur cuadalmente.

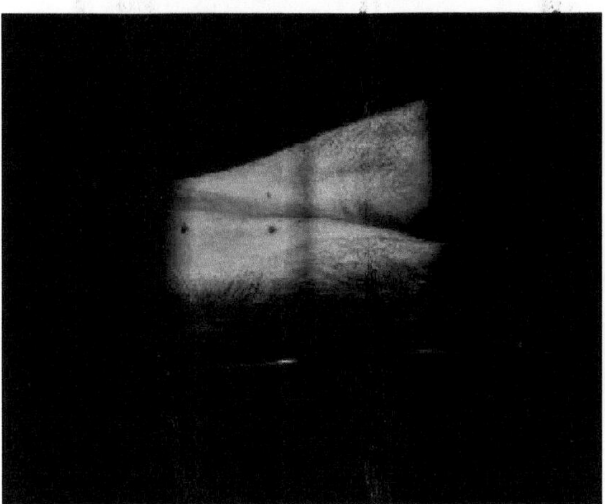
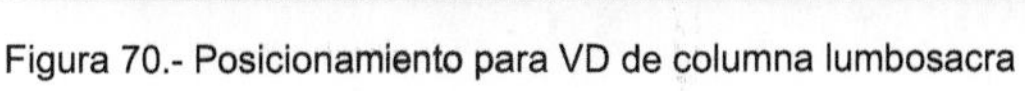
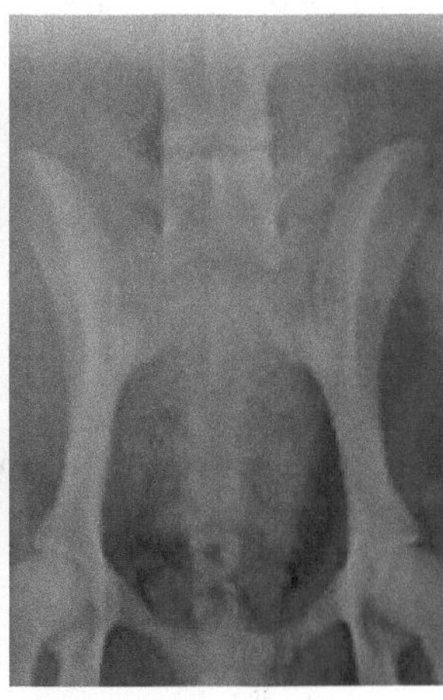

Figura 70.- Posicionamiento para VD de columna lumbosacra

Figura 71.- Proyección VD de columna lumbosacra

Nota: Es recomendable aplicar un enema antes de realizar el procedimiento radiológico.

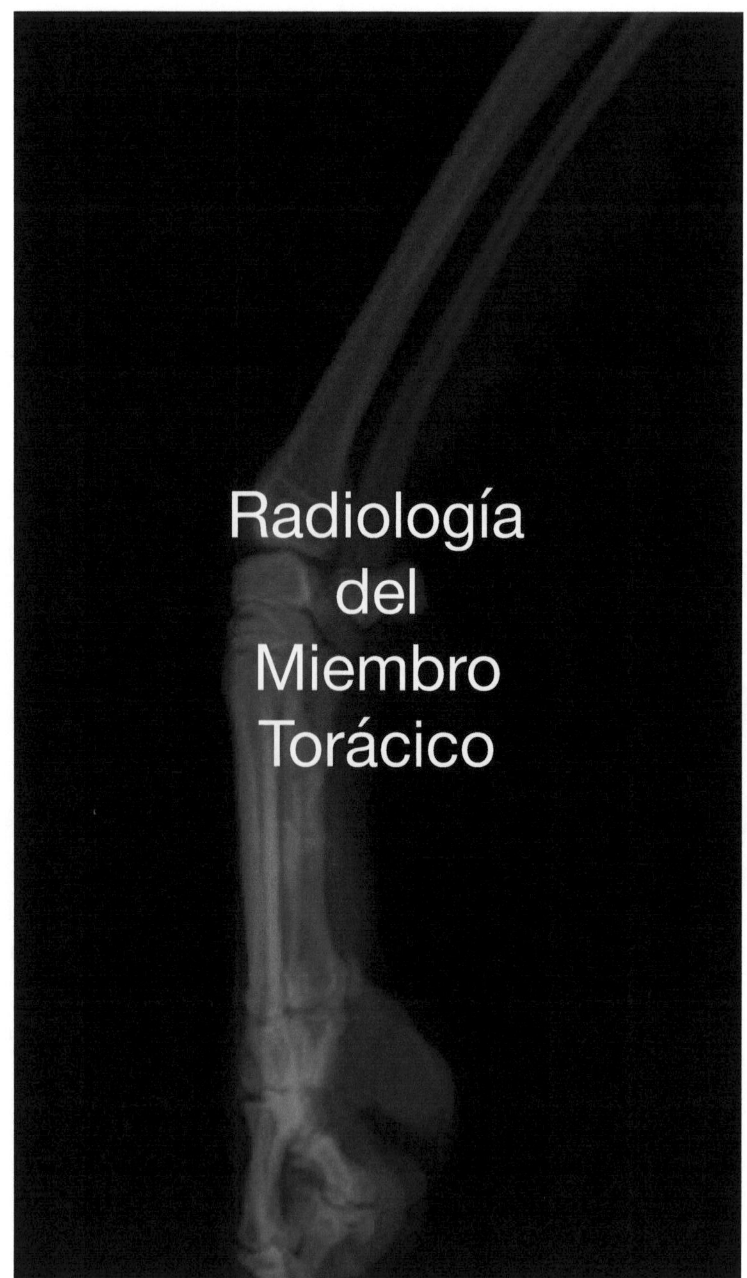

Radiología
del
Miembro
Torácico

Escápula

PROYECCIÓN MEDIO LATERAL (ML)

Preparación del paciente:

Para esta proyección si el paciente coopera, se puede realizar sin necesidad de anestesia y/o sedación. En caso de que el paciente no coopere, entonces se debe recurrir al protocolo correspondiente de inmovilización química.

Procedimiento:

El paciente es colocado en decúbito lateral derecho, el brazo izquierdo es desplazado caudalmente y el cuello es extendido suavemente. El brazo derecho es extendido cranealmente y sujetado con sacos de arena. El rayo central es colocado sobre el tercio medio de la escápula, el colimado se extiende cranealmente hasta la base de las orejas y caudalmente unos centímetros después del borde caudal de la escápula.

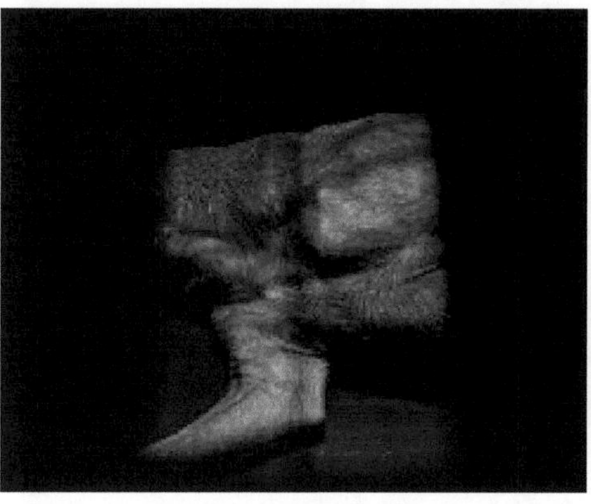

Figura 72.- Posicionamiento para ML de escápula

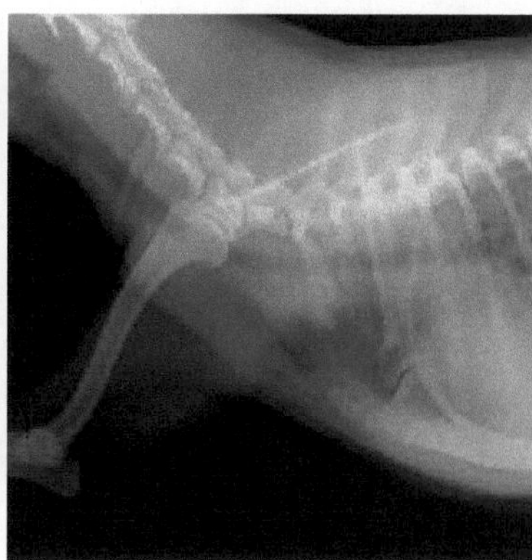

Figura 73.- Proyección ML de escápula

PROYECCIÓN CAUDO CRANEAL (CD-CR)

Preparación del paciente:

Esta proyección requiere de anestesia general o sedación profunda, por lo que deberá realizar el protocolo apropiado de acuerdo a la raza y peso del paciente.

Procedimiento:

Se coloca al paciente en decúbito dorsal con los miembros torácicos extendidos hacia craneal y la cabeza queda entre ambos antebrazos, los miembros pélvicos son extendidos caudalmente. Se requiere de bloques de hule espuma colocados a los lados del abdomen para alinear la columna vertebral. El rayo debe centrarse en un punto medio del pliegue de la axila y el colimado debe extenderse cranealmente al tercio medio del húmero y caudalmente a la mitad del tórax.

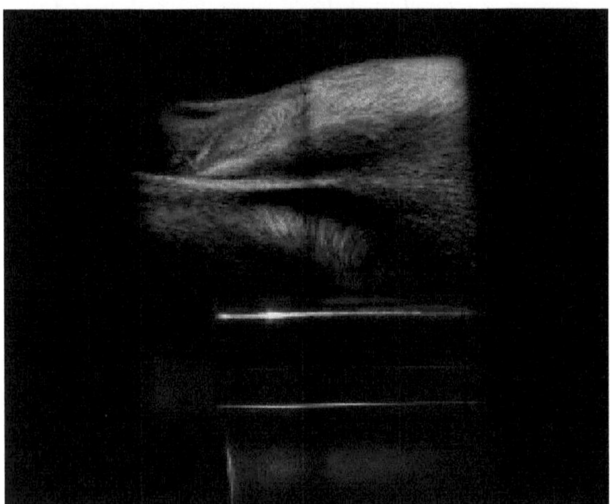

Figura 74.- Posicionamiento para CdCr de escápula

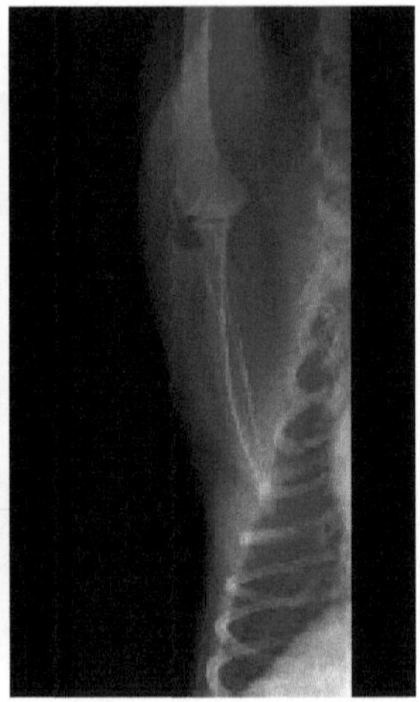

Figura 75.- Proyección CdCr de escápula

Articulación del hombro

PROYECCIÓN MEDIO LATERAL (ML)

Preparación del paciente:

Para esta proyección si el paciente coopera, se puede realizar sin necesidad de anestesia y/o sedación. En caso de que el paciente no coopere, entonces se debe recurrir al protocolo correspondiente de inmovilización química.

Procedimiento:

El paciente es colocado en decúbito lateral derecho, el brazo izquierdo es desplazado caudalmente y el cuello es extendido suavemente. El brazo derecho es extendido cranealmente y sujetado con sacos de arena. El rayo central es colocado sobre la articulación del hombro, el colimado se extiende cranealmente hasta la mitad del cuello y caudalmente hasta el borde del hombro izquierdo.

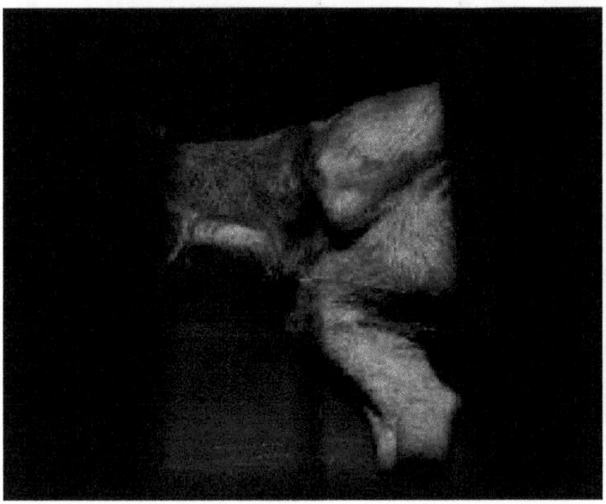

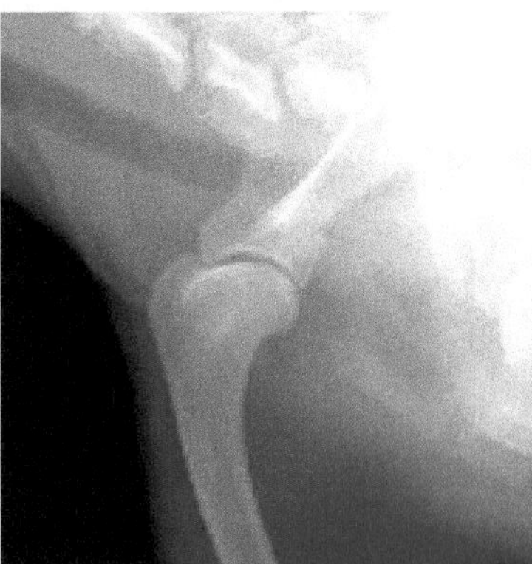

Figura 76.- Posicionamiento para ML de la articulación del encuentro   Figura 77.- Proyección ML del encuentro

PROYECCIÓN CAUDO CRANEAL (CD-CR)

Preparación del paciente:

Para esta proyección si el paciente coopera, se puede realizar sin necesidad de anestesia y/o sedación. En caso de que el paciente no coopere, entonces se debe recurrir al protocolo correspondiente de inmovilización química.

Procedimiento:

Se coloca al paciente en decúbito dorsal con los miembros torácicos extendidos hacia craneal y la cabeza queda entre ambos antebrazos, los miembros pélvicos son extendidos caudalmente. Se requiere de bloques de hule espuma colocados a los lados del abdomen para alinear la columna vertebral. El rayo debe centrarse un par de centímetros caudal al codo y el colimado debe extenderse cranealmente al tercio medio del antebrazo y caudalmente al borde caudal de la escápula.

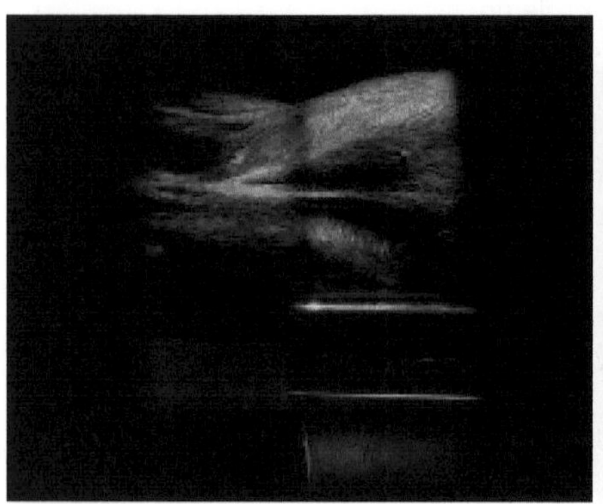

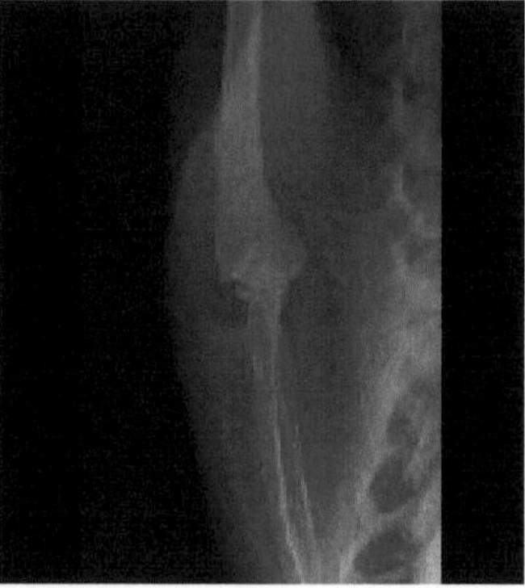

Figura 78.- Posicionamiento para CdCr de la articulación del encuentro

Figura 79.- Proyección CdCr del encuentro

Húmero

PROYECCIÓN MEDIO LATERAL (ML)

Preparación del paciente:

Para esta proyección si el paciente coopera, se puede realizar sin necesidad de anestesia y/o sedación. En caso de que el paciente no coopere, entonces se debe recurrir al protocolo correspondiente de inmovilización química.

Procedimiento:

El paciente es colocado en decúbito lateral derecho, el brazo izquierdo es desplazado caudalmente y el cuello es extendido suavemente. El antebrazo derecho es extendido cranealmente y sujetado con sacos de arena. El rayo central es colocado sobre el tercio medio de la cara medial del húmero, el colimado se extiende cranealmente hasta la mitad del cuello y caudalmente hasta el borde del hombro izquierdo.

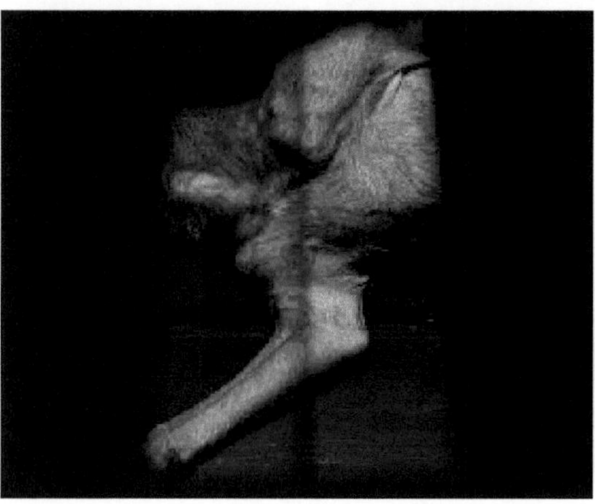

Figura 80.- Posicionamiento para la ML del húmero

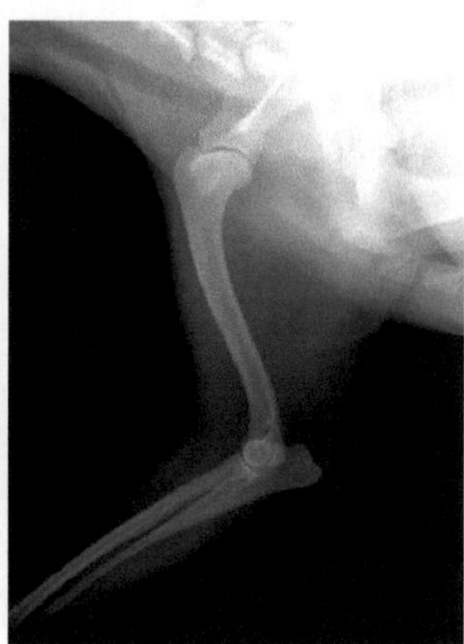

Figura 81.- Proyección ML de húmero

PROYECCIÓN CAUDO CRANEAL (CD-CR)

Preparación del paciente:

Esta proyección requiere de anestesia general o sedación profunda, por lo que deberá realizar el protocolo apropiado de acuerdo a la raza y peso del paciente.

Procedimiento:

Se coloca al paciente en decúbito dorsal con los miembros torácicos extendidos hacia craneal y la cabeza queda entre ambos antebrazos, los miembros pélvicos son extendidos caudalmente. Se requiere de bloques de hule espuma colocados a los lados del abdomen para alinear la columna vertebral. El rayo debe centrarse un par de centímetros caudal al codo y el colimado debe extenderse cranealmente al tercio medio del antebrazo y caudalmente al borde caudal de la escápula.

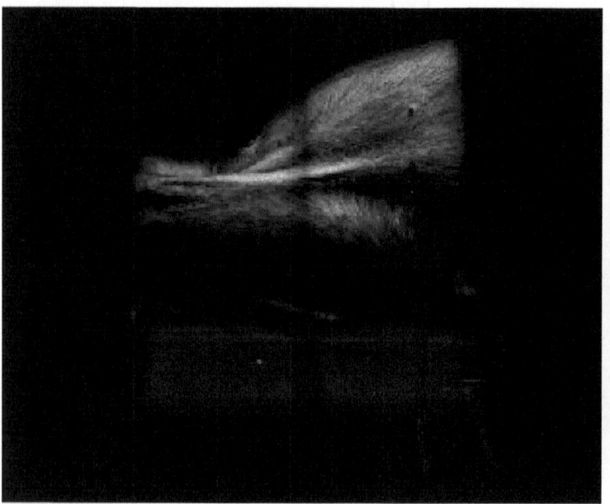

Figura 82.- Posicionamiento para la CdCr de húmero

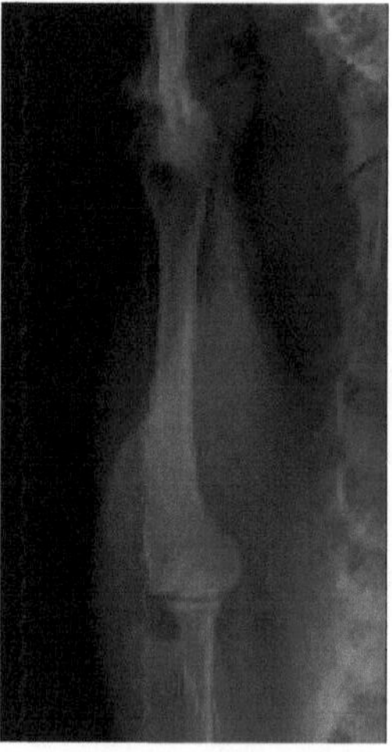

Figura 83.- Proyección CdCr de húmero

Codo

PROYECCIÓN MEDIO LATERAL (ML)

Preparación del paciente:

Para esta proyección si el paciente coopera, se puede realizar sin necesidad de anestesia y/o sedación. En caso de que el paciente no coopere, entonces se debe recurrir al protocolo correspondiente de inmovilización química.

Procedimiento:

El paciente es colocado en decúbito lateral derecho, el brazo izquierdo es desplazado caudalmente y el cuello es extendido suavemente. El antebrazo derecho es extendido cranealmente y sujetado con sacos de arena. El rayo central es colocado sobre la articulación del codo, el colimado se extiende proximalmente hasta el tercio medio del húmero y distalmente hasta el tercio medio del antebrazo.

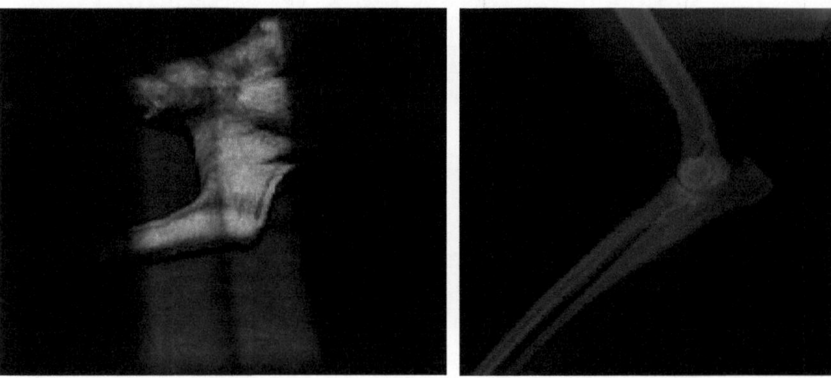

Figura 84.- Posicionamiento para ML de la articulación del codo

Figura 85.- Proyección ML de codo

PROYECCIÓN CAUDO CRANEAL (CD-CR)

Preparación del paciente:

Esta proyección requiere de anestesia general o sedación profunda, por lo que deberá realizar el protocolo apropiado de acuerdo a la raza y peso del paciente.

Procedimiento:

Se coloca al paciente en decúbito dorsal con los miembros torácicos extendidos hacia craneal y la cabeza queda entre ambos antebrazos, los miembros pélvicos son extendidos caudalmente. Se requiere de bloques de hule espuma colocados a los lados del abdomen para alinear la columna vertebral. El rayo debe centrarse en el codo y el colimado debe extenderse cranealmente al tercio medio del antebrazo y caudalmente a la articulación del hombro.

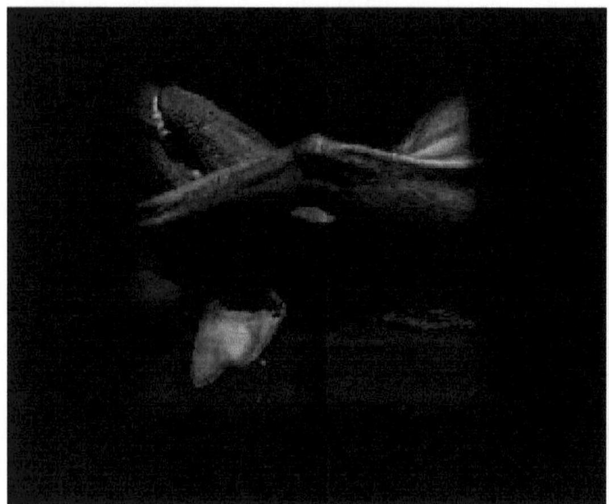

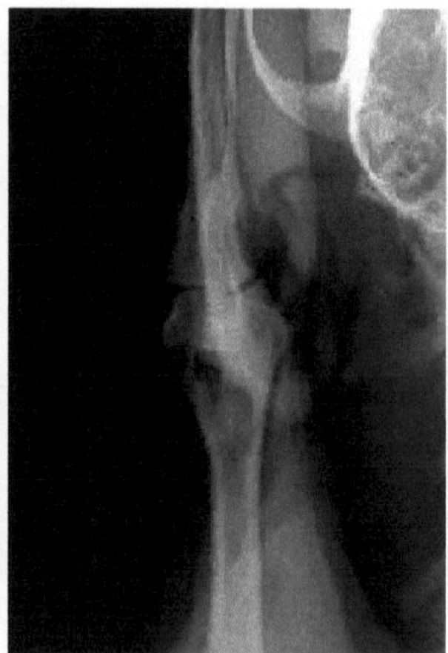

Figura 86.- Posicionamiento para CdCr de la articulación del codo

Figura 87.- Proyección CdCr de codo

PROYECCIÓN MEDIO LATERAL FLEXIONADA (MLF)

Preparación del paciente:

Para esta proyección si el paciente coopera, se puede realizar sin necesidad de anestesia y/o sedación. En caso de que el paciente no coopere, entonces se debe recurrir al protocolo correspondiente de inmovilización química.

Procedimiento:

El paciente es colocado en decúbito lateral derecho, el brazo izquierdo es desplazado caudalmente y el cuello es extendido suavemente. El antebrazo derecho es flexionado hasta formar un ángulo de 90° o en su defecto es hiperflexionado y sujetado con sacos de arena. El rayo central es colocado sobre la articulación del codo, el colimado se extiende proximalmente hasta el tercio medio del húmero y distalmente hasta el tercio medio del antebrazo.

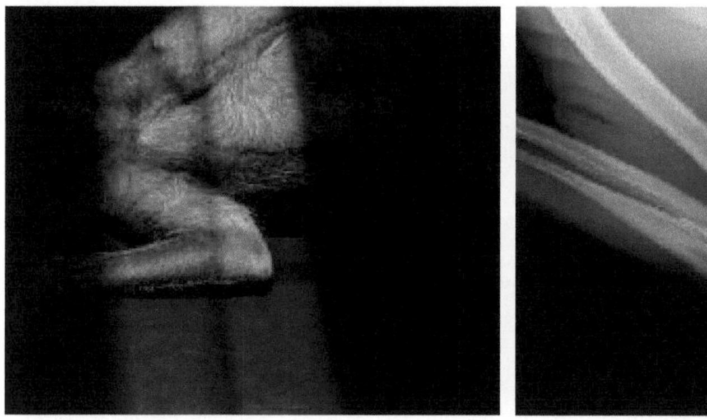
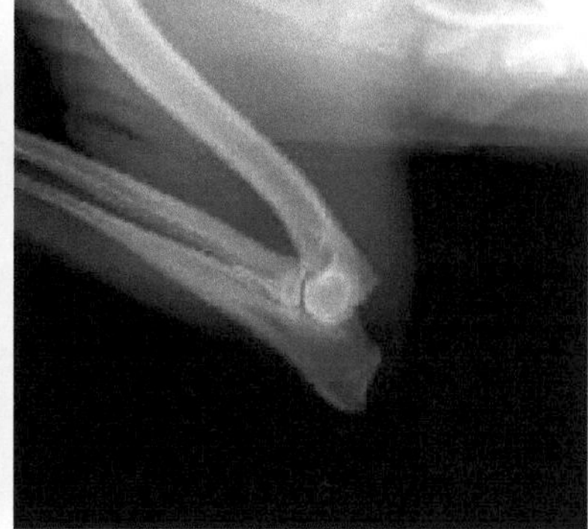

Figura 88.- Posicionamiento para MLF de la articulación del codo

Figura 89.- Proyección MLF de codo

Radio y ulna

PROYECCIÓN MEDIO LATERAL (ML)

Preparación del paciente:

Para esta proyección si el paciente coopera, se puede realizar sin necesidad de anestesia y/o sedación. En caso de que el paciente no coopere, entonces se debe recurrir al protocolo correspondiente de inmovilización química.

Procedimiento:

El paciente es colocado en decúbito lateral derecho, el brazo izquierdo es desplazado caudalmente y el cuello es extendido suavemente. El antebrazo derecho es colocado verticalmente y sujetado con sacos de arena. El rayo central es colocado sobre el tercio medio del radio y ulna, el colimado se extiende proximalmente hasta abarcar el tercio medio distal del húmero y distalmente hasta la articulación del carpo.

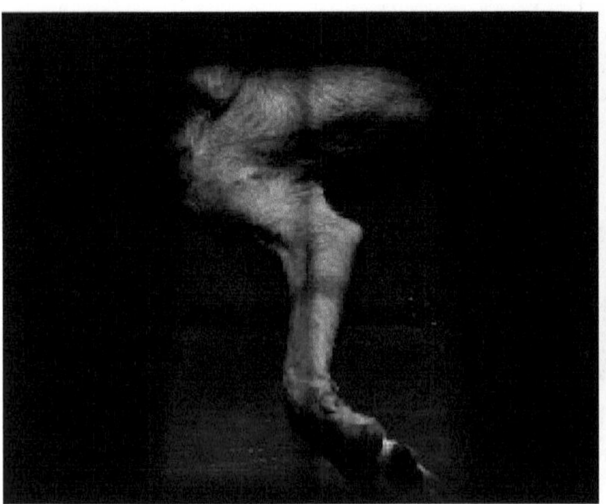

Figura 90.- Posicionamiento para ML de radio y ulna

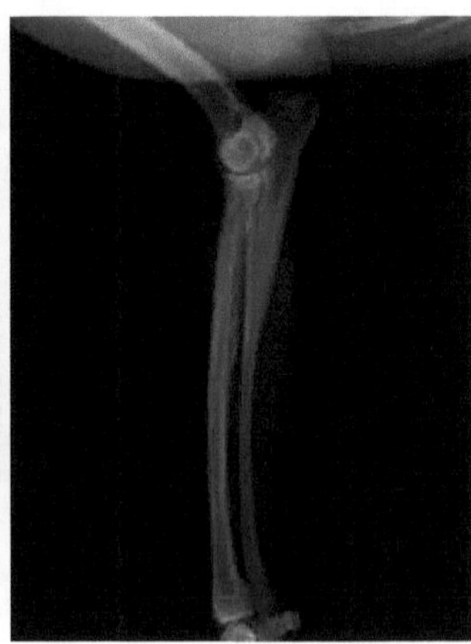

Figura 91.- Proyección ML de radio y ulna

PROYECCIÓN CRANEO CAUDAL (CR-CD)

Preparación del paciente:

Para esta proyección si el paciente coopera, se puede realizar sin necesidad de anestesia y/o sedación. En caso de que el paciente no coopere, entonces se debe recurrir al protocolo correspondiente de inmovilización química.

Procedimiento:

Se coloca al paciente en decúbito esternal (posición de esfinge), con los miembros torácicos extendidos hacia craneal y la cabeza es sujetada, extendida y girada lateralmente para sacarla del área a radiar. El rayo debe centrarse en el tercio medio del antebrazo (radio y ulna) y el colimado debe extenderse cranealmente al tercio medio del metacarpo y caudalmente al tercio medio del húmero.

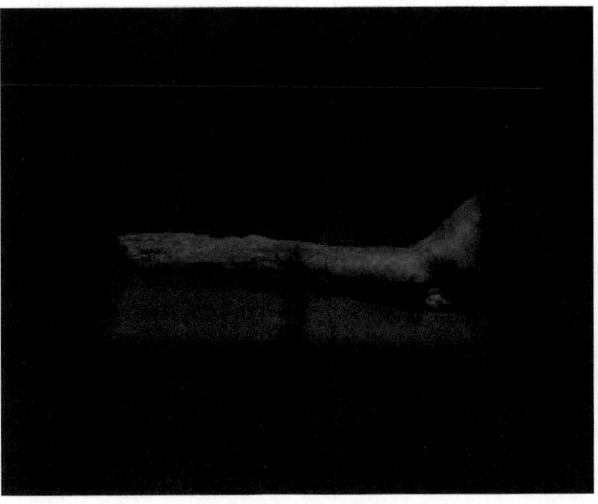

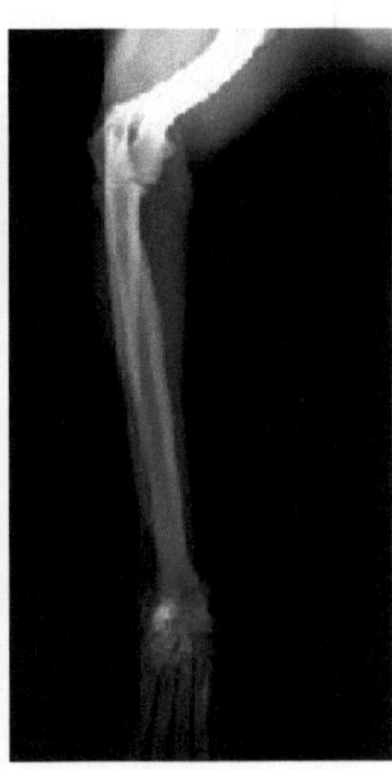

Figura 92.- Posicionamiento para CrCd de radio y ulna

Figura 93.- Proyección CrCd de radio y ulna

Carpo

PROYECCIÓN MEDIO LATERAL (ML)

Preparación del paciente:

Para esta proyección si el paciente coopera, se puede realizar sin necesidad de anestesia y/o sedación. En caso de que el paciente no coopere, entonces se debe recurrir al protocolo correspondiente de inmovilización química.

Procedimiento:

El paciente es colocado en decúbito lateral derecho, el brazo izquierdo es desplazado caudalmente y el cuello es extendido suavemente. El antebrazo derecho es colocado verticalmente. El rayo central es colocado sobre la articulación del carpo, el colimado se extiende proximalmente hasta abarcar el tercio medio del radio y la ulna y distalmente se incluyen los dedos.

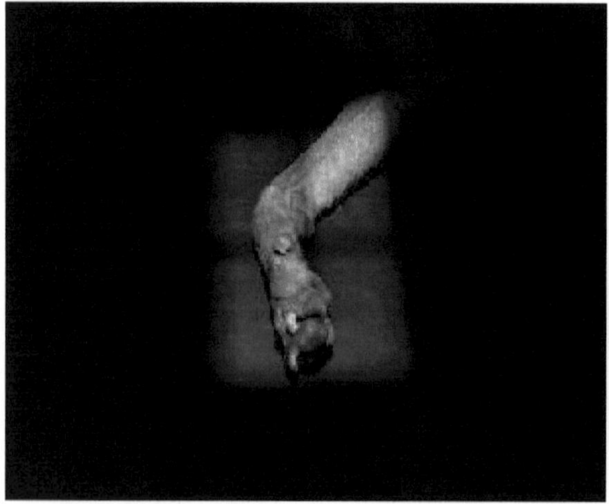

Figura 94.- Posicionamiento para ML de la articulación del carpo

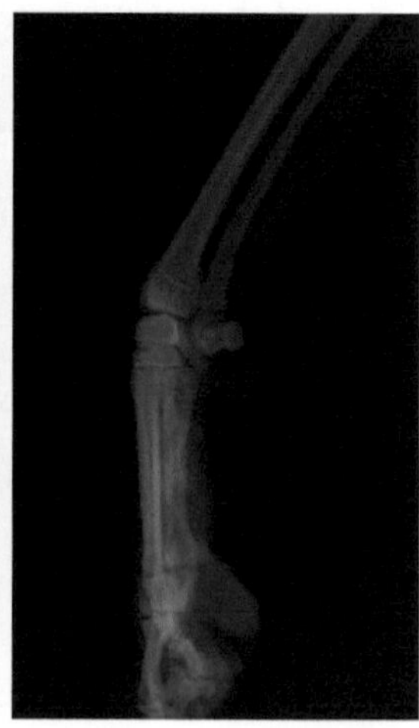

Figura 95.- Proyección ML del carpo

PROYECCIÓN DORSO PALMAR (DPa)

Preparación del paciente:

Para esta proyección si el paciente coopera, se puede realizar sin necesidad de anestesia y/o sedación. En caso de que el paciente no coopere, entonces se debe recurrir al protocolo correspondiente de inmovilización química.

Procedimiento:

Se coloca al paciente en decúbito esternal (posición de esfinge), con los miembros torácicos extendidos hacia craneal y la cabeza es sujetada, extendida y girada lateralmente para sacarla del área a radiar. El rayo debe centrarse en el tercio medio del antebrazo (radio y ulna) y el colimado debe extenderse cranealmente al tercio medio del metacarpo y caudalmente al tercio medio del húmero.

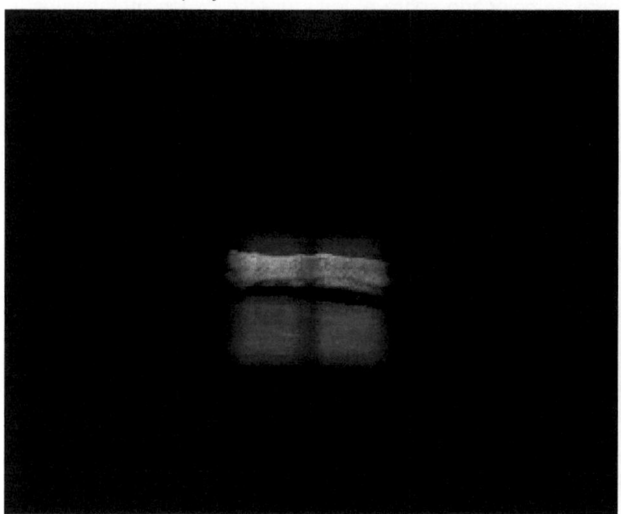

Figura 96.- Posicionamiento para DPa de la articulación del carpo

Figura 97.- Proyección DPa de carpo

Metacarpo y falanges

PROYECCIÓN MEDIO LATERAL (ML)

Preparación del paciente:

Para esta proyección si el paciente coopera, se puede realizar sin necesidad de anestesia y/o sedación. En caso de que el paciente no coopere, entonces se debe recurrir al protocolo correspondiente de inmovilización química.

Procedimiento:

El paciente es colocado en decúbito lateral derecho, el brazo izquierdo es desplazado caudalmente y el cuello es extendido suavemente. El antebrazo derecho es colocado verticalmente. El rayo central es colocado sobre el tercio medio de los metacarpos, el colimado se extiende proximalmente hasta abarcar el tercio medio distal del radio y la ulna y distalmente se incluyen los dedos.

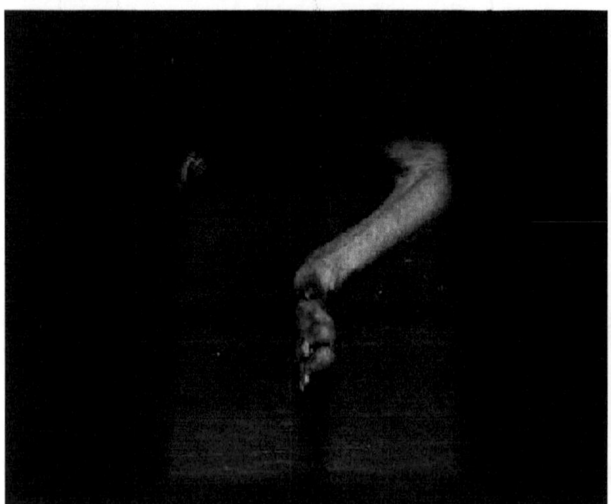

Figura 98.- Posicionamiento para ML de metacarpianos

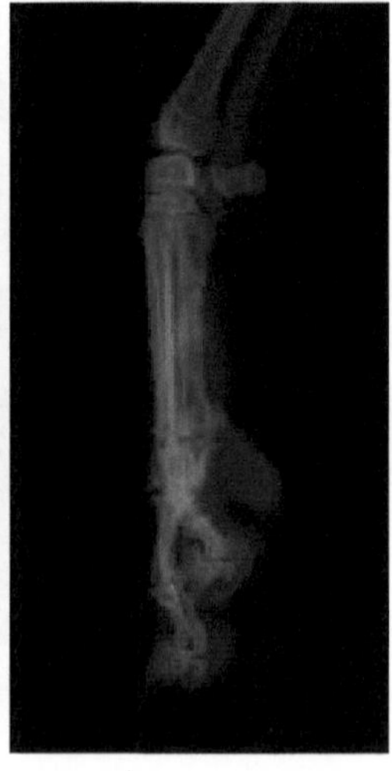

Figura 99.- Proyección ML de metacarpos

PROYECCIÓN MEDIO LATERAL CON DEDOS ABIERTOS (ML)

Preparación del paciente:

Para esta proyección si el paciente coopera, se puede realizar sin necesidad de anestesia y/o sedación. En caso de que el paciente no coopere, entonces se debe recurrir al protocolo correspondiente de inmovilización química.

Procedimiento:

El paciente es colocado en decúbito lateral derecho, el brazo izquierdo es desplazado caudalmente y el cuello es extendido suavemente. El antebrazo derecho es colocado verticalmente (lo más posible), con la ayuda de dos vendas elásticas, se amarran los dedos 1 y 4 y se hace tracción gentil y ligera en sentidos opuestos. El rayo central es colocado sobre el tercio medio de los metacarpos, el colimado se extiende proximalmente hasta abarcar el tercio medio distal del radio y la ulna y distalmente se incluyen los dedos.

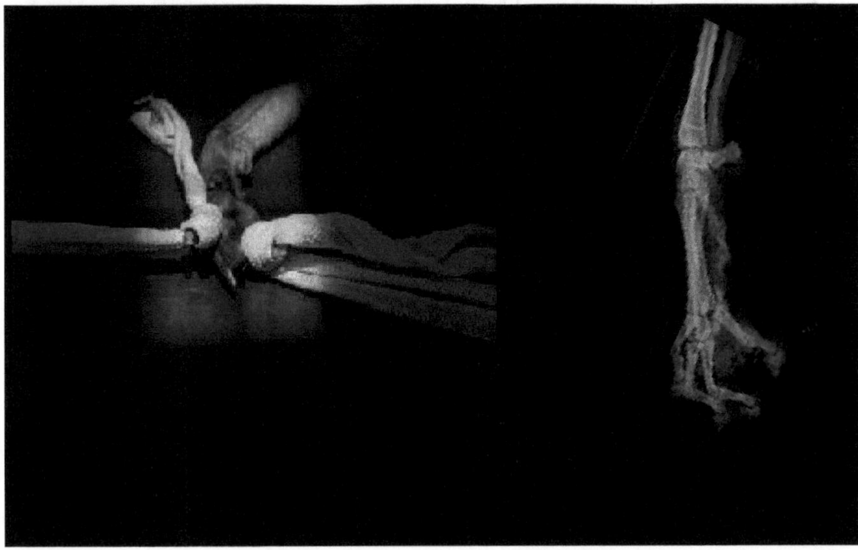

Figura 100.- Posicionamiento para ML de dedos abiertos   Figura 101.- Proyección ML de dedos abiertos

PROYECCIÓN DORSO PALMAR (DPa)

Preparación del paciente:

Para esta proyección si el paciente coopera, se puede realizar sin necesidad de anestesia y/o sedación. En caso de que el paciente no coopere, entonces se debe recurrir al protocolo correspondiente de inmovilización química.

Procedimiento:

Se coloca al paciente en decúbito esternal (posición de esfinge), con los miembros torácicos extendidos hacia craneal y la cabeza es sujetada, extendida y girada lateralmente para sacarla del área a radiar. El rayo debe centrarse en el tercio medio de los metacarpos y el colimado debe extenderse proximalmente al tercio medio distal del radio y ulna y distalmente debe incluir los dedos.

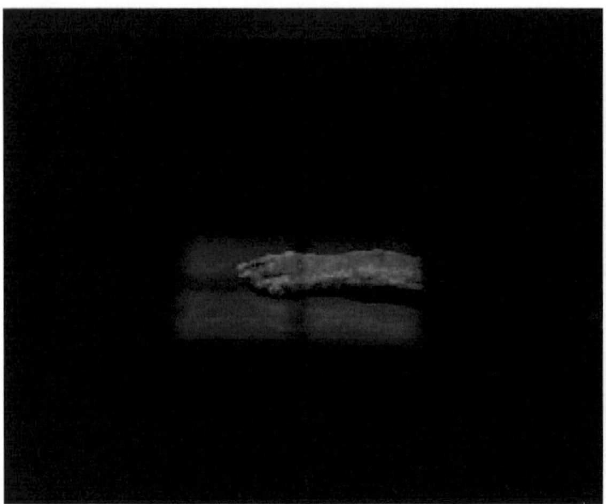

Figura 102.- Posicionamiento para DPa de falanges

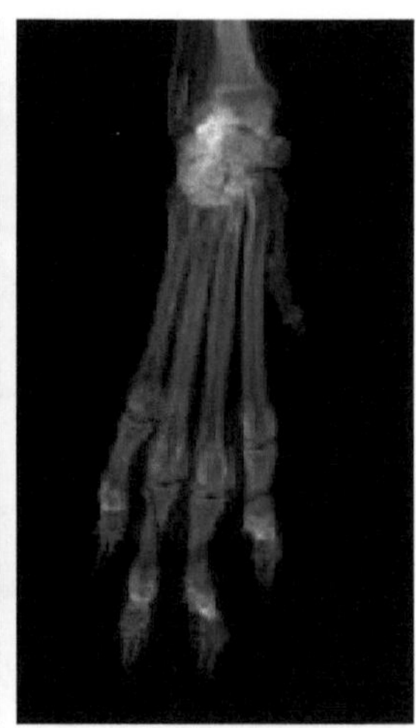

Figura 103.- Proyección DPa de falanges

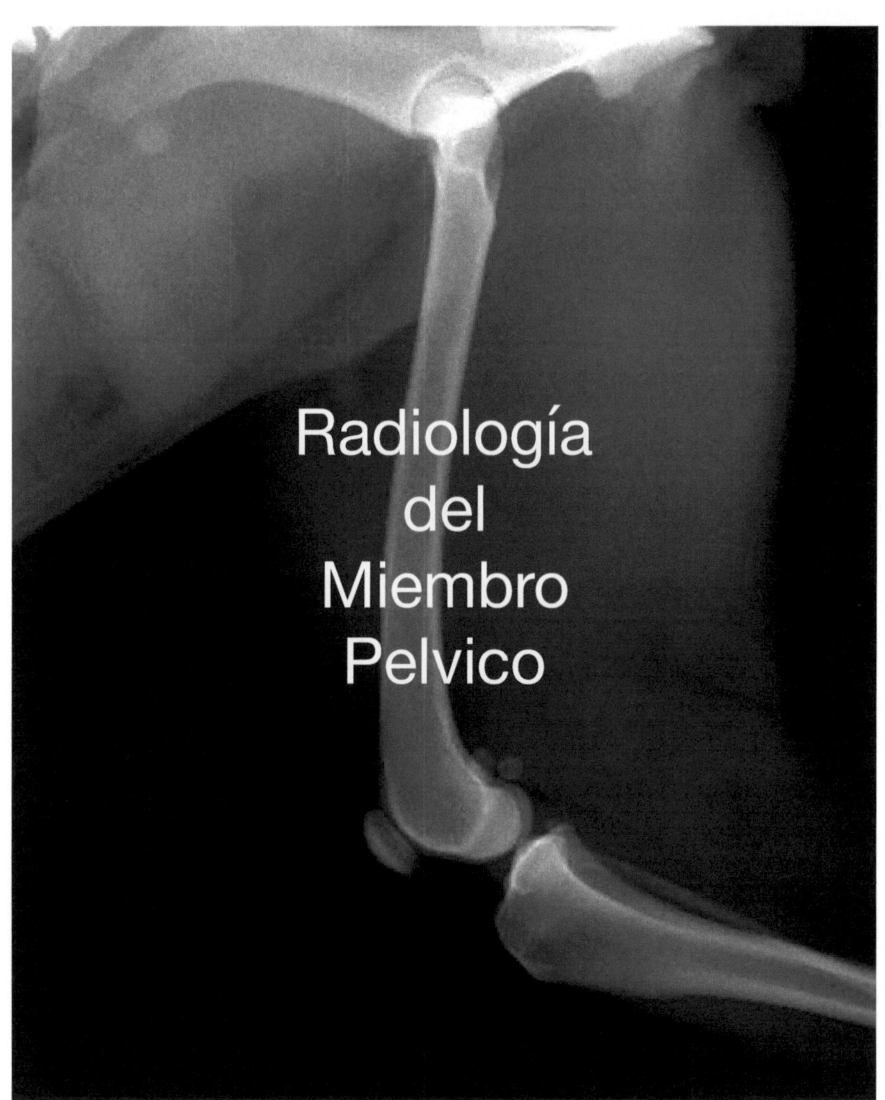
Radiología
del
Miembro
Pelvico

Fémur

PROYECCIÓN MEDIO LATERAL (ML)

Preparación del paciente:

Para esta proyección si el paciente coopera, se puede realizar sin necesidad de anestesia y/o sedación. En caso de que el paciente no coopere, entonces se debe recurrir al protocolo correspondiente de inmovilización química.

Procedimiento:

El paciente es colocado en decúbito lateral derecho, el muslo izquierdo es abducido y desplazado caudalmente. El muslo derecho es colocado verticalmente. El rayo central es posicionado sobre el tercio medio del muslo derecho y el colimado se extiende proximalmente hasta abarcar el tercio medio del muslo izquierdo y distalmente hasta el tercio medio de la tibia y fíbula.

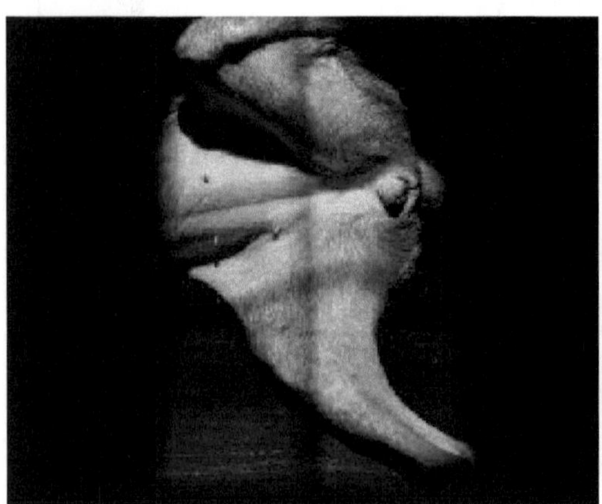

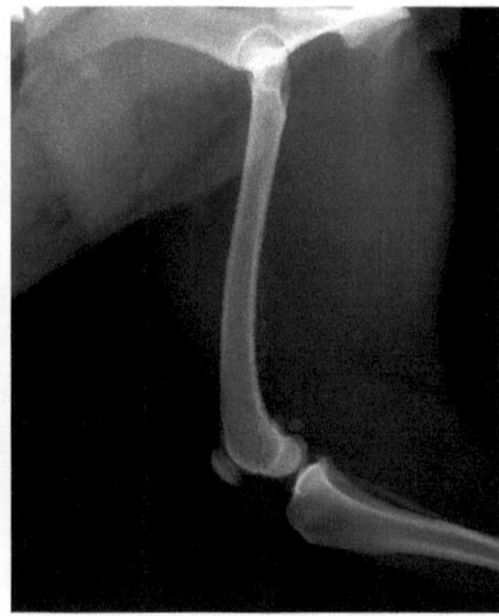

Figura 104.- Posicionamiento para ML de fémur

Figura 105.- Proyección ML de fémur

PROYECCIÓN CRANEO CAUDAL (CR-CD)

Preparación del paciente:

Para esta proyección si el paciente coopera, se puede realizar sin necesidad de anestesia y/o sedación. En caso de que el paciente no coopere, entonces se debe recurrir al protocolo correspondiente de inmovilización química.

Procedimiento:

Se coloca al paciente en decúbito dorsal, con los miembros torácicos extendidos hacia craneal los miembros pélvicos son extendidos caudalmente. El rayo debe centrarse en el tercio medio del muslo y el colimado debe extenderse cranealmente hasta la espina iliaca craneodorsal y caudalmente al tercio medio de la tibia y fíbula.

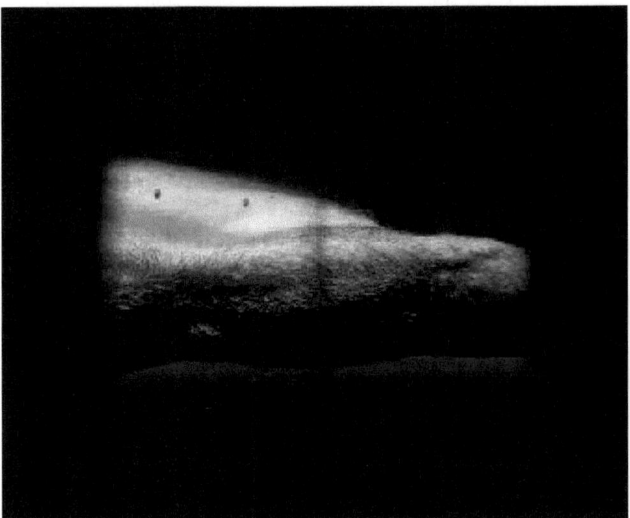

Figura 106.- Posicionamiento para CrCd de fémur

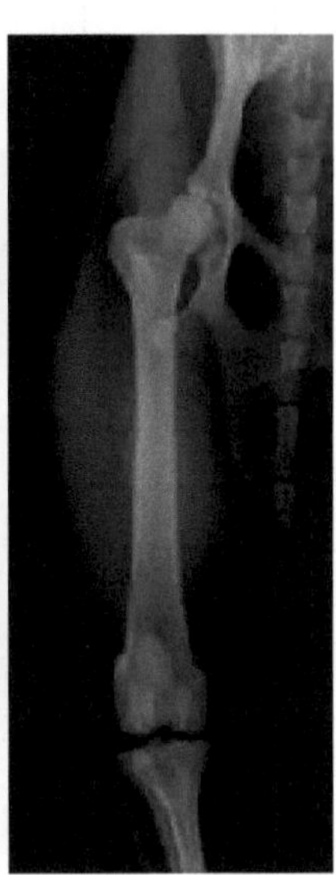

Figura 107.- Proyección CrCd de fémur

Articulación de la rodilla

PROYECCIÓN MEDIO LATERAL (ML)

Preparación del paciente:

Para esta proyección si el paciente coopera, se puede realizar sin necesidad de anestesia y/o sedación. En caso de que el paciente no coopere, entonces se debe recurrir al protocolo correspondiente de inmovilización química.

Procedimiento:

El paciente es colocado en decúbito lateral derecho, el muslo izquierdo es abducido y desplazado caudalmente. El muslo derecho es colocado verticalmente. El rayo central es posicionado sobre la articulación de la rodilla y el colimado se extiende proximalmente hasta abarcar el tercio medio del muslo derecho y distalmente hasta el tercio medio de la tibia y fíbula.

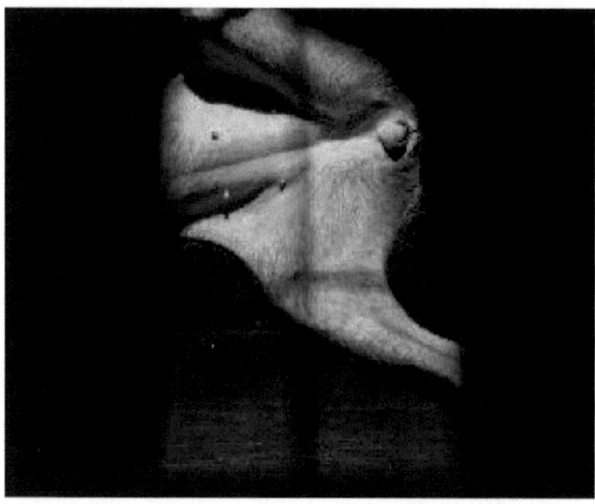
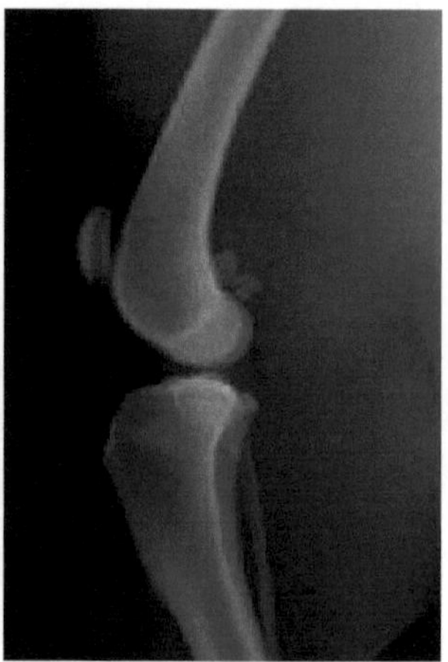

Figura 108.- Posicionamiento para ML de la articulación de la rodilla

Figura 109.- Proyección ML de rodilla

PROYECCIÓN CRANEO CAUDAL (CR-CD)

Preparación del paciente:

Para esta proyección si el paciente coopera, se puede realizar sin necesidad de anestesia y/o sedación. En caso de que el paciente no coopere, entonces se debe recurrir al protocolo correspondiente de inmovilización química.

Procedimiento:

Se coloca al paciente en decúbito dorsal, con los miembros torácicos extendidos hacia craneal, los miembros pélvicos son extendidos caudalmente. El rayo debe centrarse en la superficie craneal de la patella y el colimado debe extenderse próximalmente hasta el tercio medio del muslo y distalmente al tercio medio de la tibia y fíbula.

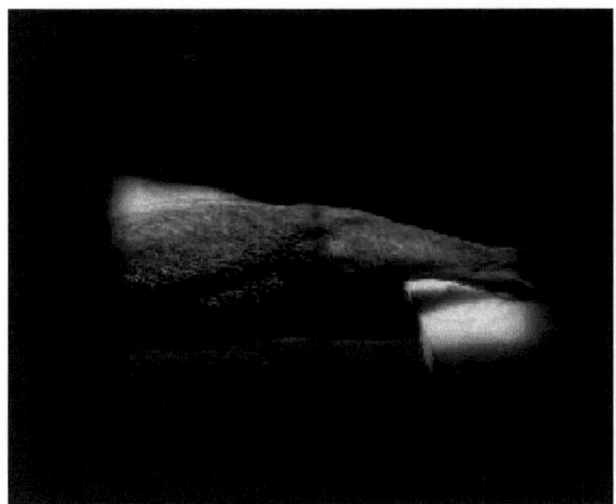 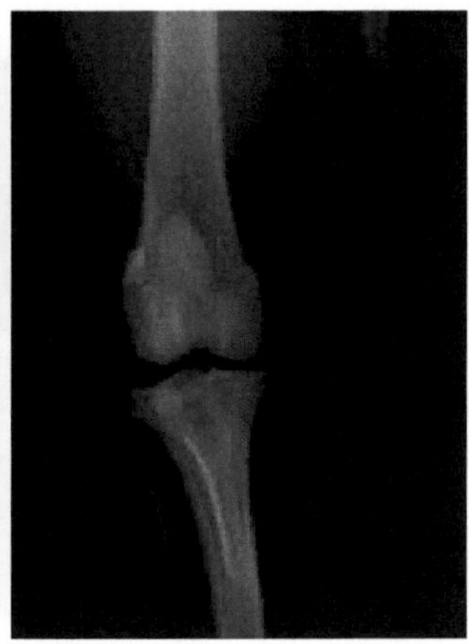

Figura 110.- Posicionamiento para CrCd de la articulación de la rodilla

Figura 111.- Proyección CrCd de la rodilla

PROYECCIÓN TANGENCIAL O SKYLINE DE PATELLA

Preparación del paciente:

Para esta proyección si el paciente coopera, se puede realizar sin necesidad de anestesia y/o sedación. En caso de que el paciente no coopere, entonces se debe recurrir al protocolo correspondiente de inmovilización química.

Procedimiento:

Se coloca al paciente en decúbito dorsal, con los miembros torácicos extendidos hacia craneal los miembros pélvicos son flexionados y dirigidos cranealmente, los corvejones son desplazados cranealmente. El chasis es colocado sobre el vientre, teniendo cuidado de no apoyar en exceso. El generador de rayos X es colocado horizontalmente y el rayo debe centrarse en la corredera troclear del fémur.

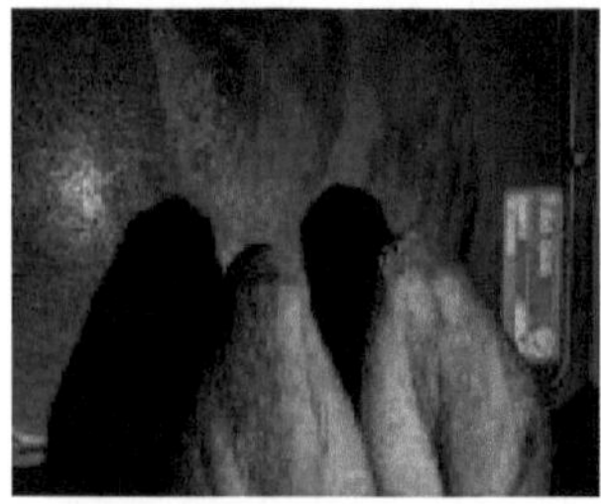

Figura 112.- Posicionamiento para Tangencial o Skyline de la articulación de la rodilla

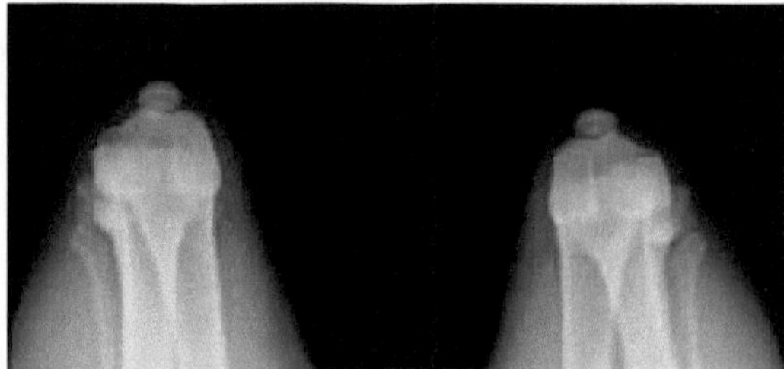

Figura 113.- Proyección Tangencial o Skyline de rodilla

Tibia y fíbula

PROYECCIÓN MEDIO LATERAL (ML)

Preparación del paciente:

Para esta proyección si el paciente coopera, se puede realizar sin necesidad de anestesia y/o sedación. En caso de que el paciente no coopere, entonces se debe recurrir al protocolo correspondiente de inmovilización química.

Procedimiento:

El paciente es colocado en decúbito lateral derecho, el muslo izquierdo es abducido y desplazado caudalmente. El muslo derecho es colocado verticalmente. El rayo central es posicionado sobre el tercio medio de la tibia y fíbula y el colimado se extiende proximalmente hasta abarcar el tercio medio distal del muslo derecho y distalmente hasta el tercio medio de los metatarsos.

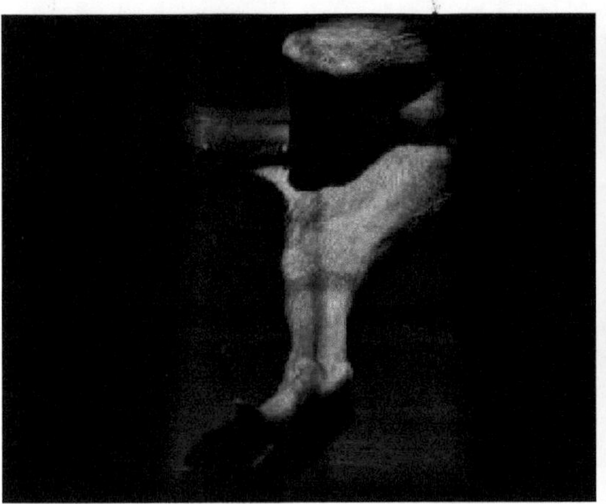

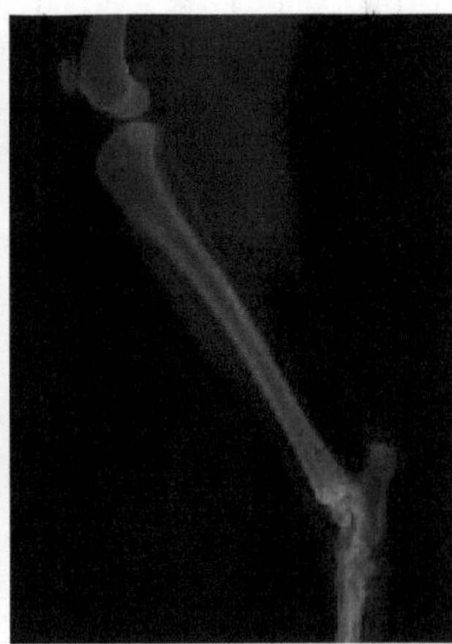

Figura 114.- Posicionamiento para ML de tibia y fíbula

Figura 115.- Proyección ML de tibia y fíbula

PROYECCIÓN CRANEO CAUDAL (CR-CD)

Preparación del paciente:

Para esta proyección si el paciente coopera, se puede realizar sin necesidad de anestesia y/o sedación. En caso de que el paciente no coopere, entonces se debe recurrir al protocolo correspondiente de inmovilización química.

Procedimiento:

Se coloca al paciente en decúbito dorsal, con los miembros torácicos extendidos hacia craneal, los miembros pélvicos son extendidos caudalmente. El rayo debe centrarse en el tercio medio de la tibia y fíbula y el colimado debe extenderse próximalmente hasta el tercio medio distal del muslo y distalmente al tercio medio de los metatarsos.

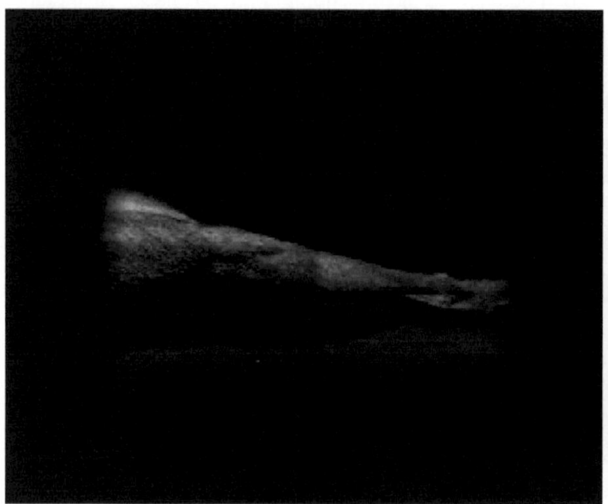

Figura 116.- Posicionamiento para CrCd de tibia y fíbula

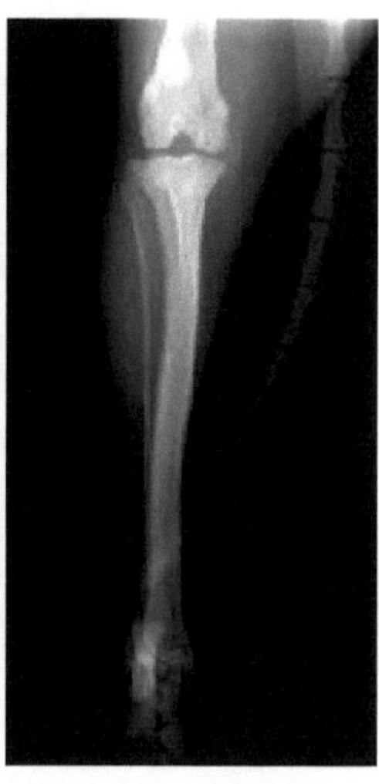

Figura 117.- Proyección CrCd de tibia y fíbula

Tarso

PROYECCIÓN MEDIO LATERAL (ML)

Preparación del paciente:

Para esta proyección si el paciente coopera, se puede realizar sin necesidad de anestesia y/o sedación. En caso de que el paciente no coopere, entonces se debe recurrir al protocolo correspondiente de inmovilización química.

Procedimiento:

El paciente es colocado en decúbito lateral derecho, el muslo izquierdo es abducido y desplazado caudalmente. El muslo derecho es colocado verticalmente. El rayo central es posicionado sobre el tarso y el colimado se extiende proximalmente hasta abarcar el tercio medio distal de la pierna derecha y distalmente hasta incluir los dedos.

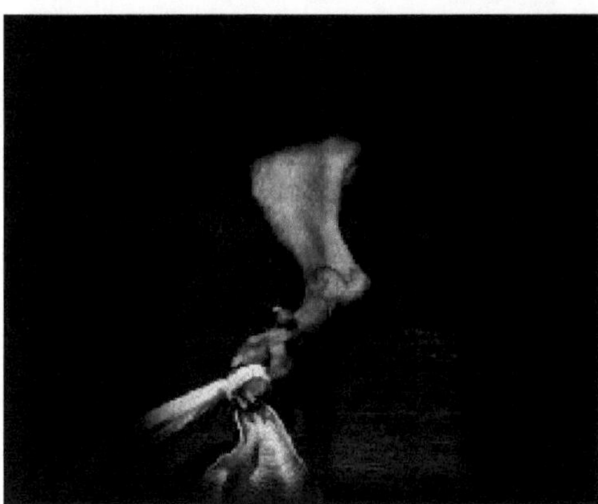

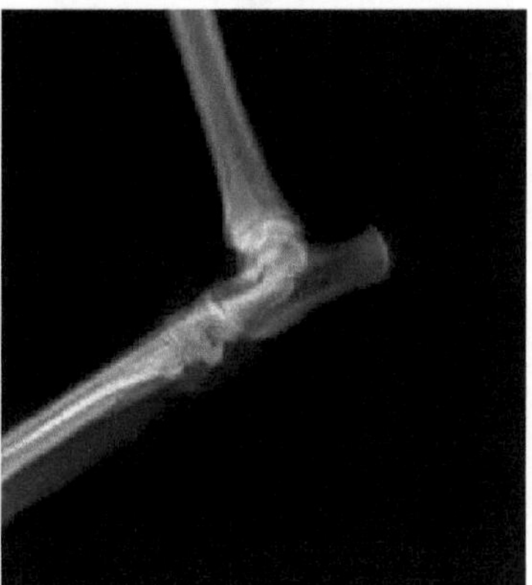

Figura 118.- Posicionamiento para ML de la articulación del tarso

Figura 119.- Proyección ML del corvejón

PROYECCIÓN DORSO PLANTAR (DPI)

Preparación del paciente:

Para esta proyección si el paciente coopera, se puede realizar sin necesidad de anestesia y/o sedación. En caso de que el paciente no coopere, entonces se debe recurrir al protocolo correspondiente de inmovilización química.

Procedimiento:

Se coloca al paciente en decúbito dorsal, con los miembros torácicos extendidos hacia craneal, los miembros pélvicos son extendidos caudalmente, se requiere de una venda elásticas colocada en los dedos del pie para hacer tracción. El rayo debe centrarse en el tercio medio de los metatarsos y el colimado debe extenderse próximalmente hasta el tercio medio de la pierna y distalmente al tercio medio de los metatarsos.

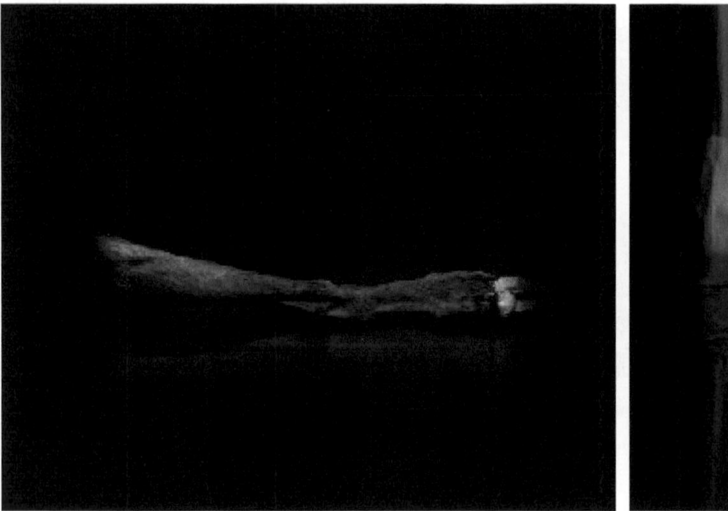
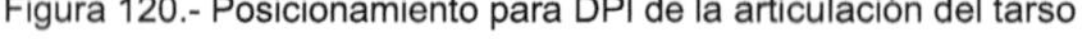

Figura 120.- Posicionamiento para DPI de la articulación del tarso

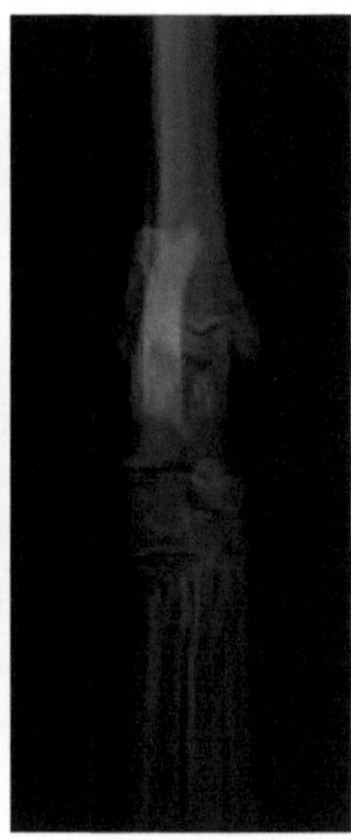

Figura 121.- Proyección DPI del corvejón

Metatarso y falanges

PROYECCIÓN MEDIO LATERAL (ML)

Preparación del paciente:

Para esta proyección si el paciente coopera, se puede realizar sin necesidad de anestesia y/o sedación. En caso de que el paciente no coopere, entonces se debe recurrir al protocolo correspondiente de inmovilización química.

Procedimiento:

El paciente es colocado en decúbito lateral derecho, el muslo izquierdo es abducido y desplazado caudalmente. El muslo derecho, relajado, es colocado verticalmente. El rayo central es posicionado sobre el tercio medio de los metatarsos y el colimado se extiende proximalmente pasando el corvejón hasta abarcar el tercio medio distal de la pierna derecha y distalmente hasta incluir los dedos.

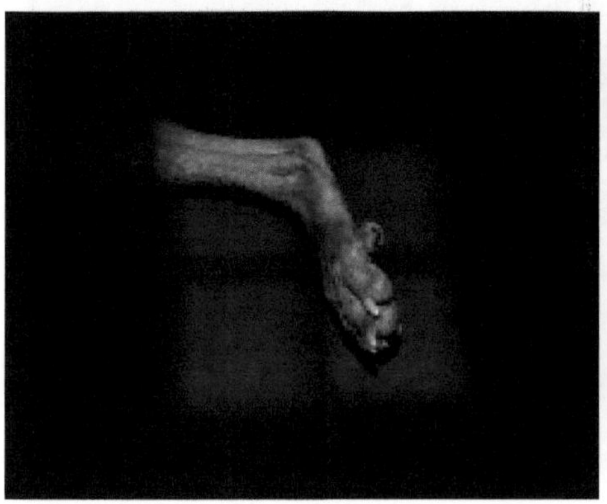

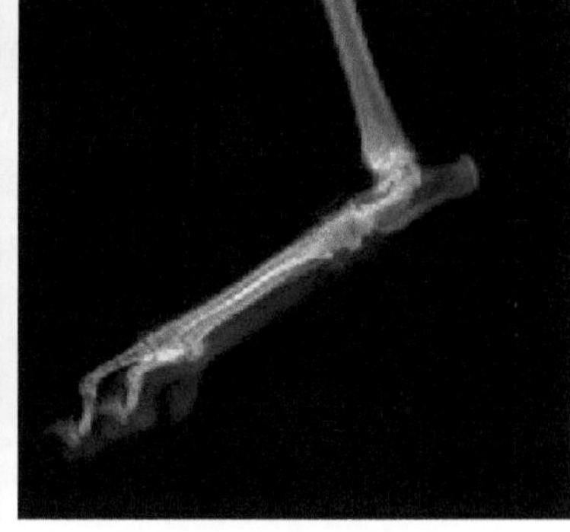

Figura 122.- Posicionamiento para ML de metatarsos   Figura 123.- Proyección ML del pie

PROYECCIÓN DORSO PLANTAR (DPI)

Preparación del paciente:

Para esta proyección si el paciente coopera, se puede realizar sin necesidad de anestesia y/o sedación. En caso de que el paciente no coopere, entonces se debe recurrir al protocolo correspondiente de inmovilización química.

Procedimiento:

Se coloca al paciente en decúbito dorsal, con los miembros torácicos extendidos hacia craneal, los miembros pélvicos son extendidos caudalmente, se requiere de una venda elásticas colocada en los dedos del pie para hacer tracción. El rayo debe centrarse en el tercio medio de los metatarsos y el colimado debe extenderse próximalmente hasta el tercio medio distal de la pierna y distalmente hasta incluir los dedos.

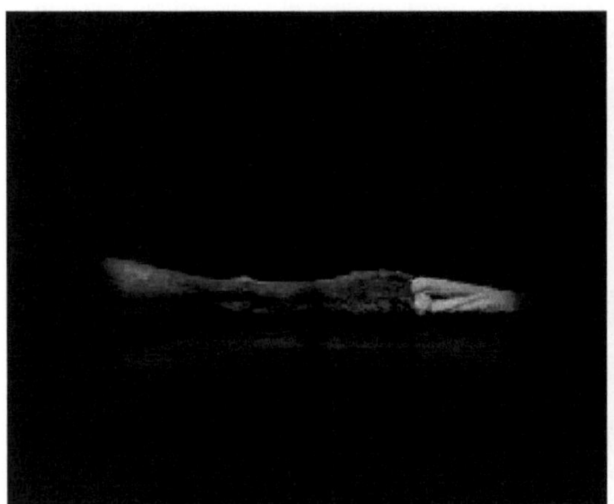

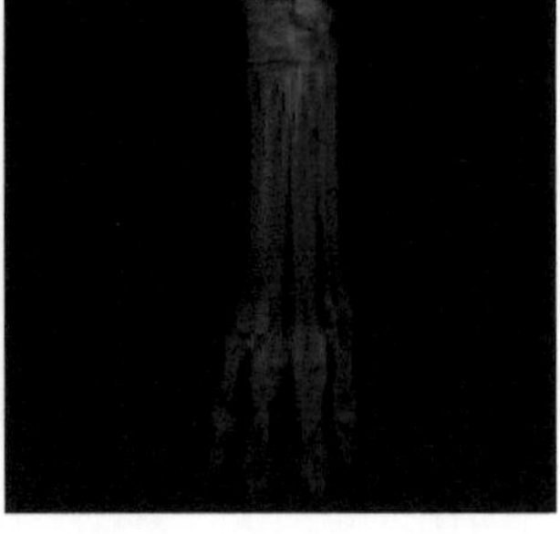

Figura 124.- Posicionamiento para DPI de metatarsos   Figura 125.- Proyección DPI del pie

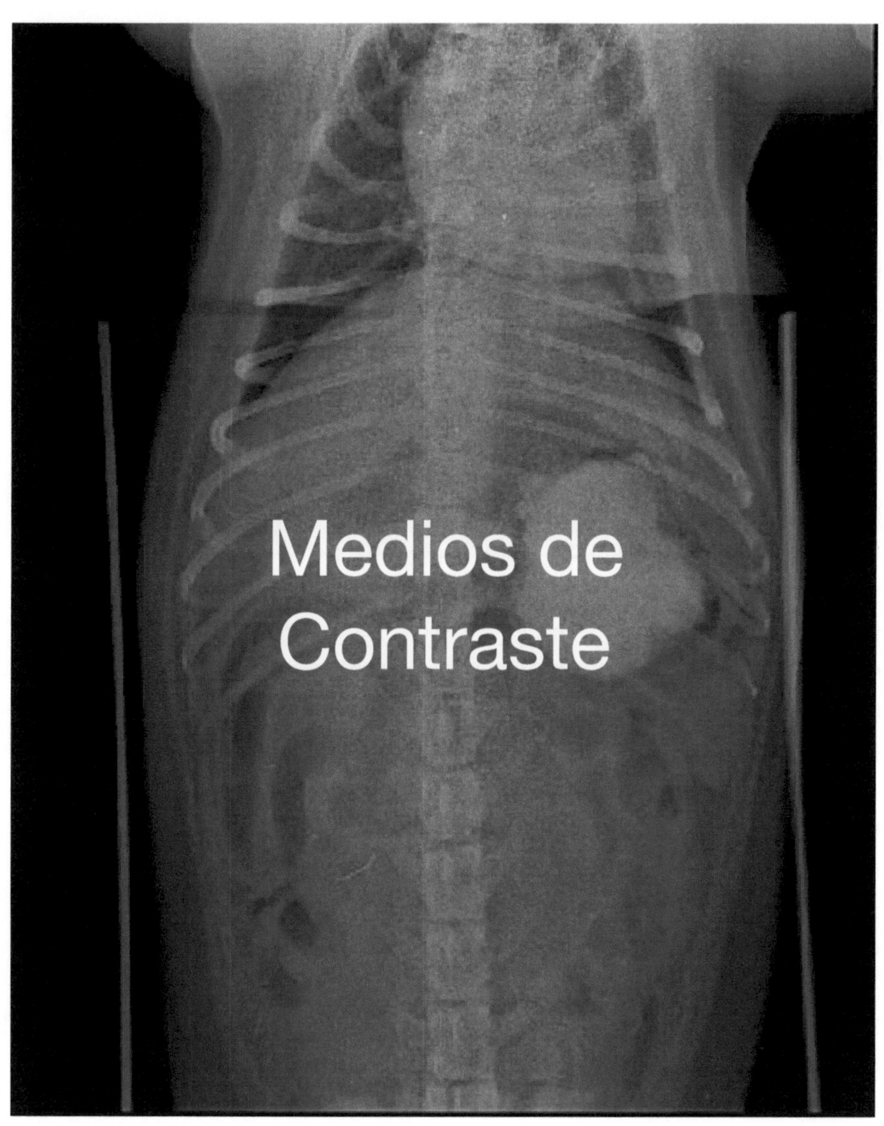Medios de
Contraste

Estudios Especiales Frecuentes en Pequeñas Especies

Los estudios con medio de contraste están indicados para la visualización de lesiones estructúrales o funcionales que no es posible visualizar en una proyección simple, esto se consigue mediante la utilización de elementos radio-opacos con un alto peso atómico (medios positivos) o elementos radio-lúcidos de bajo peso atómico (medios negativos). Este tipo de estudios se realizan de manera programada, lo que permite realizar exámenes complementarios de laboratorio, así como el poder preparar al paciente a través de ayuno de sólidos y/o líquidos y enemas, para vaciar el tracto gastrointestinal, sino por completo, al menos de las zonas de interés.

Tránsito Gastrointestinal

Este tipo de estudios radiológicos requiere de un diagnostico presuntivo en primera instancia, dado que el sistema digestivo corre desde el cuello hasta el ano, y su mayor porción se ubica en la cavidad abdominal, no se puede o no se debe realizar una radiografía del cuerpo entero del paciente. Las indicaciones para este tipo de estudio contrastado del tubo digestivo incluyen algunas de las siguientes: megaesófago (persistencia del cuarto arco aortico derecho, perforaciones del esófago, nódulos esofágicos parasitarios, cuerpos extraños a cualquier nivel, úlceras, intusugcepción, megacolon, entre otras. Dentro de las contraindicaciones podemos mencionar la NO administración de agentes parasimpaticolíticos como el sulfato de atropina, o antiespásmodicos dado que disminuyen la velocidad de tránsito y con ello conducir a malas interpretaciones y/o diagnósticos. Si se tiene la sospecha de ruptura a cualquier nivel, NO debe emplearse sulfato de bario para evitar una peritonitis. Así como también en pacientes con deshidratación modera o severa, no se debe utilizar medios de contraste hiperosmóticos (triyodados), dado que se agravaría esa situación.

Preparación del paciente:

Poner al paciente, siempre que sea posible en ayudo de sólidos por 24 hrs, así como realizar un enema un par de horas antes de realizar el estudio con la finalidad de terminar de limpiar el colon y el recto. En caso necesario, el uso de acepromazina en dosis de 0.05 mg/Kg Pv, como tranquilizante no interfiere con la velocidad de tránsito.

El tipo de substancia de contraste depende del tipo a emplear, existen dos tipos básicamente, el sulfato de bario (BaSO$_4$), que se mezcla con agua y debe darse de manera forzada y los compuestos triyodados, los cuales se mezclan directamente con alimento húmedo de alta palatabilidad, que el paciente ingiere sin problema. La elección de uno u otro depende de lo que se requiera visualizar, el sulfato de bario es excelente para delimitar el contorno parietal, y los compuestos yodados se utilizan como "medio seguro" cuando existe la sospecha de ruptura de pared, porque al entrar en contacto con el peritoneo, es absorbido y eliminado por la orina.

Tabla 6.- Medios de contraste y su dosificación para realizar tránsito gastrointestinal

Medio	Dosis	Vía de administración	Observaciones
Sulfato de Bario	5-12 ml/KgPv*	Oral, enema	No usar en caso de sospecha de ruptura del tubo digestivo
Compuesto iodado	3 cc/KgPv**	Mezclado con alimento húmedo	Velocidad de tránsito mayor que el sulfato de bario
* 20-25% de concentración			
** Solución al 30%			

Proyecciones y tiempos para hacer las radiografías

Recordatorio: Para este tipo de estudio, "deben hacerse siempre" dos proyecciones simples previas a la administración el medio de contraste.

Tabla 7.- Proyecciones para tránsito gastrointestinal

Órgano	Proyecciones	Tiempo	Observaciones
Esófago	LLD, VD Oblicua	Inmediatamente a la administración del medio	Evitar la superposición de las vertebras
Estómago	LLD, LLI, VD, DV	1 minuto	Puede utilizarse la cuarta parte de la dosis e iniciar con las proyecciones
Intestino delgado	LLD, LLI, VD, DV	5, 15, 60 minutos	Marcar las placas con el tiempo
Intestino grueso	LLD, LLI, VD, DV	90, 120 minutos	Marcar las placas con el tiempo

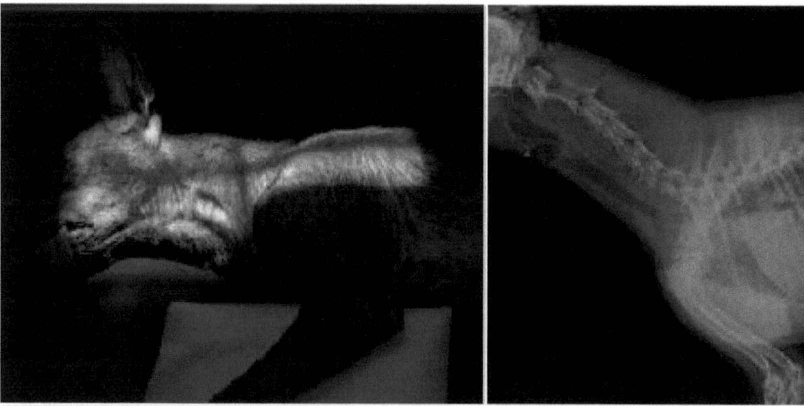

Figura 126.- Posicionamiento para LLD de esófago

Figura 127.- Proyección LLD de esófago

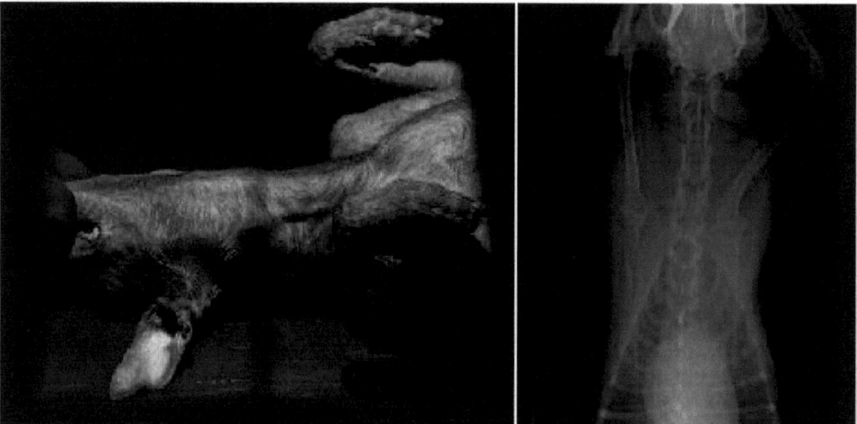

Figura 128.- Posicionamiento para VD oblicua de esófago

Figura 129.- Proyección VD oblicua de esófago

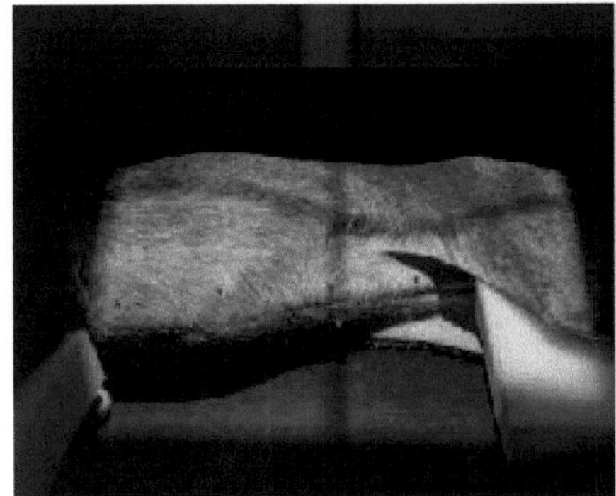

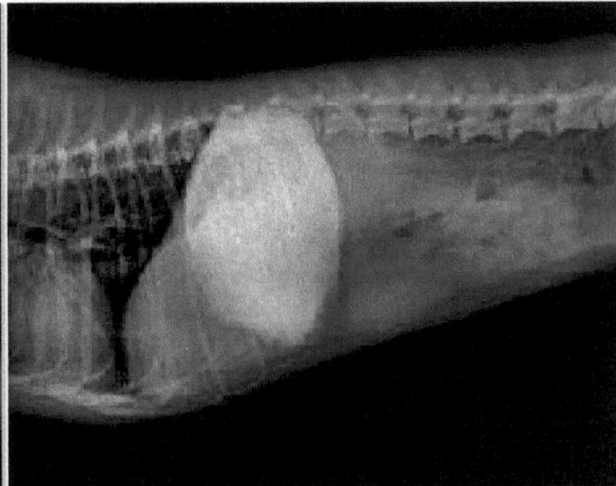

Figura 130.- Posicionamiento para LLD de estómago

Figura 131.- Proyección LLD de estómago a un minuto

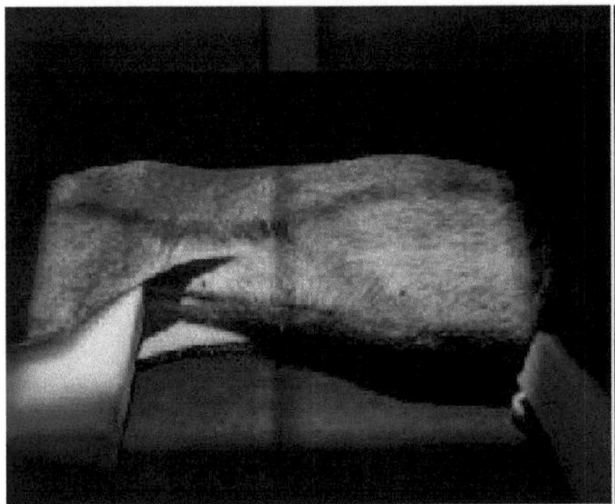

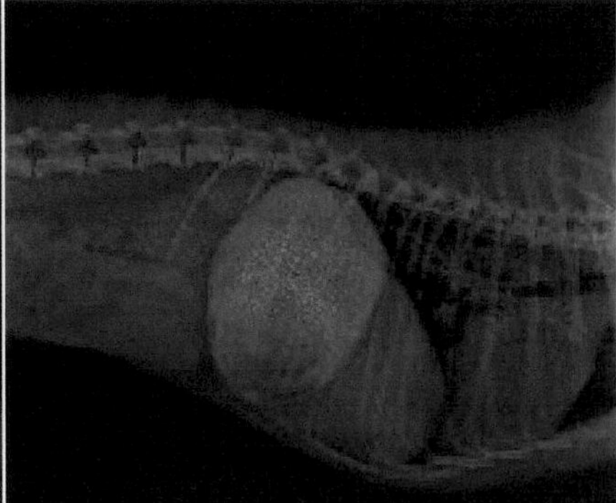

Figura 132.- Posicionamiento para LLI de estómago

Figura 133.- Proyección LLI de estómago a un minuto

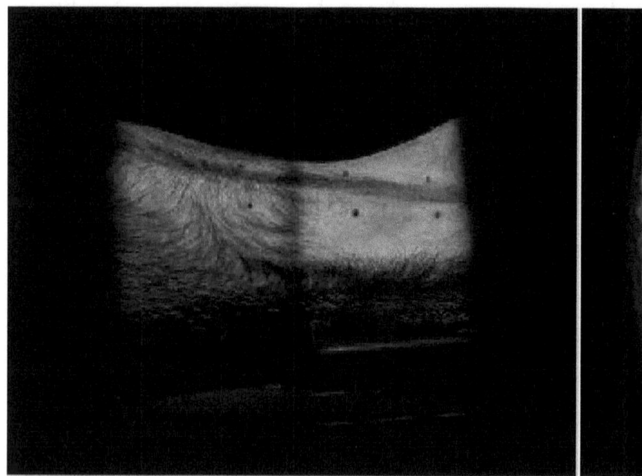

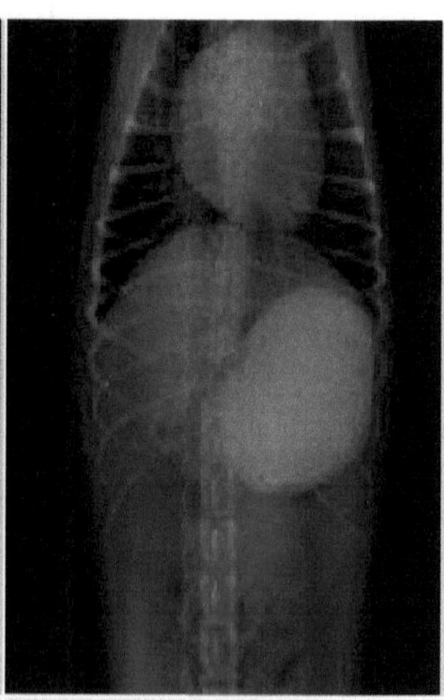

Figura 134.- Posicionamiento para VD de estómago

Figura 135.- Proyección VD de estómago a un minuto

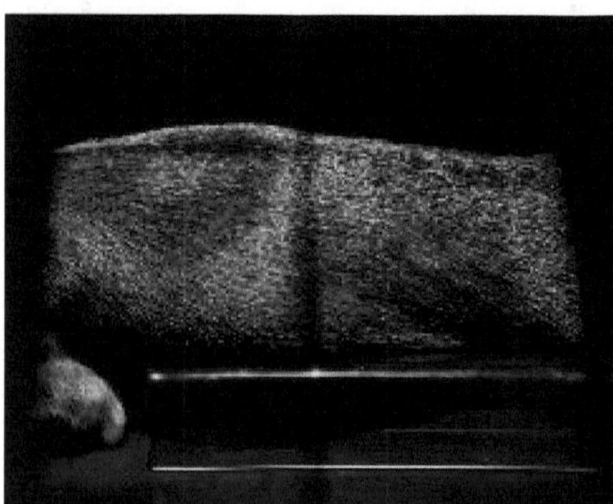

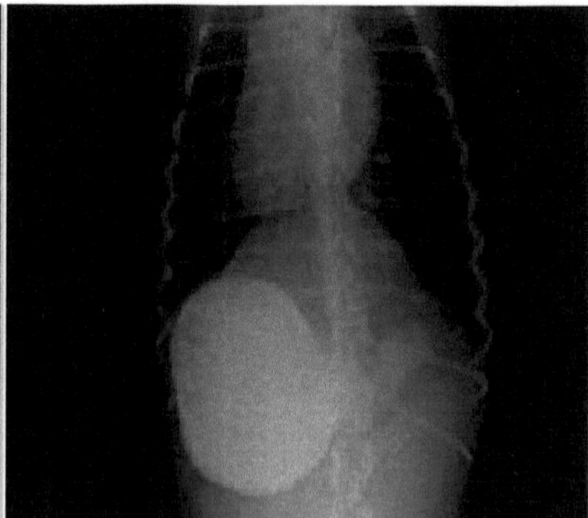

Figura 136.- Posicionamiento para DV de estómago

Figura 137.- Proyección DV de estómago a un minuto

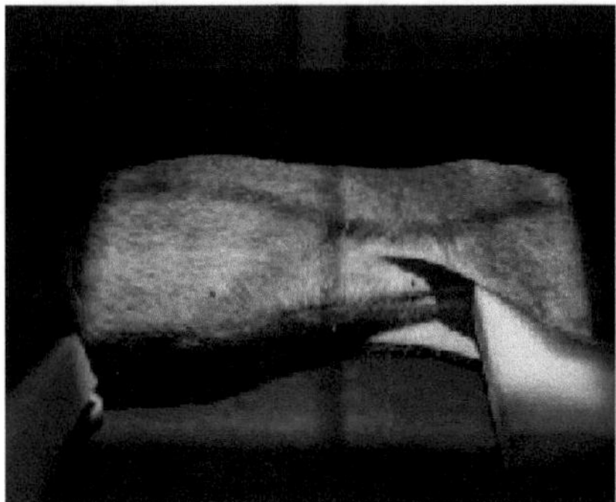
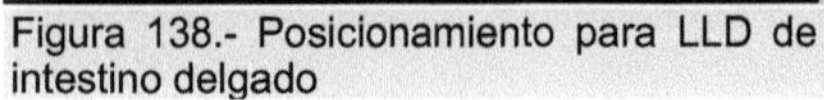
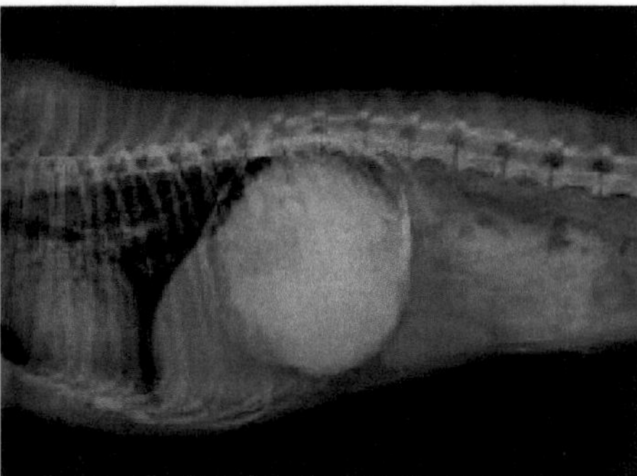

Figura 138.- Posicionamiento para LLD de intestino delgado

Figura 139.- Proyección LLD de intestino delgado a los 5 minutos

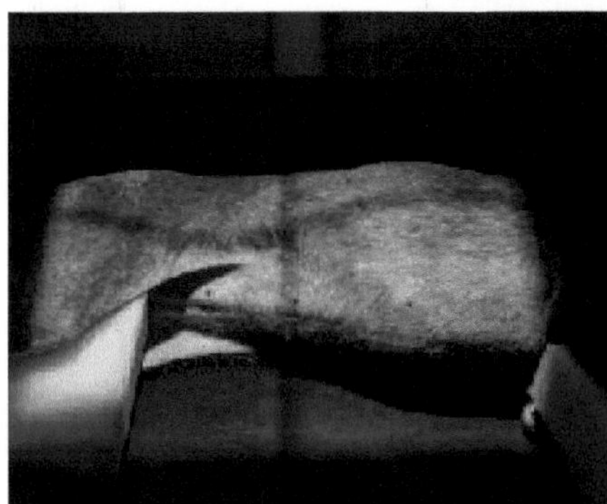
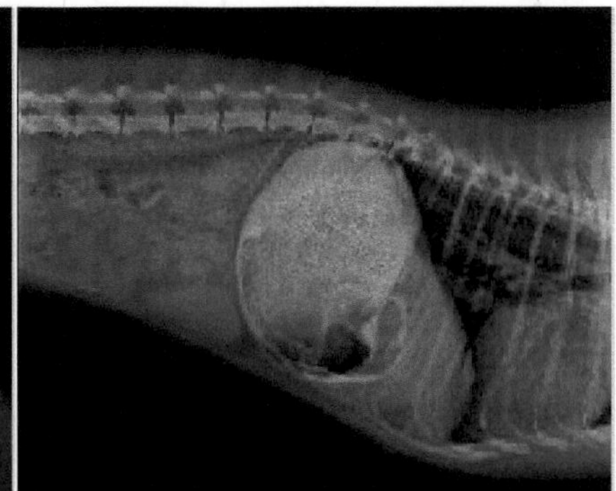

Figura 140.- Posicionamiento para LLI de intestino delgado

Figura 141.- Proyección LLI de intestino delgado a los 5 minutos

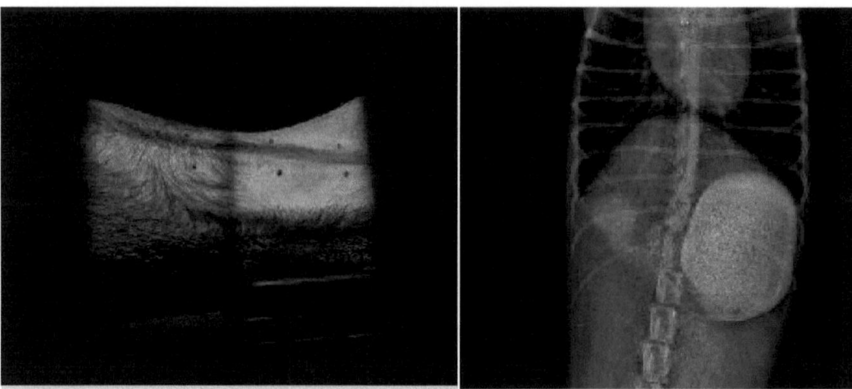

Figura 142.- Posicionamiento para VD de intestino delgado

Figura 143.- Proyección VD de intestino delgado a los 5 minutos

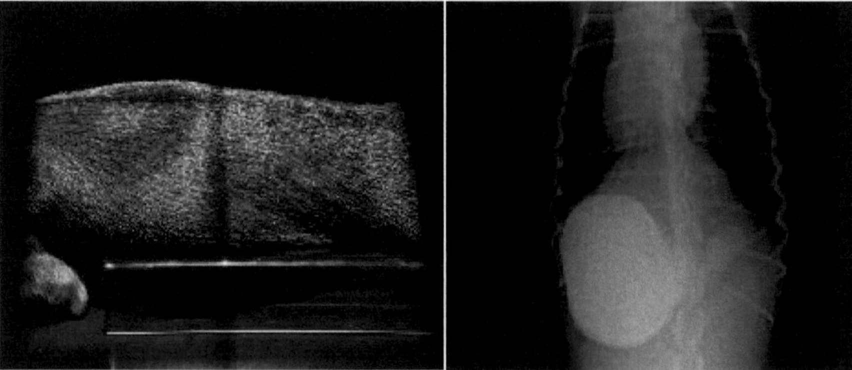

Figura 144.- Posicionamiento para DV de intestino delgado

Figura 145.- Proyección DV de intestino delgado a los 5 minutos

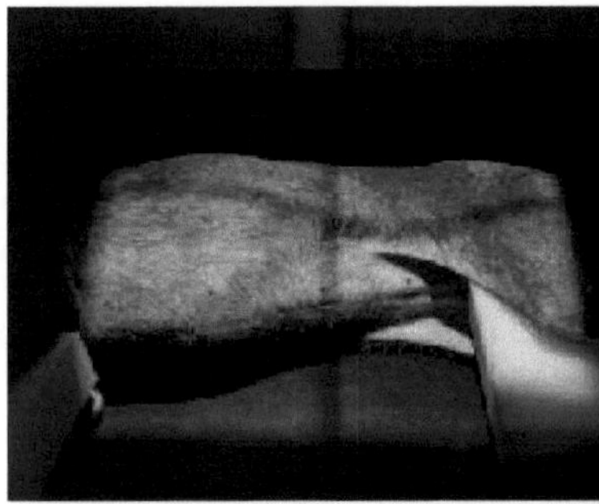 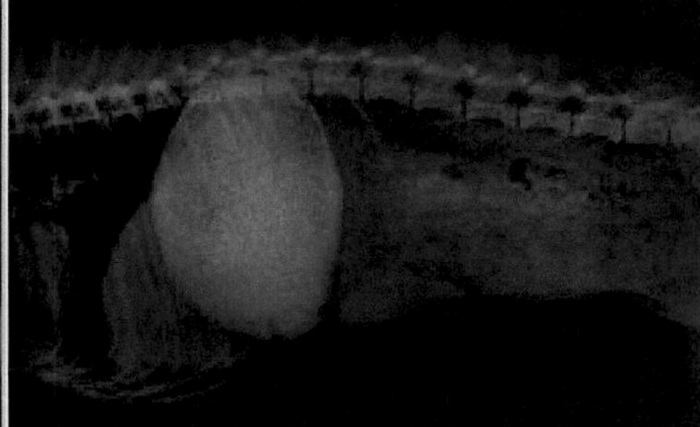

Figura 146.- Posicionamiento para LLD de intestino delgado

Figura 147.- Proyección LLD de intestino delgado a los 15 minutos

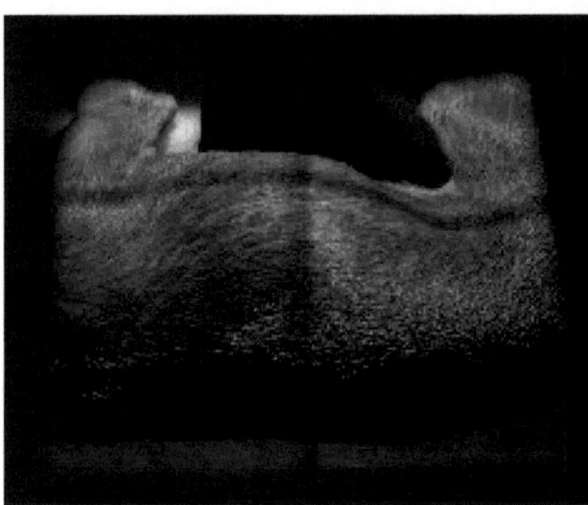 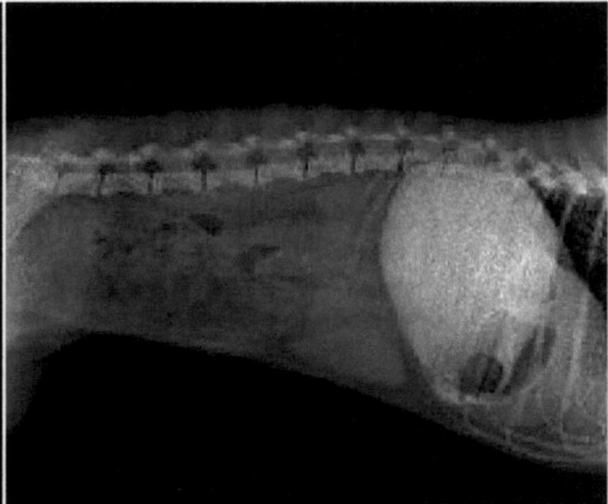

Figura 148.- Posicionamiento para LLI de intestino delgado

Figura 149.- Proyección LLI de intestino delgado a los 15 minutos

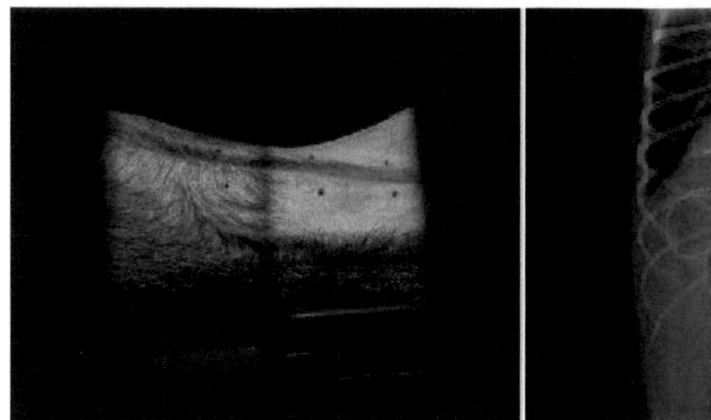

Figura 150.- Posicionamiento para VD de intestino delgado

Figura 151.- Proyección VD de intestino delgado a los 15 minutos

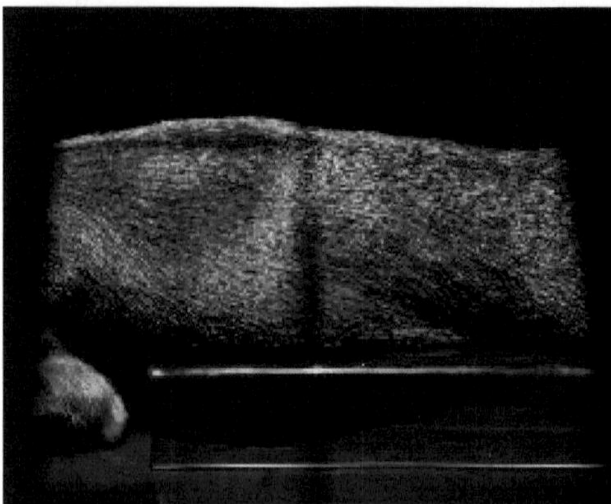

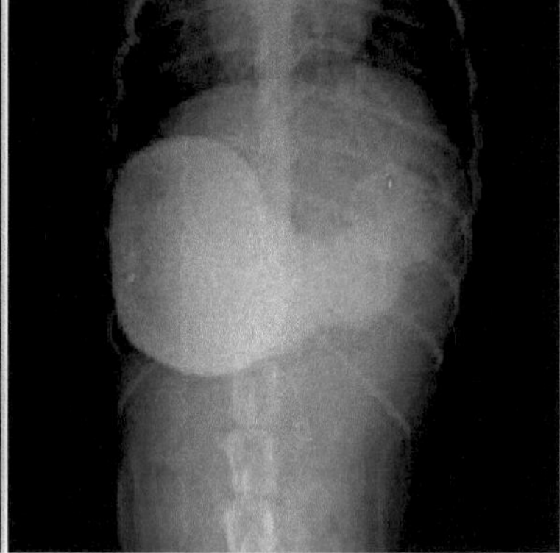

Figura 152.- Posicionamiento para DV de intestino delgado

Figura 153.- Proyección DV de intestino delgado a los 15 minutos

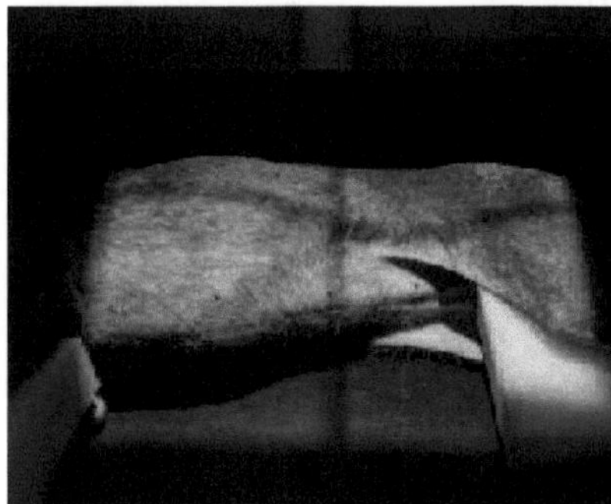

Figura 154.- Posicionamiento para LLD de intestino delgado

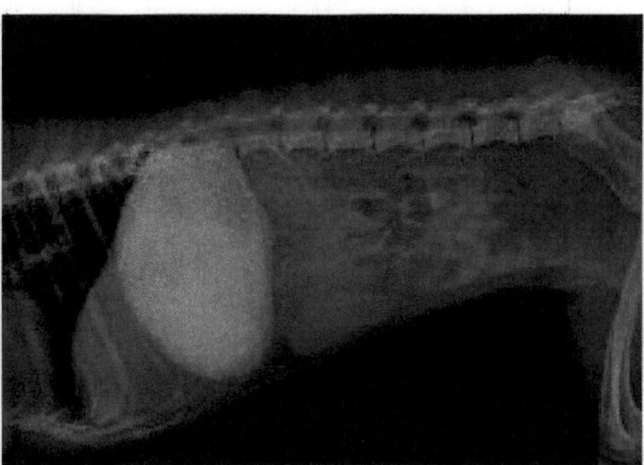

Figura 155.- Proyección LLD de intestino delgado a los 60 minutos

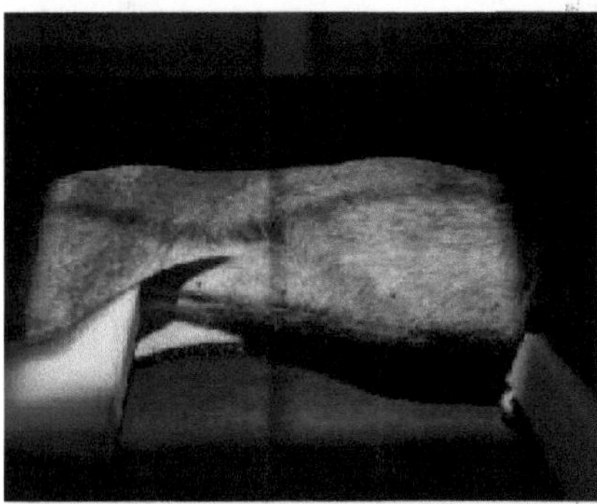

Figura 156.- Posicionamiento para LLI de intestino delgado

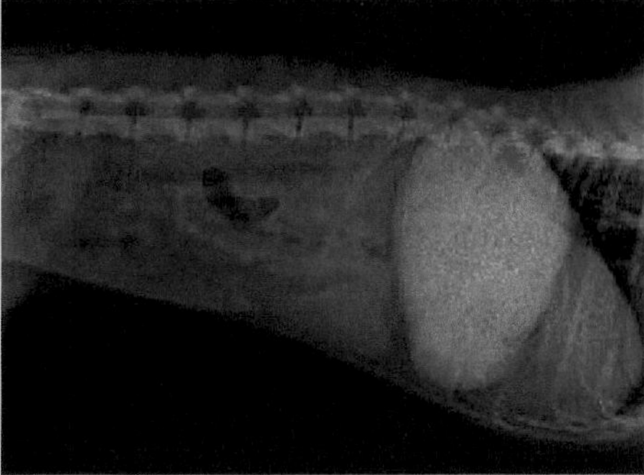

Figura 157.- Proyección LLI de intestino delgado a los 60 minutos

98

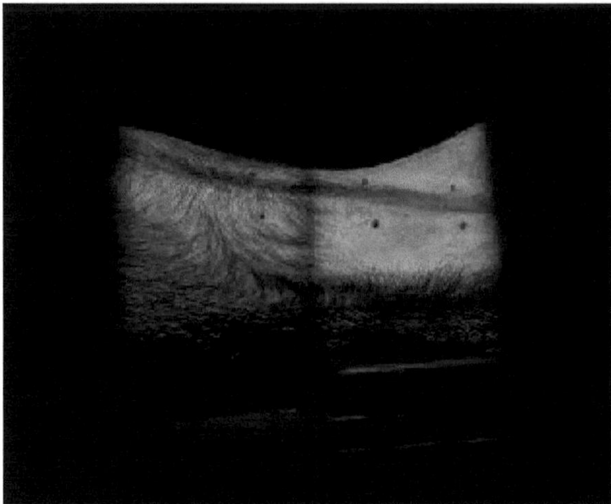

Figura 158.- Posicionamiento para VD de intestino delgado

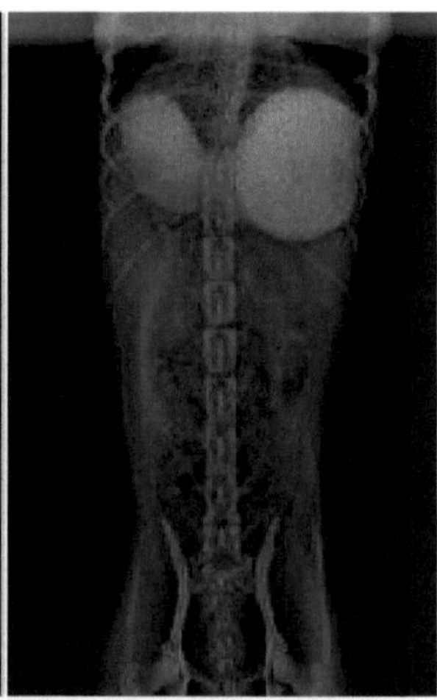

Figura 159.- Proyección VD de intestino delgado a los 60 minutos

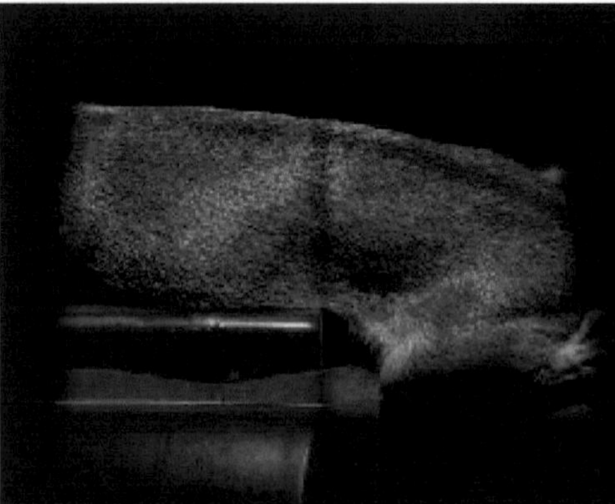

Figura 160.- Posicionamiento para DV de intestino delgado

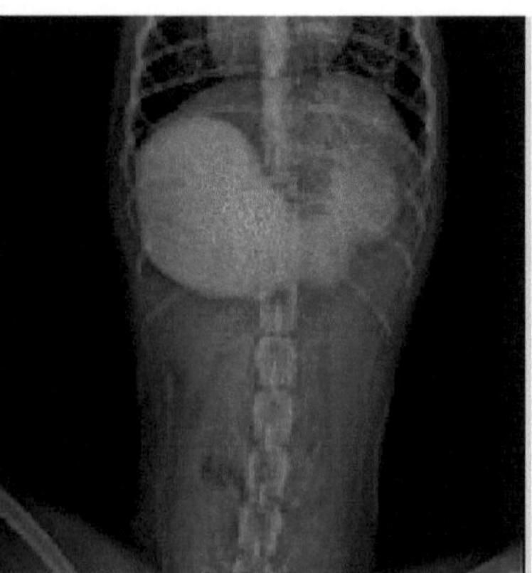

Figura 161.- Proyección DV de intestino delgado a los 60 minutos

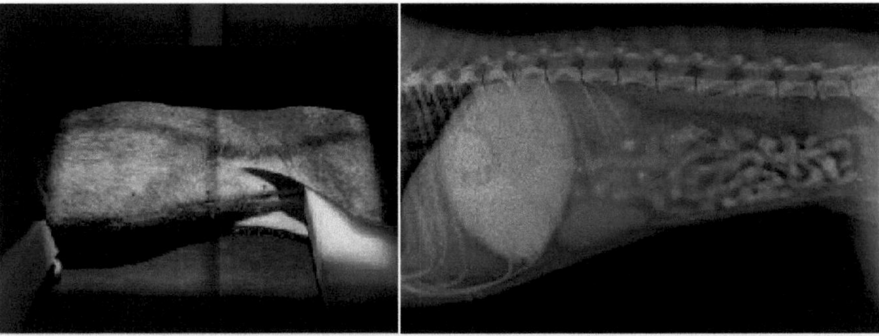

Figura 162.- Posicionamiento para LLD de intestino grueso

Figura 163.- Proyección LLD de intestino grueso a los 90 minutos

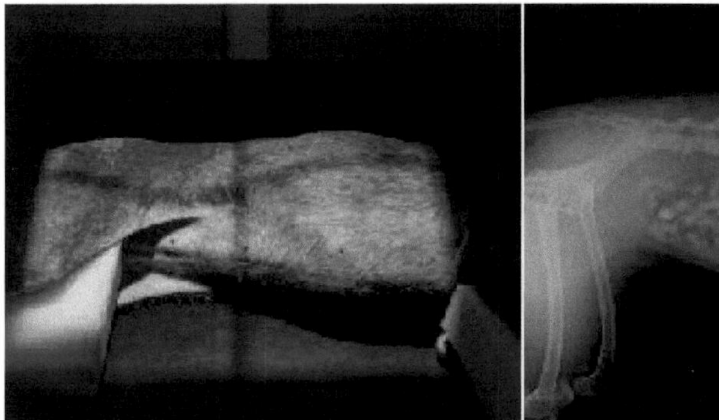

Figura 164.- Posicionamiento para LLI de intestino grueso

Figura 165.- Proyección LLI de intestino grueso a los 90 minutos

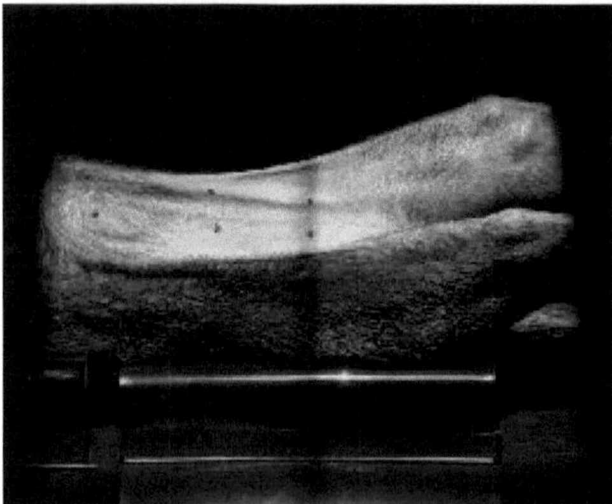

Figura 166.- Posicionamiento para VD de intestino grueso

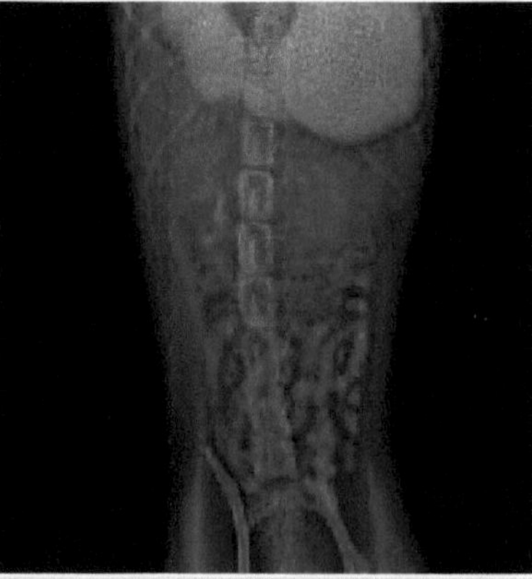

Figura 167.- Proyección VD de intestino grueso a los 90 minutos

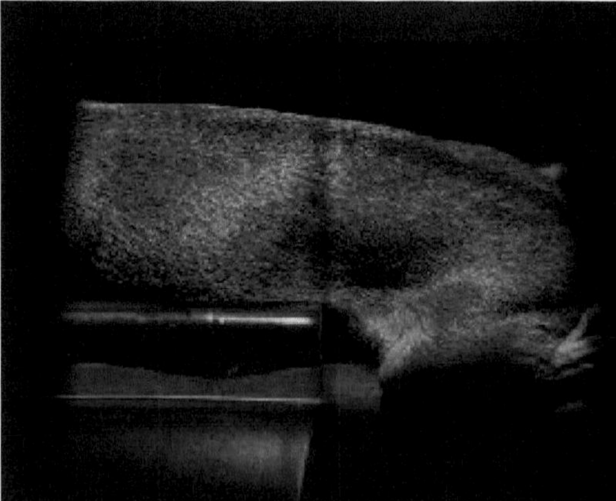

Figura 168.- Posicionamiento para DV de intestino grueso

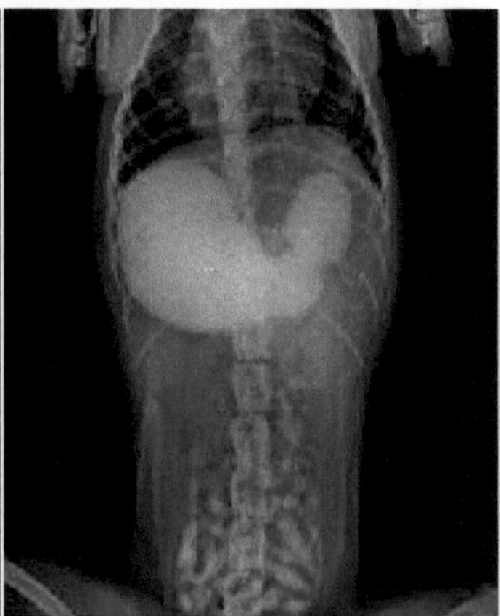

Figura 169.- Proyección DV de intestino grueso a los 90 minutos

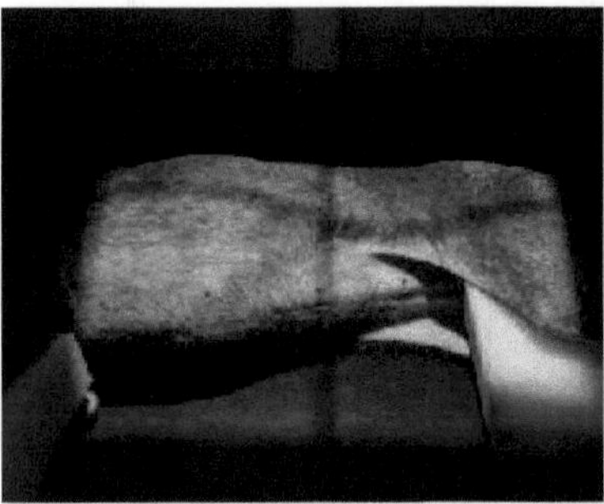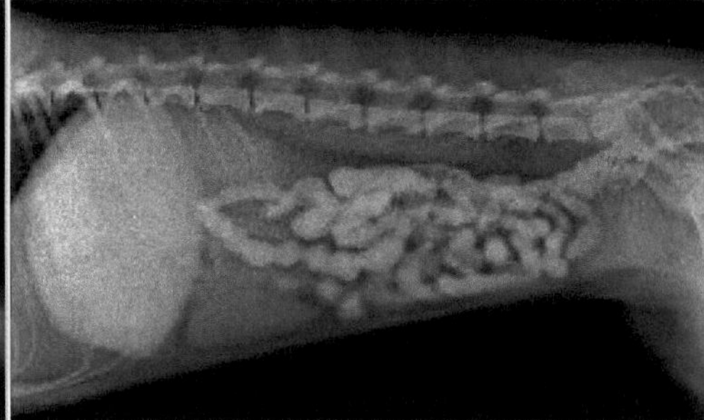

Figura 170.- Posicionamiento para LLD de intestino grueso

Figura 171.- Proyección LLD de intestino grueso a los 120 minutos

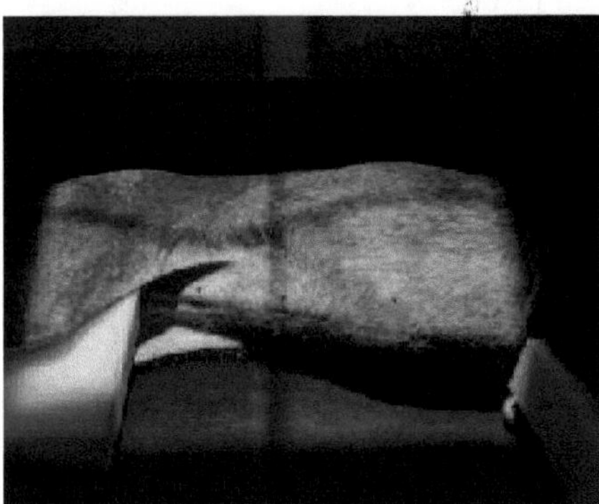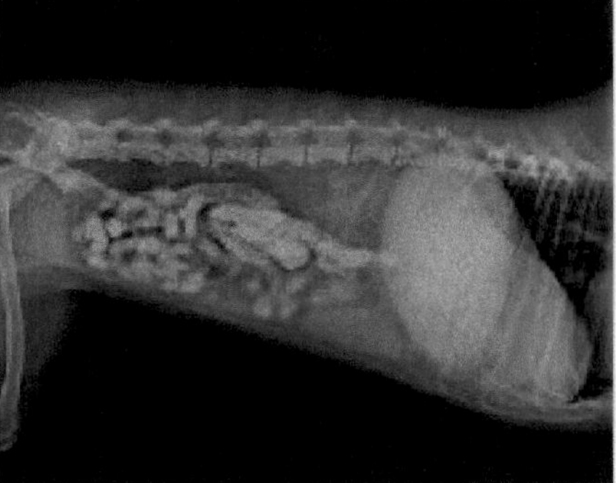

Figura 172.- Posicionamiento para LLI de intestino grueso

Figura 173.- Proyección LLI de intestino grueso a los 120 minutos

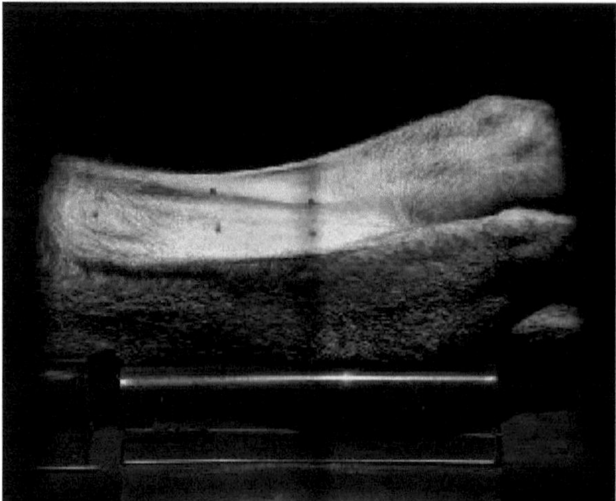

Figura 174.- Posicionamiento para VD de intestino grueso

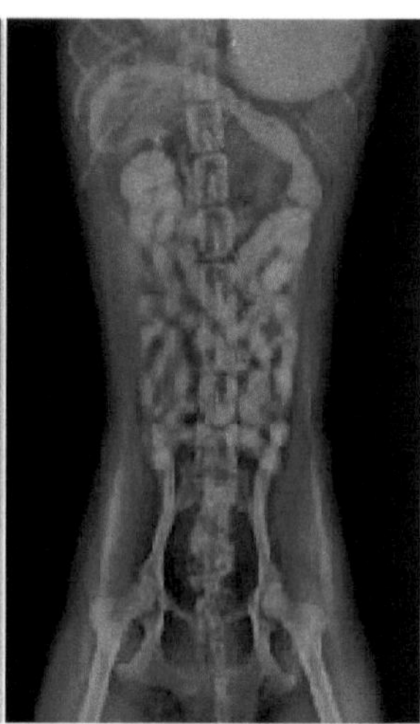

Figura 175.- Proyección VD de intestino grueso a los 120 minutos

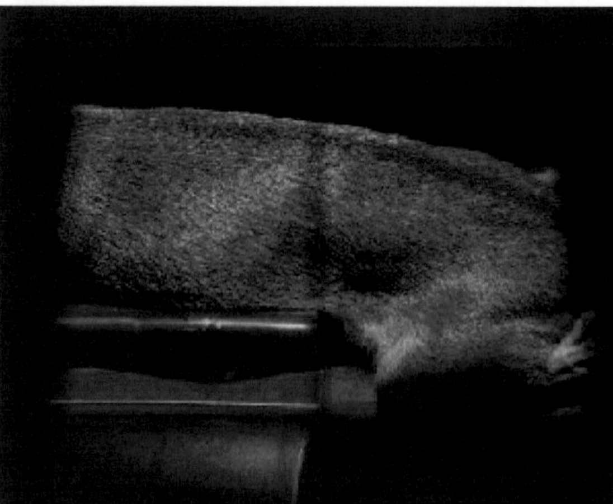

Figura 176.- Posicionamiento para DV de intestino grueso

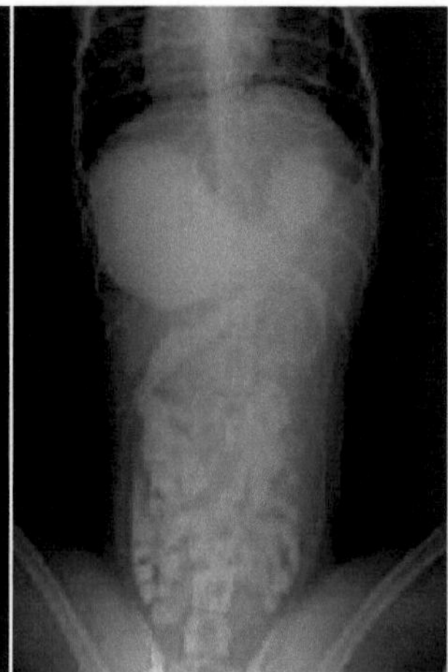

Figura 177.- Proyección DV de intestino grueso a los 120 minutos

Otras técnicas con medios de contraste

Los recientes avances tecnológicos en medicina humana, favorece a la medicina veterinaria de igual forma. Existen en el mercado radiológico las llamadas esferas de polietileno impregnadas de sulfato de bario (BIPS por sus siglas en Inglés). Viene en dos presentaciones, cápsula pequeña que contiene cuatro cápsulas de gelatina con 30 esferas de 1.5mm y 10 esferas de 5mm, la cual esta indicadas para gatos y perros de talla pequeña; y la cápsula grande que es una sola cápsula de gelatina con 10 esferas de 5 mm de diámetro y cápsulas con 30 esferas de 1.5 mm de diámetro. Se utilizan para el diagnóstico de obstrucciones de la luz intestinal y para la detección de problemas de motilidad en el estómago y los intestinos. Las cápsulas pueden ser administradas directamente en la boca del paciente o mezcladas con alimento. A diferencia con el sulfato de bario, las esferas tienen un comportamiento similar al alimento, lo cual favorece el diagnóstico de problemas de motilidad (de acuerdo al fabricante, los tiempos de vaciado normal y el diagnóstico presuntivo determinan los tiempos para la toma de radiografías).

Tabla 8.- Tiempos de vaciado del tubo digestivo

Órgano	Inicial	Total
Estómago	10- 15 min	1-4 horas
Duodeno	15-30 min	30-60 min
Ileon	30-60 min	1-2 hrs
Colon	2-5 hrs	6-7 hrs

Gastrografía con doble contraste

Consiste en la administración simultánea de dos medios de contraste, uno positivo y uno negativo (sulfato de bario y/o compuesto iodado y aire o CO_2), bebida carbonatada (opcional).

Indicaciones

Cuando se requiere observar la arquitectura de la mucosa gástrica o cuerpos extraños radiolúcidos.

Contraindicaciones

No debe realizarse este procedimiento cuando hay sospecha de ruptura de pared o el estómago no este vacío.

Preparación del paciente

Debe prepararse al paciente con 12 hrs de anticipación con una dieta blanda de sólidos, con fibra (psyllium plantago) para ayudar a incrementar el peristaltismo. Debe realizarse el estudio con el paciente bajo anestesia general o una sedación profunda.

Tabla 9.- Medios de contraste y dosificación para gastrografía de doble contraste

Medio	Dosis	Vía de administración	Observaciones
Sulfato de Bario	1-3 ml/KgPv*	Oral	No usar en caso de sospecha de ruptura del tubo digestivo
Compuesto iodado	1-3 ml/KgPv**	Oral	
Aire o CO_2	6-10 ml/KgPv		
Bebida carbonatada	30-90 ml	Oral	Después de la administración del medio de contraste
* 20% de concentración			
** Solución al 15%			

Técnica

Para realizar este tipo de procedimiento se requiere anestesia general, inhalada de preferencia. Con el paciente con vía aérea permeable, se procede a colocar la sonda gástrica (Foley), y se corrobora que el estómago no contenga líquido y se hacen las proyecciones simples (VD, DV, LLD, LLI). Se procede a administrar el medio de contraste iodado, e inmediatamente se administra el aíre, es importante "rolar" al paciente de lado a lado para permitir que el compuesto iodado se impregne en toda la pared estomacal y se hace un nuevo juego de proyecciones (VD, DV, LLD, LLI). Una vez realizadas las radiografías se debe retirar el aire insuflado al estómago.

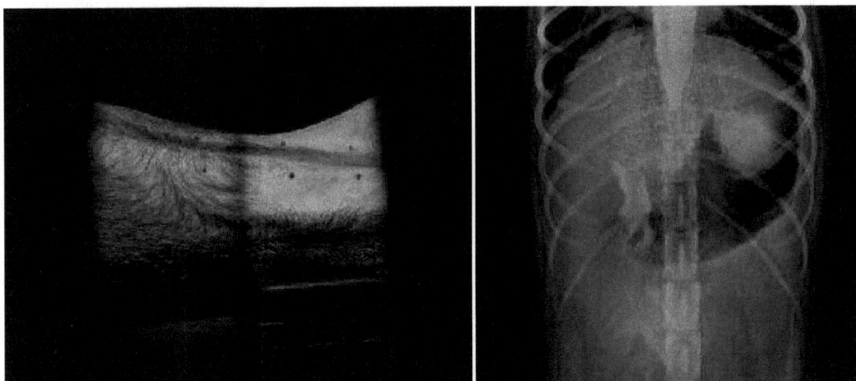

Figura 178.- Posicionamiento para VD de estómago con doble contraste

Figura 179.- Proyección VD de estómago con doble contraste

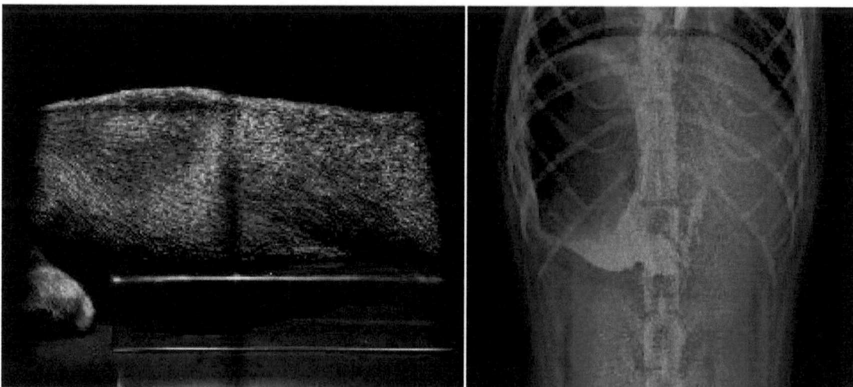

Figura 180.- Posicionamiento para DV de estómago con doble contraste

Figura 181.- Proyección DV de estómago con doble contraste

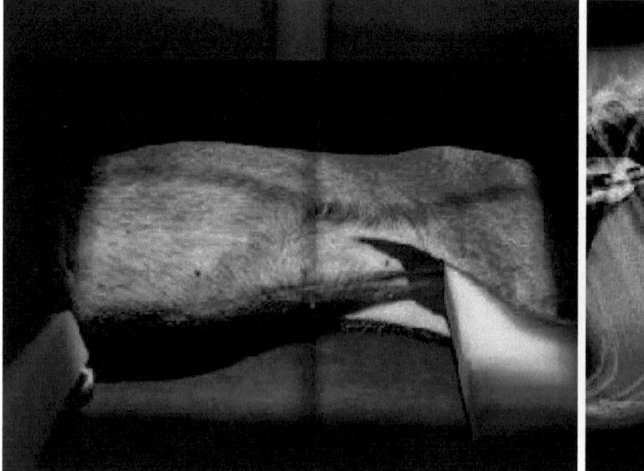

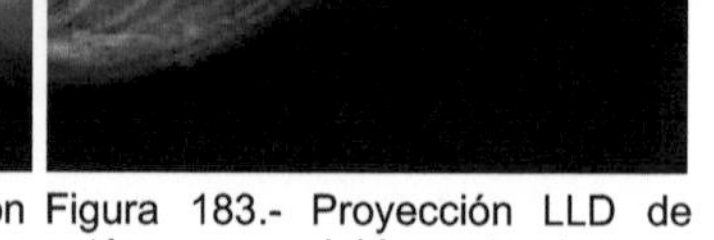

Figura 182.- Posicionamiento para LLD de estómago con doble contraste

Figura 183.- Proyección LLD de estómago con doble contraste

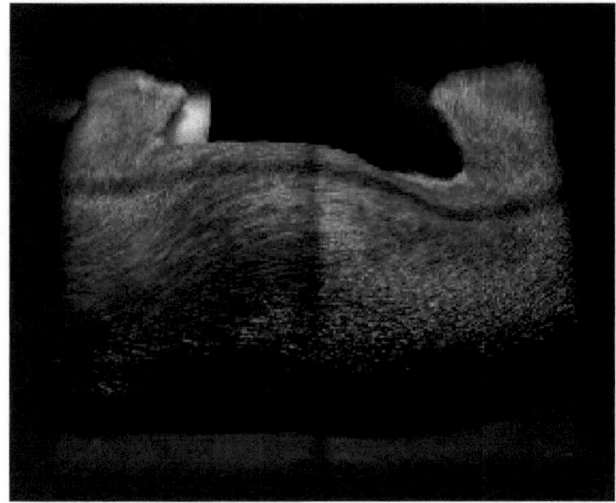 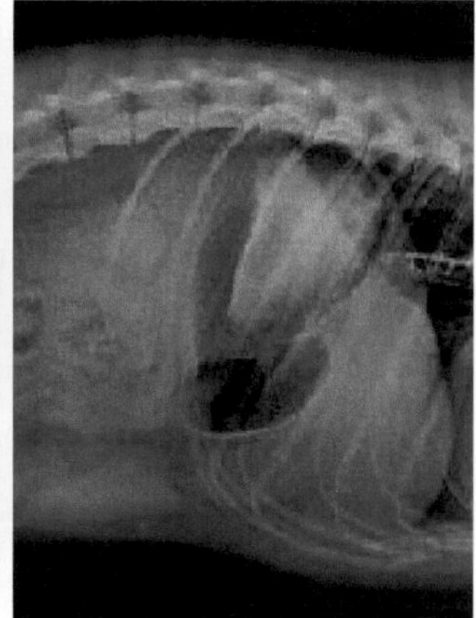

Figura 184.- Posicionamiento para LLI de estómago con doble contraste

Figura 185.- Proyección LLI de estómago con doble contraste

Urografía Excretora

El objetivo de este procedimiento es visualizar las vías urinarias y evaluar su morfología y fisiología. Las indicaciones para este estudio incluyen la sospecha de cambios morfológicos (patológicos) a cualquier nivel del sistema urinario, sospecha de cálculos radio-lúcidos o muy pequeños (arenillas), hidronefrosis, uretero ectópico, masas en las paredes de la vejiga. Las contraindicaciones incluyen a pacientes con deshidratación y con problemas de uremia, por lo que deben ser evaluados antes de someterlos a este procedimiento.

Preparación de paciente:

Se requiere de la limpieza del colon, por lo que deberá programarse con al menos 24 hrs., y realizar un enema y suspender ingesta por al menos 12 hrs de sólidos y 8 hrs., líquidos.

Procedimiento:

Canalizar al paciente con solución de Hartmann (procedimiento normal), debe colocarse un catéter urinario con la finalidad de vaciar la vejiga, dado que el medio de contraste no se diluye en la orina. La posición de paciente debe ser en VD (Ventro-Dorsal), con ayuda de posiciondores a los costados. El colimado debe ir de la región xifoidea cranelamente, hasta la región isquiatica caudalmente. Por lo que debe emplearse un chasis 14 x 17 pulgadas. La dosis del medio de contraste es de 400 mg/kg de peso vivo. Se toma un estudio de control (VD) antes de la administración del medio de contraste (iodado iónico). Existen tres procedimientos para realizar la orografía excretora: 1) Baja dosis y volumen de aplicación rápida en bolo (menor a un minuto) y compresión abdominal. 2) Baja dosis y volumen de aplicación rápida en bolo (menor a un minuto) sin compresión abdominal y 3) Alta dosis y volumen administrado por goteo con compresión abdominal.

Técnica: Con el paciente debidamente posicionado se procede de la siguiente manera.
1) Baja dosis y volumen de aplicación rápida en bolo y compresión abdominal.- Dosis de 425 mg/Kg Pv la cual se aplica en bolo con una velocidad que no supere el

minuto de inicio a fin. Se hacen las radiografías a uno, tres y cinco minutos, la banda para la compresión abdominal se quita a los 10 minutos y se realizan proyecciones VD y se repiten a los 15 minutos.

2) Baja dosis y volumen de aplicación rápida en bolo sin compresión abdominal.- Dosis de 850 mg/Kg Pv que debe administrase rápidamente y obtener la primera radiografía a los 10 segundos de la aplicación, el resto de las radiografías se hacen a los uno, tres y cinco y 15 minutos.

3) Alta dosis y volumen administrado por goteo con compresión abdominal.- Dosis de 1200 mg/Kg Pv tenido la precaución de no exceder la cantidad de 35 gr totales de medio de contraste iodado; el volumen a administrar debe ser diluido en igual volumen de solución glucosada al 5%. Dicha solución debe administrarse en 10 minutos, al término de la infusión se hacen las radiografías a los 10 y 20 minutos.

Radiografía al minuto de administrar el medio de contraste

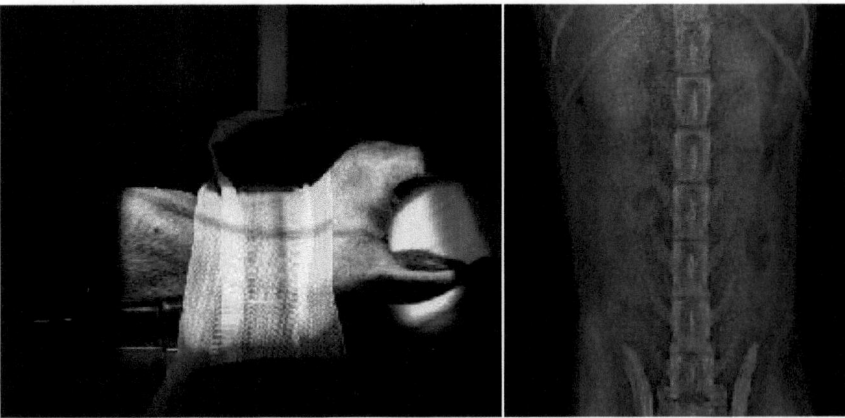

Figura 186.- Posicionamiento para VD de urografía excretora

Figura 187.- Proyección VD de urografía excretora

Radiografía a los tres minutos

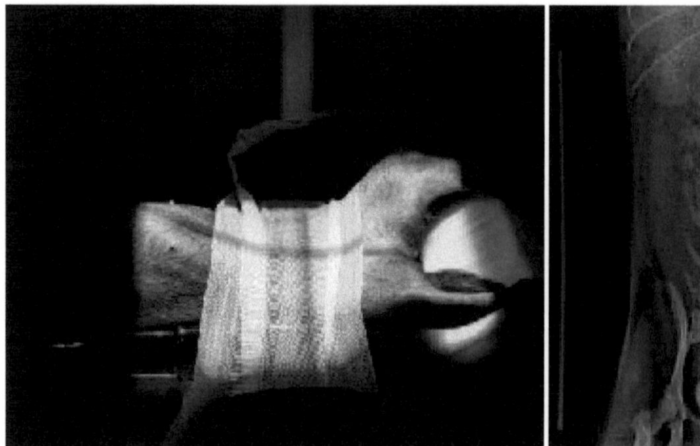

Figura 188.- Posicionamiento para VD de urografía excretora

Figura 189.- Proyección VD de urografía excretora

Radiografía a los cinco minutos

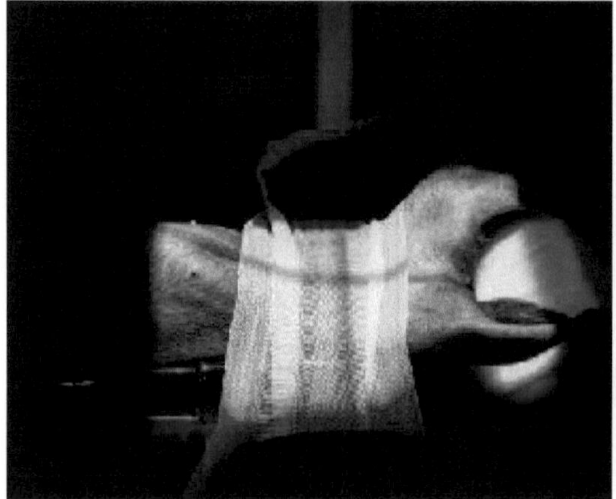
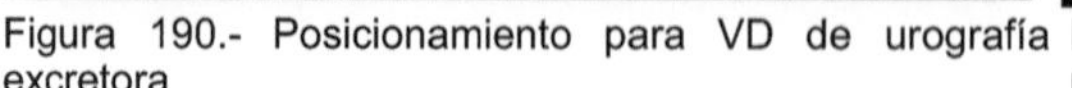
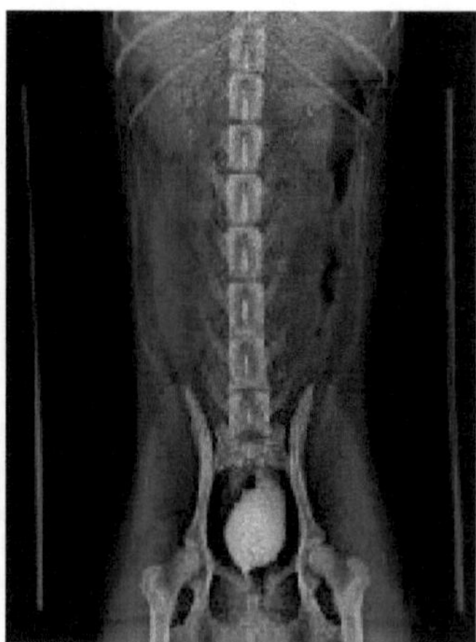

Figura 190.- Posicionamiento para VD de urografía excretora

Figura 191.- Proyección VD de urografía excretora

Radiografías a los 15 minutos de retirar la banda

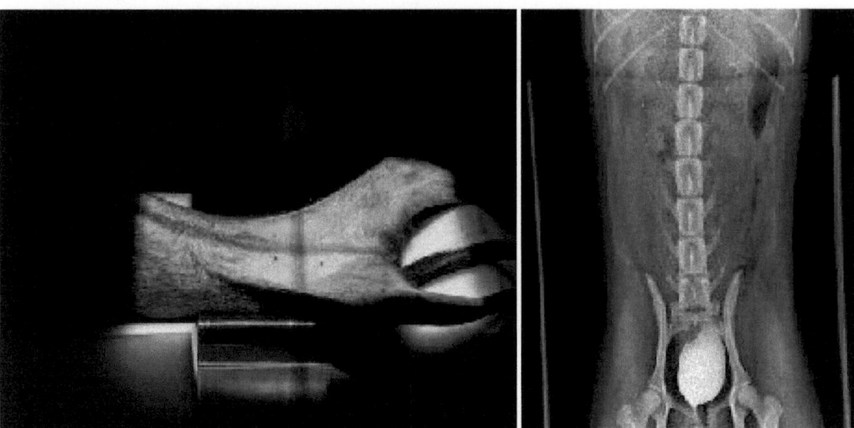

Figura 192.- Posicionamiento para VD de urografía excretora

Figura 193.- Proyección VD de urografía excretora

Cistografía

El objetivo de este procedimiento es evaluar la estructura interna de la vejiga, cuando una radiografía simple no proporciona información de valor diagnóstico. Las indicaciones para este procedimiento son las siguientes: hematuria, urolitos radio-lúcidos, ruptura de vejiga, hernia inguinal y perineal, neoplasias intraluminales, quistes prostáticos. Las contraindicaciones incluyen la atonía de la vejiga.

Preparación del paciente

Debe realizarse un enema para limpiar en lo posible el colon y recto. Posteriormente realizar la cateterización de la vejiga con sonda o catéter de calibre 3 a 10 Frech, colocar una llave de tres vías, la dosis de medio de contraste iodado es de 5 a 10 ml/ Kg, y aire de 3 a 5 ml/kg.

Técnica: Con el paciente en posición en decúbito lateral derecho, y la vejiga cateterizada, se vacía la orina para la administración el medio de contraste y el aire. Se procede a hacer la proyección LLD y posteriormente la VD.

Importante: Una vez finalizado el procedimiento se debe retirar el medio de contraste mediante un lavado con solución inyectable.

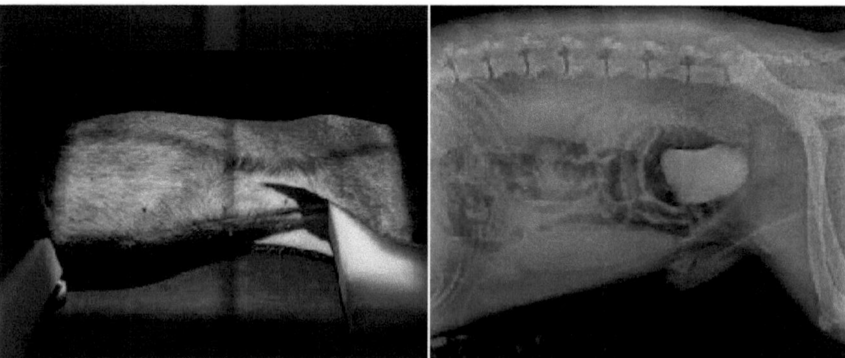

Figura 194.- Posicionamiento para LLD de cistografía

Figura 195.- Proyección LLD de cistografía

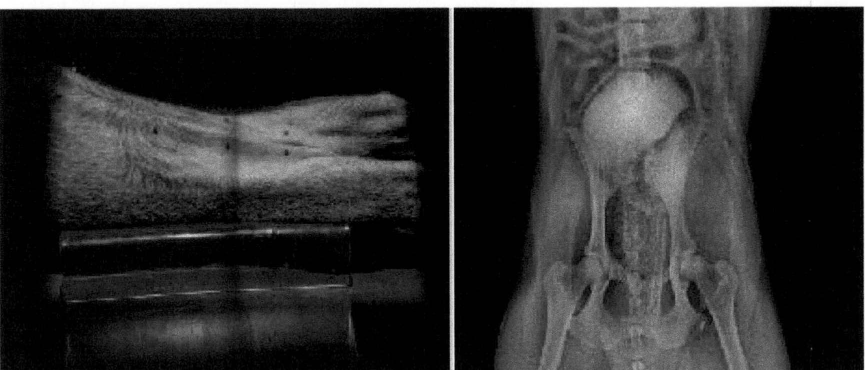

Figura 196.- Posicionamiento para VD de cistografía

Figura 197.- Proyección VD de cistografía

Colon por enema

Cuando se trata de la ultima porción del intestino grueso, existe una mejor técnica para observar la arquitectura y detectar los cambio anatomopatológicos, desde la válvula iliocólica hasta, ciego, colon y recto mediante el doble contraste, positivo y negativo.

Indicaciones

Las siguientes condiciones como úlceras, pólipos, alteraciones de la arquitectura (forma y tamaño), diarrea intermitente, melena, sangre fresca en heces, alteraciones en la defecación, obstrucción, dolor abdominal al tacto.

Contraindicaciones

Perforaciones en algún lugar del intestino grueso, no puede emplearse sulfato de bario, sin embargo, se puede utilizar el compuesto iodado, pacientes muy deshidratados, tampoco puede realizarse este examen antes de cuatro horas de haberse aplicado un enema debido a la espasticidad del colon.

Preparación del paciente

Debe prepararse al paciente con 24 hrs de anticipación con una dieta blanda de sólidos, con fibra (psyllium plantago) para ayudar a incrementar el peristaltismo, supositorios de glicerina, no usar enema con agua jabonosa porque irrita la mucosa. Debe realizarse el estudio con el paciente bajo anestesia general o una sedación profunda.

Tabla 10.- Medios de contraste y dosificación para colon por enema

Medio	Dosis	Vía de administración	Observaciones
Sulfato de Bario	5-30 ml/KgPv*	Enema	No usar en caso de sospecha de ruptura del tubo digestivo
Compuesto iodado	3 ml/KgPv**	Enema	Velocidad de tránsito mayor que el sulfato de bario
* 15-20% de concentración			
** Solución al 15-20%			

Técnica

Con el paciente en posición decúbito lateral izquierdo, se procede a la administración del medio de contraste en la dosis de acuerdo al peso del animal, se hace lentamente. Se hacen proyecciones LLD, LLI y VD y se observa el nivel alcanzado por el medio de contraste el cual debe llegar hasta la válvula iliocólica. Una vez finalizado el procedimiento, debe evacuarse el medio de contraste.

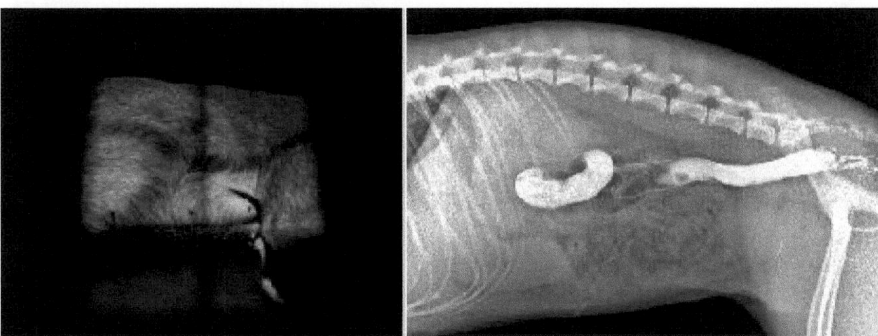

Figura 198.- Posicionamiento para LLD de colon por enema

Figura 199.- Proyección LLD de colon por enema

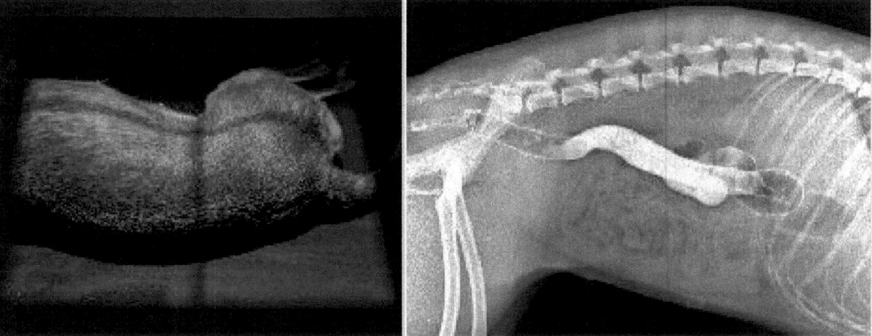

Figura 200.- Posicionamiento para LLI de colon por enema

Figura 201.- Proyección LLI de colon por enema

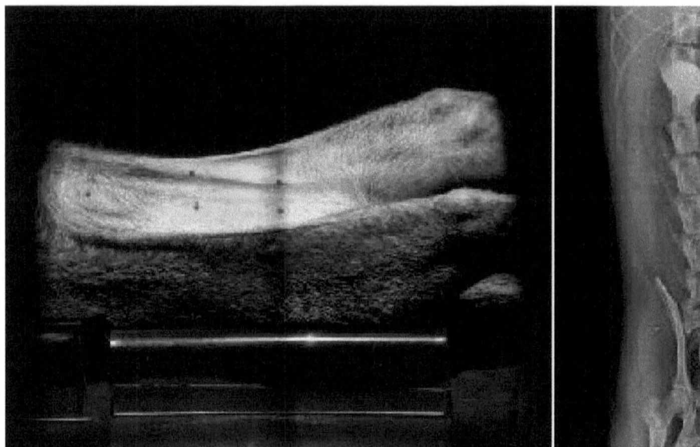

Figura 202.- Posicionamiento para VD de abdomen

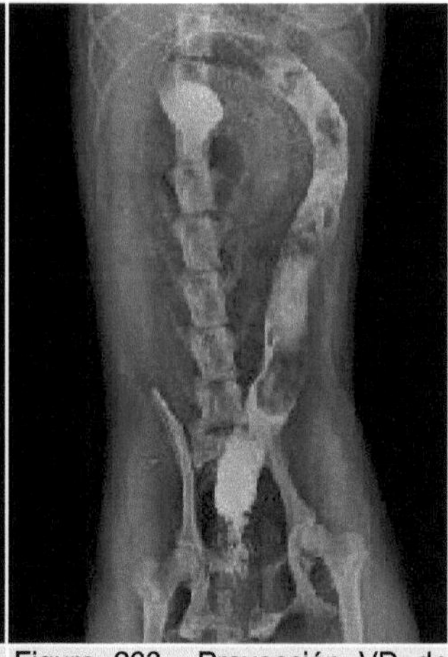

Figura 203.- Proyección VD de colon por enema

Bibliografía

1. Coulson, A., Lewis, N., (2008). An atlas of interpretative radiographic anatomy of the dog and cat. Second edition. Blackpublishing.

2. De Simone, D.H. (2010). Radiología veterinaria. Buenos Aires. Intermédica.

3. Garcia Real, M.I. (2013). Atlas de interpretación radiológica en pequeños animales. Zaragoza. Servet.

4. Getty Robert, Sisson Septimus, Grossman James Daniels (2003) Anatomía de los animales domésticos. España. Editorial MASSON

5. Han Connie M. (2002) Diagnostico práctico por imagen para el técnico veterinario. Zaragoza, España. Editorial Acribia.

6. Han Connie M., Hurd Cheryl D., Kurklis Lisa (1997) Diagnostico por imagen: Guía práctica de radiografia y ecografia. España. Editorial Harcourt Brace

7. Hall, E. J. Radiation protection. (1994) In: Hall E.J., (Ed) Radiology for the radiologist. 4th Ed. Philadelphia. J.B. Lippincott.

8. Health Effects of Exposure of Low-levels of ionizing radiation. BEIR V. Washington D.C., national Academics Press (1990).

9. Liste Burillo, F. (2010). Atlas veterinario de diagnóstico por imagen. Zaragoza. Servet.

10. Mattoon, J., S., Neelis, D., (2018). Small animal imaging, self-assessment color review. CRS Press. Taylor and Francis Group.

11. Mendoza, J., Conceptos básicos de radiología veterinaria. https:// www.passeidireto.com/arquivo/5991634/medicina-veterinaria-conceptos-basicos-de-radiologia-veterinaria-dr-jorge-mendoz

12. Muhlbauer, M., C., Kneller, S., K., (2013). Radiography of the dog and cat: Guide to making and interpreting radiographs. Wiley-Blackwell

13. Novelline Robert A. Squire Lucy Frank. Massot Bibiana Lienas. (1977) Fundamentos de Radiología, Editorial Interamericana

14. NCRP Report N° 107 -Implementation of the principle os As Low As Reasonably Achievable (ALARA) for medical and dental personnel. Bethesda, MD, National Council on Radiation Protection and Measurements, 1990.

15. Singh, A.P., Singh, J. (2017) Veterinary Radiology, basic principles and positioning. CBS Publishers and Distributors.

16.Thrall Donald E. (2009). Tratado de diagnóstico radiológico veterinario. Argentina. Editorial Intermédica. Quinta Edición.

17.Unsueta Galarza, A., Sever Bermejo, J.R. (2008). Posicionamientos radiológicos. Zaragoza. Servet.

18.Velazquez, R. J., L., Radiologia convencional vs radiologia digital en veterinaria. http://congreso.fmvz.unam.mx/pdf/memorias/Ciencias%20Veterinarias/Radiolog%C3%ADa%20convencional%20Vs%20Radiolog%C3%ADa%20digital%20%20L%20José%20Luis%20Velázquez.pdf revisado el 8 de julio de 2020.

19.Widmer, W.R., Shaw, S.M., and Thrall, D.E., Effects of low-level exposure to ionizing radiation: Current concept and concerns for veterinary workers. Vet. Radiol. & Ultrasound 37:227, 1996.

20.https://www.allmedica.cl/app/34-insumos-radiologia revisado el 8 de julio de 2020.

Sección II: Ultrasonido

Introducción

El estudio de los órganos y tejidos internos en la medicina veterinaria, era posible sólo en cadáveres frescos, procedimientos quirúrgicos y, de órganos reproductivos de las grandes especies, a través de palpación rectal, esto cambió con la aparición de la ultrasonografía.

El método diagnóstico no invasivo utilizado en medicina veterinaria para la obtención de imágenes de los tejidos blandos es la ultrasonografía. En combinación con la radiología constituyen una ayuda diagnóstica excelente para el veterinario dado que las imágenes radiológicas muestran tamaño, forma y la posición de los órganos, mientras que el ultrasonido muestra la textura y la dinámica de los tejido en tiempo real. El ultrasonido permite al veterinario obtener información en tiempo real de diversos sistemas corporales sin perturbar sus funciones, y sin exposición a radiación ionizante, por lo que permite su uso tan frecuente como sea necesario, no sólo en los órganos reproductivos de manera aislada, sino también en el seguimiento y documentación de eventos reproductivos completos como la gestación.

Los estudios o exploraciones ultrasonográficas, al ser en tiempo real; requieren de mucha destreza para obtener buenas imágenes, así como de conocimiento de la anatomía normal y anormal, ya que, al contrario de otras técnicas por imagen, se requiere la interpretación al momento en que se esta llevando a cabo el estudio.

El uso de la ultrasonografía en la clínica veterinaria de pequeñas especies es de gran valor, permite la realización de un sin número de procedimientos como por ejemplo biopsias guiadas, que elimina la necesidad de realizar una laparotomía al dirigir el instrumento (aguja fina) desde el exterior, hasta el lugar exacto de la lesión.

Antecedentes

En el año 1880, físico francés Pierre Curie descubre el efecto piezoeléctrico, que marca el inicio de la ultrasonografía. Jacques y Pierre Curie en 1881, publican los resultados de la aplicación de un campo eléctrico alternante a cristales de cuarzo y turmalina, los cuales produjeron ondas sonoras de muy alta frecuencia. El silbato de Galton aparece en 1883, el cual se usaba para controlar perros a través del sonido inaudible para los humanos. Durante la segunda guerra mundial (1939 a 1945), el ultrasonido es aplicado en forma de SONAR (*Sound Navigation and Ranging*, por sus siglas en Inglés), para la detección de barcos, submarinos y aviones de guerra. El empleo del ultrasonido en medicina se da en la primera mitad del siglo XX. En el año de 1940, Firestone desarrolla un refrectoscopio, el cual producía pulsos cortos de energía que eran detectados al ser reflejados por grietas y fracturas. El neurólogo austriaco Dussik, en 1942, detecta los ventrículos cerebrales cuando utiliza la ecografía. La utilidad diagnóstica en medicina humana se establece en la década de 1960, sin embargo, en medicina veterinaria (en pequeñas especies) se utilizó hasta la década de 1980. El recuento de fetos en ovejas durante la segunda mitad de la gestación se realiza en 1969, por Stouffer y colaboradores, mediante el empleo de la ecografía. Las pequeñas especies (perros y gatos), fueron las últimas en quienes se utilizó de manera diagnóstica, a finales de la década de 1980. La vía transrectal se emplea en el manejo diagnóstico y tratamiento de los procesos reproductivos de las yeguas y vacas a partir de 1984. Gracias al desarrollo de empresas de alta tecnología, se populariza el uso en grandes especies, en cerdas, ovejas, cabras e incluso en animales exóticos.

¿Qué es el ultrasonido?

Los ultrasonidos son vibraciones de la misma naturaleza que los sonidos, sin embargo no son escuchados por el oído humano debido a su alta frecuencia que oscila en el rango de 1 a 10 MHz; el sonido audible para el humano están en el rango de 20 a 20,000 Hz. El ultrasonidos no se puede propagar en el vacío y su transmisión es pobre a través de gas o aire, lo que implica que la distancia, entre el transductor y el paciente, deba ser mínima para poder establecer un puente entre ambos. La reflexión del sonido que es transmitido a través de un medio y choca contra otro de diferente densidad, produce ecos que regresan a la fuente, siendo este fenómeno físico el fundamento de la ecografía. Este proceso se conoce como "pulso-eco", el sonido se produce en el transductor en forma de pulsos intermitentes que regresan al transductor desde los tejidos después de cada pulso, estos ecos forman la imagen cuando son recogidos en el transductor, El equipo de ultrasonido consta de dos partes principales, la primera, es el componente electrónico generador y receptor de impulsos eléctricos, que tiene como función amplificar y transformar los pulsos para presentar una imagen bidimensional; la segunda parte, es el transductor, formado por un cristal de cuarzo situado en un campo eléctrico, el cual vibra y emite ondas ultrasónicas cuando es estimulado por una corriente eléctrica.

El diagnóstico por ultrasonido consta de tres partes:

- Formación de la onda ultrasónica
- Comportamiento del haz de ultrasonidos a su paso por los tejidos
- Captación de los ultrasonidos reflejados

Formación de la onda ultrasónica

El pulso de ultrasonido se produce por el efecto piezoeléctrico, en donde los cristales, situados en el transductor vibran cuando son estimulados por una corriente eléctrica de alto voltaje (el grado de vibración depende del voltaje aplicado). Este cristal transforma la señal eléctrica en una onda acústica, este fenómeno es conocido como transducción. La respuesta acústica se transforma a través del cristal en una señal eléctrica la cual es captada por la computadora y transformada en una imagen. La longitud de onda, frecuencia y velocidad clasifica a la onda ultrasónica. La longitud de onda se define como la distancia que recorre una onda sonora en un ciclo, que se expresa en milímetros. Las ondas del ultrasonido son similares a las ondas audibles, sin embargo los ultrasonidos poseen una longitud de onda más corta; estos viajan a través de los tejidos y forman ondas longitudinales, las cuales consisten en refracciones y compresiones; las áreas de compresión provocan que las moléculas se unan unas a las otras y, las de refracción provocan que se separen, por lo que podemos decir que la longitud de onda es la distancia existente entre una banda de compresión o refracción y la siguiente. La frecuencia a la que viaja el sonido se conoce como velocidad; la cual es determinada por la densidad física y la rigidez del medio transmisor. La velocidad se define como el tiempo que viaja un sonido por un determinado medio, siendo el promedio de 1,540m/seg. Es superior en medios sólidos, inferior en líquidos y muy reducido en gases, dado que en el gas las moléculas se encuentran muy alejadas unas de otras lo que ocasiona que las ondas sonoras viajen a mayor lentitud. La física dice que a una velocidad constante, la frecuencia y la longitud de onda tienen una relación inversamente proporcional, a medida que aumenta la frecuencia, la longitud de onda disminuye y viceversa. Un ciclo es representado mediante el dibujo de la trayectoria de una onda entre dos puntos homólogos, en este esquema, el tiempo en que se completa un ciclo o en el que recorre una onda representa el período, que es medido en segundos. La amplitud se define como la distancia máxima de separación de un punto del ciclo en relación con la posición de equilibrio. La intensidad se define como la cantidad de energía que atraviesa una unidad de superficie en la unidad de tiempo, la cual está relacionada con el área sobre la que actúa la fuerza. La frecuencia se define cómo el número de veces que se repite una onda por segundo. Una onda o ciclo, se presenta cuando la presión empieza con un valor normal, aumenta a una presión alta, para posteriormente pasar a una presión baja y regresar al valor normal de inicio; por lo que definimos al ciclo, como la combinación de la compresión (representado por una presión alta) y refracción (representado por una presión baja) consecutiva. El tipo de cristal está directamente relacionado con la frecuencia de vibración de las ondas ultrasonoras. La frecuencia de resonancia del cristal depende de su grosor, por lo tanto, la frecuencia de emisión y la longitud de onda son proporcionales.

A medida que el ultrasonido se mueve a través de los tejidos, pierde intensidad, lo que significa que se va atenuando; esta atenuación es producida por dispersión o absorción de los mismos. La dispersión entonces, es producida cuando el sonido se refleja en muchas direcciones a partir de diferentes interfases (tejidos), la absorción entonces, es secundaria a la fricción molecular la cual genera calor y perdida de energía, este proceso es progresivo, provocando la absorción de toda la onda de sonido. Por lo que el grado de atenuación depende directamente de la frecuencia emitida desde el transductor. La atenuación entonces, limita la profundidad de exploración sobre un tejido, por lo que untrasnductor que emite un sonido de alta frecuencia es atenuado más rápido que un sonido emitido por un transductor de baja frecuencia. Una interfase acústica se define como la diferencia de densidad existente entre dos medios. Por lo tanto, la interfase acústica se define como la capacidad del tejido vivo de resistir o impedir la propagación del sonido a través de él, la cual varía entre los diferentes tejidos, dependiendo básicamente de su densidad y su elasticidad en cada uno. El transductor emite el ultrasonido que es propagado por los tejidos (su velocidad de propagación es independiente de su frecuencia, sin embargo es dependiente de las características del tejido). El haz de ultrasonido es emitido por los cristales piezoeléctricos que al percibir el reflejo de un haz de ultrasonidos, emiten un impulso eléctrico, este impulso se emite durante breves pausas y, durante el reposo, se captan los impulsos ultrasónicos reflejados los cuales son llamados ecos. Los ultrasonidos al regresar tropiezan con los cristales, a los que deforman, produciendo de esta manera una energía mecánica, dicha energía mecánica es convertida entonces en una señal eléctrica, la cual es proporcional a la intensidad del eco, esta señal se interpreta en la computadora como variaciones en el registro de brillos del monitor. El transductor no emite continuamente ultrasonidos por que resultaría imposible interpretar las señales que regresan, esto significa que debe utilizarse un sistema de ecos pulsados para que las reflexiones sean recibidas antes de emitir el siguiente pulso, la frecuencia del pulso es regida por la velocidad del ultrasonido a través del tejido y por el tiempo necesario para recorrer la distancia de ida y regreso. Para la propagación de las ondas sonoras es necesario que el medio sea capaz de transmitir la energía recibida de una partícula a otra. El cuadro 1 muestra la velocidad de propagación del sonido en los diferentes tejidos.

Medios	T (°C)	Frecuencia (MHz)	Velocidad (m/S)	Densidad kg/m³	Impedancia acústica (kg/m² x s)
Aire	0		331	1.2	413
Agua	25		1.497	0.957*103	1.49*106
Solución de NaCl	25	15	1.504	1.005*103	1.51*106
Tejido adiposo	24	1.8	1.476	0.928*103	1.37*106
Tejido sin hueso	37	2.5	1.490-1.610	1.080*103	1.58-1.7*106
Tejido cerebral	24	2	1.521	1.040*103	1.58*106
Tejido muscular	24	1.8	1.568	1.058*103	1.66*106
Tejido hepático	24	1.8	1.570	1.055*103	1.66*106
Tejido óseo		0.6	3.360	1.850*103	1.66*106

Interacción del tejido con el ultrasonido

El acoplamiento entre el transductor y la piel provoca que las vibraciones generadas sean transmitidas a los tejidos subcutáneos como ondas de alta y baja presión. Los pulsos propagados a través de los tejidos son parcialmente reflejados y vuelven al transductor, entonces, el cristal vibra por el ultrasonido, esto produce un cambio de voltaje. La generación de la imagen en el monitor, se forma por la interpretación de las señales producidas por los ecos que regresan, los cuales poseen cierta fuerza de onda, que obedece a la impedancia acústica de los tejidos atravesados, del ángulo con el que entran en contacto el ultrasonido y el tejido, así como de la distancia recorrida. La dispersión es producida cuando la onda del ultrasonido atraviesa objetos muy pequeños o interfases irregulares y se pierde energía. La reflexión se presenta cuando la onda no penetra los tejidos. La histieresis es un mecanismo que se produce con la absorción del ultrasonido por los tejidos que recorre a su paso; las fuerzas de comprensión y relajación de la onda de ultrasonidos en este mecanismo, son transmitidas con deficiencias la cual se debe a la fricción, lo que ocasiona que la onda quede desfasada.

Obtención de la imagen

A partir del transductor de exploración (memoria de configuración del sistema) y la computadora que procesa el ultrasonido reflejado de una forma adecuada para su presentación en el monitor es como se forma la imagen. Las posiciones de los ecos se representan como un punto en la pantalla de manera exacta y se genera la imagen bidimensional. En la pantalla se representa cada punto como resultado de su eco, y su brillo es proporcional a la energía recibida. La representación estructural del objeto esta representada por   el conjunto de esos puntos. Esta imagen representa una copia bidimensional del corte anatómico de la región explorada. El microprocesador calcula la profundidad de los tejidos dependiendo del retraso con el que regresan los rayos ultrasónicos después de la reflexión en alguna interfaz, para generar la imagen.

La identificación de dos puntos separados como diferentes resulta en una buena imagen. Lo que se conoce como "poder separador' o "de resolución". Según el punto de vista presenta dos variantes:

a) **Resolución longitudinal o axial:** se define como la capacidad del sistema para diferenciar dos estructuras a lo largo de la longitud de onda (figura 204). Siendo la distancia mínima entre estos dos puntos ubicados en el eje del haz emitidos por el transductor y que el sistema es capaz de discriminar como diferentes, y graficarlos como diferentes. La resolución longitudinal o axial depende directamente de la frecuencia del haz de ultrasonido.

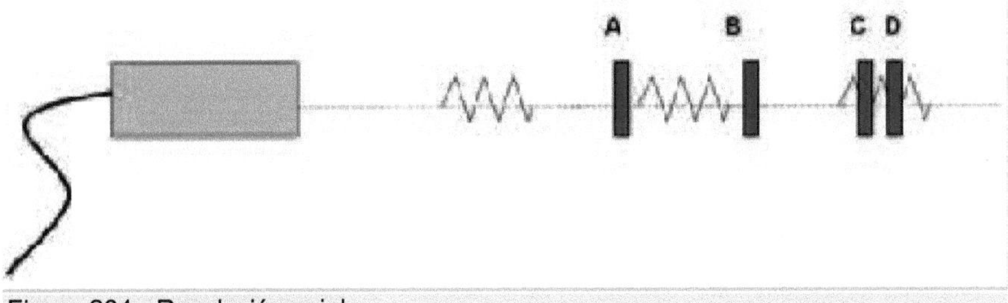

Figura 204.- Resolución axial.

b) **Resolución lateral o transversal:** se define como capacidad para distinguir cómo diferentes dos puntos situados sobre un eje perpendicular al eje de los ultrasónicos emitidos desde el transductor. La máxima resolución de los objetos situado en el plano perpendicular al eje está determinado por el ancho del haz de ultrasonidos. Para alcanzar la máxima resolución lateral a una profundidad deseada se emplea la focalización (figura 205). En la zona focal (A), el ancho ancho del haz es inferior a la distancia existente entre los puntos bajo estudio, que permite que la imagen los identifique como estructuras distintas. Por el contrario, en la zona focal (B), si la distancia entre los puntos de estudio, resulta inferior al ancho del haz, la imagen lo mostrará como un sólo objeto.

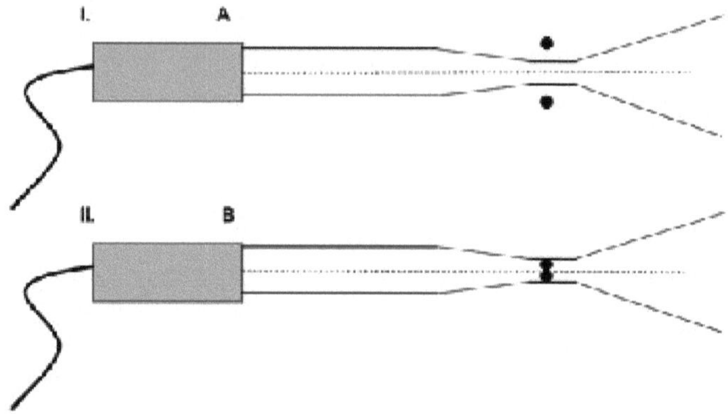

Figura 205.- Resolución lateral

El eje axial, las dimensiones laterales y el grosor del haz determinan la resolución de la imagen. La resolución lateral, transversal o azimutal varía con la focalización. El enfoque reduce la dimensión lateral del haz, mejorando su resolución. Hay un compromiso entre la resolución espacial y la profundidad de la que estos ecos, pueden ser obtenidos. De acuerdo a estos postulados, la profundidad de los tejidos blanco estará determinado por las frecuencias que presenta un transductor, por lo que una frecuencia de 3,5 MHz obtendrá una profundidad útil de hasta 20-25 cm, una frecuencia de 5 MHz tendrá una profundidad de 10-15 cm y una frecuencia de 10 MHz, una profundidad útil de 3-4 cm. Se obtiene la mejor resolución espacial cuando la longitud del pulso es corto (resolución longitudinal mejor), y cuando son estrechos el ancho del haz en el corte o plano de exploración y el grueso del corte, para alcanzar la mejor resolución lateral. La imagen ultrasonográfica esta formada por tonalidades de grises que van del negro al blanco (con 16 a 64 tonos de gris), por lo que la terminología es la siguiente:

- **Hiperecogénico o hiperecoico:** son ecos brillantes que se representan blancos, lo que nos indica que son tejidos o interfases altamente refractantes (por ejemplo el hueso y el aire)
- **Hipoecogénico o hipoecoico:** son ecos que se representan en un tono gris obscuro (por ejemplo tejidos blandos)

- **Anaecóicos:** ausencia de ecos por lo que la imagen es representada por un color negro dado que hay una transmisión total del sonido (por ejemplo líquidos).

La ecogenicidad esta directamente relacionada con el brillo relativo de una estructura dada, al comparar dos estructuras entre si y tiene el mismo grado de brillantes, entonces son denominadas isoecoicas. Cada órgano o tejido bajo estudio ultrasonográfico presenta un patrón ecográfico que es proporcional a la estructura histológica del mismo. En el cuadro 2 se enlistan las estructuras orgánicas de acuerdo a su ecogenicidad en orden decreciente.

Cuadro 2. Listado de las estructuras orgánicas en orden decreciente de acuerdo a su ecogenicidad.

Estructuras
Hueso, gas, límite de órganos
Grasa estructural, paredes de vasos
Seno renal
Próstata
Bazo
Grasa de almacenamiento
Hígado
Corteza renal
Músculo
Medula renal
Bilis, orina

Un aspecto granuloso alternado con áreas en negros, grises y blancos son generadas por tejidos parenquimatosos y músculos sin embargo, el aspecto de la imagen de estos tejidos obedece a las características estructurales de los mismos (grado de reflexión), al momento del examen, de las características del transductor (sectorial, convexo, lineal), las prestaciones del equipo generador de ultrasonido, así como de los ajustes en la ganancia, el contraste y el umbral de eliminación.

La lectura o examen de imágenes de este tipo de tejidos debe llevarse a cabo de la siguiente manera:

- Identificación del órgano y por ende del tipo de parénquima
- Identificación de los bordes de estos órganos.
- Estudio de la ecoestructura.

Las imágenes producidas por tejidos grasos son muy ecogénicos, el paso del haz de ultrasonidos por estas estructuras provoca atenuación o difracción. Por el contrario, el tejido óseo posee una impedancia acústica muy elevada lo que significa que el ultrasonido no puede pasar a través de é, por lo que existe una diferencia de impedancias con los tejidos adyacentes que produce una reflexión en esta interfase. Los líquidos son atravesados sin ninguna resistencia por los ultrasonidos, por lo que son zonas que no producen eco y por lo tanto son anaecogénicas. En interfases gaseosas los ultrasonidos son completamente reflejados (hiperecogénicos), y se genera una imagen blanca seguida por un cono de sombra, lo mismo ocurre con estructuras como los cálculos.

Los calidad de la imagen ecográfica se logra con los siguientes controles:

1. **Contraste:** Ayuda en los ajustes de los niveles de brillo de la imagen en el área de interés y del tejido circundante

2. **Resolución de contraste:** Se utiliza para distinguir entre los distintos niveles de grises

3. **Resolución espacial:** Es dependiente de la resolución axial y lateral

4. **Resolución temporal:** Es dependiente de la cadencia de imagen así como de la suma y superposición de imágenes

5. **Ruido aleatorio:** Está producido por cualquier señal que cause variaciones al azar en el nivel de brillo sobre cualquier punto dentro de la imagen. Existen dos definiciones para el término "ruido" en la imagen, ruido acústico ("speckle") y ruido electrónico

5.1. **Ruido acústico:** Toda imagen generada por ultrasonido presenta una fluctuación espacial denominada "speckle". Esto se debe a los pequeños ecos generados por la dispersión del haz de ultrasonido al atravesar las diferentes interfases o tejidos. Este ruido acústico o speckle provoca la disminución de la resolución de contraste en la imagen. Otras influencias en la presencia de ruido son la longitud de onda del ultrasonido (frecuencia), la apertura del transductor (huella de contacto) y su posición.

5.2. Ruido electrónico: Es generado por fuentes internas y externas al transductor. El aumento en la ganancia requerido para amplificar las señales ecos débiles, amplifica a su vez, el ruido eléctrico de origen térmico y de otras fuentes presentes en cualquier circuito electrónico. Los aparatos que cuentan con Doppler, son sensibles a señales de radiofrecuencia generadas por aparatos eléctricos como computadoras, teléfonos celulares, radios, etc.

Controles del equipo de ultrasonido

Se emplean a gusto del operador, para ajustar la amplificación de los ecos que regresan al transductor. La frecuencia que se utiliza en el transductor (multifrecuencia), modifica la intensidad de salida del sonido, lo que se consigue al ajustar el voltaje aplicado al cristal piezoeléctrico. Este incremento de energía da como resultado un aumento uniforme en la amplitud de los ecos de retorno por los que se incrementa la ecogenicidad general de la imagen.

Control de potencia (rendimiento, intensidad)

El control de potencia se utiliza para modificar el voltaje aplicado sobre el cristal piezoeléctrico, lo que modifica a su vez la vibración de este, regulando de esta manera la intensidad en la producción de ultrasonidos en el transductor. A mayor pico de voltaje, mayor amplitud de vibración (intensidad) que es transmitida a los tejidos. Al incrementar el voltaje también se obtiene un incremento uniforme en la amplitud de los ecos de retorno. La potencia debe ponerse tan baja como sea posible para obtener la mejor resolución y prevenir artefactos. Esto permite la penetración hasta el área de interés. Cuando sea posible, los controles de la ganancia o de la compensación tiempo-ganancia deberán utilizarse para maximizar la amplificación de los ecos de retorno, permitiendo utilizar una potencia tan baja como sea posible.

Controles de la ganancia (amplificación) y el rechazo (supresión, umbral)

El control de ganancia y rechazo afectan la amplificación de ecos de retorno. Existe un control de ganancia global que produce una amplificación de todos los ecos de retorno, independientemente de la profundidad de origen, también cuentan con un control de rechazo, el cual elimina los ecos más débiles de todas las profundidades que no contribuyen significativamente en la formación de la imagen. Al aumentar el efecto de control de rechazo, se eliminan gradualmente ecos más fuertes procedentes de todas las profundidades del campo de visualización. Si el control de rechazo se sitúa demasiado alto, también se perderán los ecos que contribuyen significativamente a la formación de la imagen. La ganancia tiene efecto en la amplificación de los ecos de retorno al transductor; si se aumenta o disminuye la ganancia, aumenta o disminuye el brillo de la imagen.

Controles de la compensación tiempo-ganancia (profundidad-ganancia)

El haz de ultrasonidos pierde intensidad a medida que viaja en el tejido, por lo tanto los ecos de los tejidos mas profundos son más débiles que los ecos de los tejidos cercanos al transductor, lo que se conoce como atenuación del sonido. El tiempo de regreso del eco está directamente relacionado con la profundidad de la interfase reflejante de origen. Es necesario aumentar la ganancia para compensar selectivamente los ecos más débiles de estructuras más profundas. El propósito del control de compensación tiempo-ganancia (figura 206), es la de producir un brillo uniforme en la imagen que incluye toda la profundidad, para compensar la atenuación del tejido sobre el haz de ultrasonido. La posición del control está representa gráficamente en el monitor por una curva TGC. La curva muestra la ganancia relativa aplicada a cada profundidad determinada del área bajo examen. La representación del aumento de la ganancia y de la profundidad se consigue extendiendo la curva a la derecha en la medida en que uno se mueve hacia abajo en el monitor.

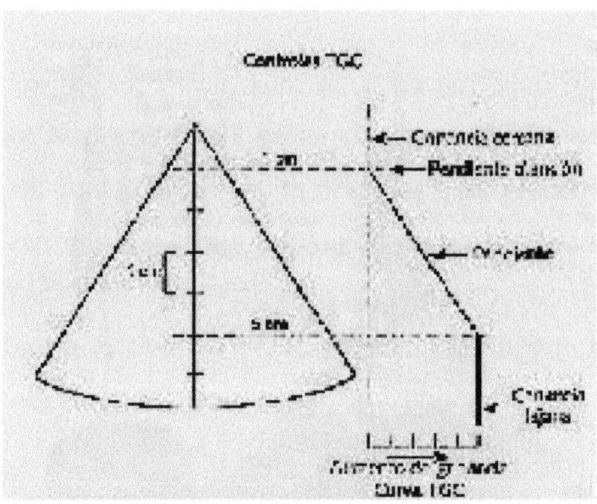

Figura 206. Control de compensación Tiempo-Ganancia

Modos de presentación ecográfica

La forma de registrar los ecos en el monitor determina el sistema o modo de ultrasonido:

Modo A

Significa Modulación de Amplitud, es la forma más simple de ultrasonido, funciona al generar un voltaje eléctrico en forma de impulso de un microsegundo de duración que es convertido en ultrasonido en el transductor, el haz de ultrasonido se refleja produciendo ecos que retornan al transductor donde se convierten en electricidad. Su principal aplicación es en oftalmología y donde requieran de mediciones precisas de longitud o profundidad, proporciona poca información sobre los límites de los tejidos donde es aplicado. Su representación en el monitor es forma de picos de los ecos y la amplitud como picos que se originan en una línea base vertical, el transductor se coloca en el área superior de la línea base, la profundidad la linea base se representa por una progresión que va desde la parte superior hasta el fondo. La profundidad o distancia esta representada por la posición de los picos a lo largo de la línea base en la que se originan los ecos y la amplitud esta representada por la altura de los picos por encima de la línea base de los ecos de retorno (figura 207).

Modo B

Significa Modulación de Brillo, es el modo más utilizado. Los ecos se representan en una pantalla osciloscopica en forma de puntos luminosos que representa los ecos de retorno, el brillo y/o la escala de grises son proporcionales a la amplitud de los ecos de retorno y su posición obedece a la profundidad a la que se origina el eco a lo largo de línea única desde el transductor que representa al eje del haz (figura 208). Con este modo se obtiene una imagen bidimensional del órgano bajo examen. La imagen se actualiza constantemente, de modo que se aprecia el movimiento de las estructuras subyacentes.

Modo M ó TM

Significa Modulación de Tiempo Movimiento, es una forma dinámica del modo A, con este modo, el movimiento de una estructura orgánica es posible de observar en cada instante de su movimiento. En cada tiempo del movimiento, se trazan ecos en forma de puntos luminosos que son el reflejo de la posición del órgano en ese preciso instante. Su principal empleo junto con el modo B es en la ecocardiagrafía, que facilita el tomar medidas precisas de paredes y cámaras cardíacas y evaluar cuantitativamente la motilidad de las válvulas o las paredes en el tiempo. La imagen en el monitor del modo M ó TM (figura 208), registra la profundidad en el eje vertical y registra el tiempo en el eje horizontal. La única línea de puntos con el brillo proporcional a la amplitud del eco, se extiende a lo largo del monitor y/o es presentada en un gráfico lineal. El movimiento de los puntos que obedece a los cambios de distancia de las interfaces de origen hasta el transductor, son registrados con respecto al tiempo.

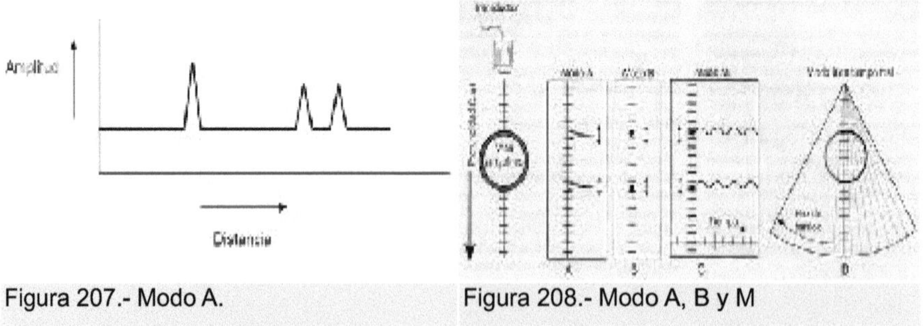

Figura 207.- Modo A.   Figura 208.- Modo A, B y M

Modo B en tiempo real

En el modo B en tiempo real, los ultrasonidos representan una imagen en movimiento en tonos de gris de secciones anatómicas transversales o longitudinales. Se consigue al realizar un barrido varias veces por segundo, con un haz de ultrasonidos estrecho y enfocado por una ventana de visión triangular, lineal o convexa. La ventana está compuesta por líneas en modo B, los pulsos de ultrasonido emitidos y los ecos de retorno se reciben secuencialmente a lo largo de cada línea de la ventana, hasta la formación de la imagen completa del sector, cada línea permanece en el monitor hasta que es renovada por el subsiguiente recorrido del haz. El diámetro estrecho del haz de ultrasonidos permite la formación de una imagen tomográfica en sección transversal o longitudinal, que sólo mide algunos milímetros de grosor. El haz de ultrasonido puede dirigirse a través de la ventana de visión, y su velocidad de retorno depende de la profundidad de origen; por lo que la velocidad tiene que ser más lenta para representar profundidades mayores. Cambiando la orientación del transductor sobre la piel se pueden obtener planos sagitales, transversales, dorsales y oblicuos de las estructuras bajo examen en la ventana de visión.

Modo Doppler

Este principio físico ha sido incorporado a la ecografía médica, su nombre se debe al matemático y físico Johann Christian Andreas Doppler, quien en 1842 propuso el efecto por primera vez. Permite la medición de velocidad de flujos (líquidos), en la medicina, del flujo sanguíneo en los vasos o en las cámaras cardiacas, determina también el tipo de flujo y estima los gradientes de presión. El primer tipo de Doppler que se empleó en ecografía fue el continuo, sin embargo en la actualidad para el examen abdominal se emplea siempre el Doppler pulsado.

Tipos de modos Doppler:

1. **Doppler continuo**: Consta de de dos cristales separados y situados en un mismo transductor, donde uno emite una onda sonora de forma continua y el otro recibe los ecos de retorno, permitiendo así la medición de un amplio intervalo de velocidades, pero no proporciona información sobre la posición del reflector (figura 209).

2. **Doppler pulsado**: Este tipo utiliza un solo cristal para enviar y recibir las ondas sonoras (permite su utilización con el modo B de manera simultánea), el sonido es transmitido en pulsos, de igual manera que en la imagen en tiempo real. Puede determinar el origen del eco de forma precisa por el tiempo que tarda este en regresar. Los ecos que se originan en flujos de líquidos como en la sangre en movimiento, retornan al transductor en un intervalo de tiempo diferente dependiendo de la profundidad del vaso bajo estudio, lo que permite determinar la diferencia de frecuencia entre el sonido transmitido y el reflejado. Este proceso es denominado rango de ventana, en el cual, se abre o se cierra para aceptar sólo ecos de una profundidad concreta (figura 210).

3. **Doppler color**: Esta técnica consiste en una modificación del Doppler pulsado, el operador determina el tamaño y la ubicación de la región de interés obtenido gran información sobre la anatomía y el funcionamiento de las estructuras estudiadas (figura 211).

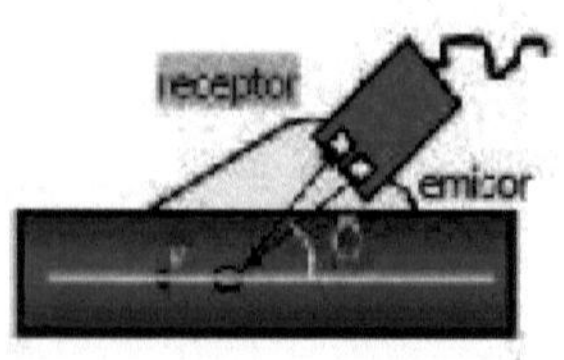

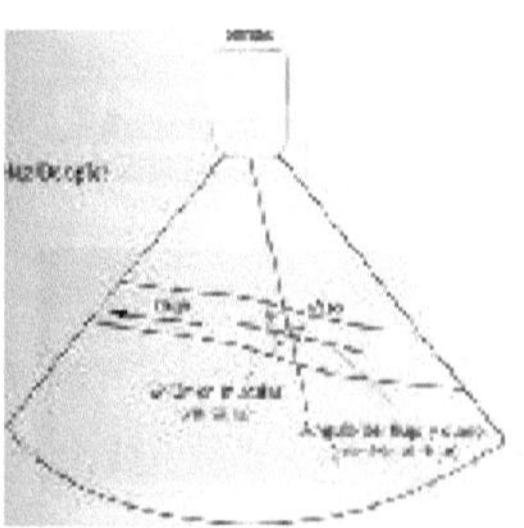

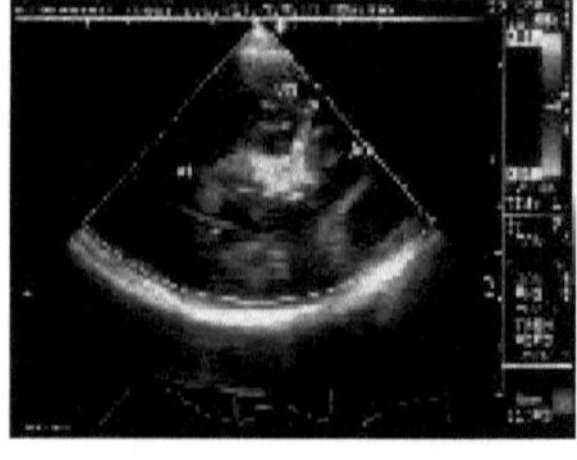

Figura 209.-Modo Doppler continúo	Figura 210.- Modo Doppler pulsado	Figura 211.- Modo Doppler color tomada de http:// www.avepa.org

Artefactos

Las imágenes que aparecen en la pantalla del monitor que no corresponden a ecos reales son denominados como artefactos; la aparición de estos se debe a equivocaciones de interpretación en el procesamiento de la imagen así como a interferencias o errores de calibración del equipo por parte del operador.

1. Inadecuado funcionamiento del equipo:

A. Calibración de la velocidad errónea.

B. Mal funcionamiento de los cristales de emisión-recepción.

C. Monitor o sistema de grabación con deficiencias

D. Ajuste deficiente del transductor con el área anatómica bajo estudio.

2. Uso inadecuado del equipo:

A. Entrenamiento o experiencia deficiente del operador.

B. Ajuste deficiente de los parámetros eco-Doppler.

C. Desconocimiento de las propiedades acústicas de las interfaces

D. Falta de alguno de los requisitos necesarios para la formación correcta de imágenes tras la recepción de ecos.

Artefactos importantes en la escala de grises:

Artefactos en la resolución espacial de los objetos: Consiste en el tamaño mínimo que debe poseer un objeto para ser detectado. Si la resolución lateral y axial no son adecuadas, el objeto simula ser más grande de lo que es realmente, y aparecerán como un solo objeto cuando la distancias de separación de dos objetos sea menor al ancho del haz de ultrasonido.

Artefactos que crean un volumen parcial: El limite de la anchura de un haz de ultrasonidos crea un artefacto cuando en su recorrido atraviesa una estructura quística (sin de ecos y con baja atenuación) y una estructura sólida (ecogénica, con alta atenuación). Estos ecos de retorno poseen características mixtas, de estructuras parcialmente líquidas y parcialmente sólidas.

Moteado acústico: Es la representación visual del ruido acústico. El moteado más abundante se localiza principalmente en el área próxima al transductor. Es considerado un artefacto de imagen porque no no existe una correspondencia entre los diferentes puntos luminosos y los objetos explorados. El moteado acústico interfiere con la capacidad de detección de objetos cuyas propiedades de reflexión son similares a las de objetos circundantes (objetos muy poco contrastados).

Atenuación: Estos artefactos afectan la luminosidad de los ecos debido a su atenuación en la medida en que se propaga por las interfases. Es muy útil reconocible.

Banda hiperecogénica: Es la representación en la imagen de una región con brillo excesivo, originado por una gran reflexión de la zona focal.

Refracción: Se presenta atravesar el límite entre dos interfases con diferentes velocidades generando artefactos de dos tipos:

1. La localización de la superficie del objeto es inadecuada. (por ejemplo la refracción de la luz que se produce cuando se ve un objeto sumergido en el agua y se intenta alcanzarlo). Este fenómeno no cumple con uno de los requisitos para la generación adecuada de la imagen, dado que el haz siempre viaja en línea recta a través de las interfases.

2. Sombreado en los bordes de estructuras grandes y curvas. En una estructura quística, la velocidad de transmisión del ultrasonido es inferior a la del tejido circundante, lo que genera la proyección de una sombra con un estrecho ángulo en los bordes del objeto.

Reflexión multidireccional: El haz de ultrasonidos es reflejado de diferentes superficies con ángulos distintos. Los ecos de retorno no recorren una línea recta, lo que provoca una incorrecta localización del objeto fuera del eje del haz. Unos ecos pueden reflejarse con un ángulo que no alcance al transductor, provocando una pérdida de la imagen del objeto.

Reverberación o eco de repetición: Se manifiesta por la sucesión de curvas hiperecogénicas paralelas que son originadas por reflexiones múltiples entre dos interfases muy reflejantes. Se produce cuando el haz de ultrasonido se encuentra con un área de reflectividad alta que lo regresa al transductor. Un ejemplo clásico es la presencia de gas intestinal.

Cola de cometa: Se presenta como un trazo vertical hiperecogénico que se produce cuando el haz de ultrasonido rebota en una burbuja de aire o una estructura mineralizada.

Resonancia: Fenómeno muy similar a la "cola de cometa" que ocurre cuando entra en resonancia una burbuja de gas provocando una continua emisión ecos adicionales en la imagen.

Rango ambiguo: Se refiere a estructuras que se encuentran mas allá del área de interés y aparecen representadas en la imagen. Se produce con la incorrecta medición en la detección del tiempo entre el pulso transmitido y el eco de retorno.

Imagen especular: Se genera cuando un objeto está ubicado frente a una superficie muy reflexiva. Se presenta cuando una porción del del haz de ultrasonidos es propagado en la proximidad del objeto y es reflejado por la superficie altamente reflexiva hacia el propio objeto. Parte de esta energía es refleja nuevamente desde el objeto a la superficie altamente reflexiva, y de aquí llega al transductor. Esto genera una imagen falsa que es equidistante de la imagen verdadera respecto a la superficie reflexiva, se conoce también como imagen en espejo. En la pantalla se puede observar dos imágenes idénticas, simétricas respecto a una línea más ecogénica. La interfase diafragma-pulmón actúa como una estructura altamente reflectiva cuando se busca ver el hígado.

Imagen fantasma: Es la duplicación o triplicación de un objeto a causa de la refracción del haz de ultrasonidos.

Error de propagación: Se presenta cuando no es bien calibrada la velocidad, lo que produce errores importantes en el cálculo de las distancias, principalmente para grandes objetos.

Artefactos ambientales: Los equipos eléctricos o de radiofrecuencia producen interferencia generando artefactos de imagen o ruido.

Cono de sombra: Se presenta como un área obscura que se debe a la ausencia de ecos causado por la reflexión total del haz de ultrasonido. El haz se refleja o se absorbe completamente, lo que genera que los ecos de retorno sean insuficientes provocando que estas regiones se vean anecoicas.

Refuerzo posterior: Se observa la imagen de una interfase más ecogenica distalmente a una estructura que no atenúa los ultrasonidos, las cuales están llenas de líquido.

Agujero negro: El haz de ultrasonido es paralelo a una pared.

Efecto de margen: Se presenta se genera una imagen ecógena dentro de un líquido, cuando éste es carente de células o algún otro elemento en el interior.

Transductores

Es un dispositivo donde se convierte la actividad eléctrica en ondas sonoras, emiten una serie de pulsos de sonido y reciben los ecos de retorno. Esta conversión se lleva a cabo sobre un cristal que al aplicársele una carga eléctrica, este se deforma y vibra creando una onda sonora, este fenómeno físico se denomina efecto piezoeléctrico. Poseen una capa suave adaptada a la superficie de contacto que mejora la calidad de la señal y su transmisión hacia el sujeto mediante la reducción de la reflexión retrógrada hacia el origen (transductor). La existencia de este material amortiguante por detrás del ordenamiento de los cristales reduce el pulso en su duración mejorando la resolución.

Los transductores mecánicos son de uno o múltiples cristales, que oscilan o rotan delante y atrás produciendo imágenes sectorizadas. Los transductores eléctricos están compuestos por elementos pequeños en diversas disposiciones, los cuales son ordenados en línea recta o rectángulo (lineal), en línea curva (convexo) o en forma de anillo concéntrico (sectorial).

Los transductores pueden presentarse en varias configuraciones: sectoriales microconvexos, convexos y lineales. En monofrecuencia o multifrecuencia. Los sectoriales se emplean en la exploración ecográfica torácica y los lineales y convexos se prefieren para la exploración abdominal.

Transductores convexos

Como su nombre lo indica, tienen una superficie de contacto o acoplamiento convexa sus cristales están dispuestos sobre una superficie convexa, generando una imagen en forma de abanico semiabierto. Constituyen el paso intermedio entre los lineales y los sectoriales (figura 212).

Transductores lineales

Los cristales están dispuestos en una línea a lo largo del transductor, producen una imagen de forma rectangular. Proporcionan buenas imágenes de los tejidos superficiales, necesitan un área de contacto en el paciente relativamente grande, por lo que son útiles en zonas amplias que no limitan el tamaño de la ventana visual (figura 213).

Transductor sectorial

El transductor sectorial contiene un solo cristal oscilante o rotativo que genera un haz en forma de abanico muy abierto, requiere de una superficie de contacto mucho menor, lo que facilita la visualización en las áreas inaccesibles para transductores de tipo lineal o convexos su empleo en es ecocardiografía (figura 214).

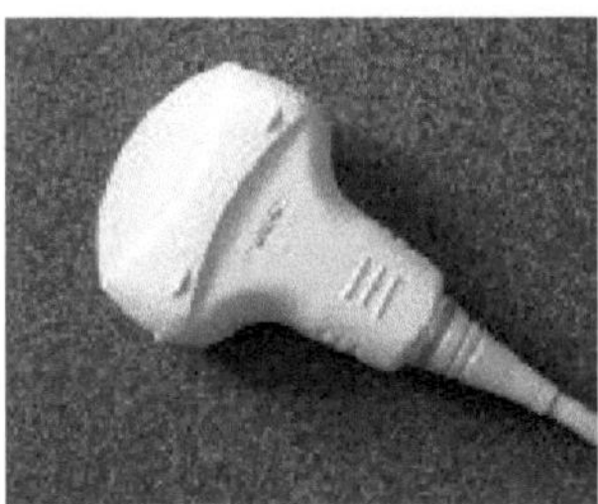

Figura 212.- Transductor convexo según www.aloka.com

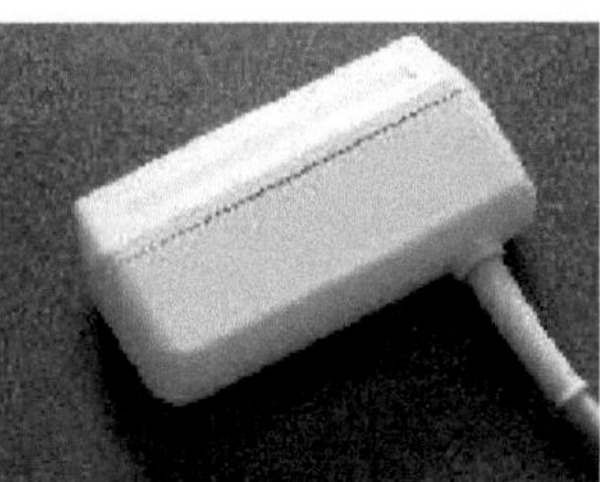

Figura 213.- Transductor lineal según www.aloka.com

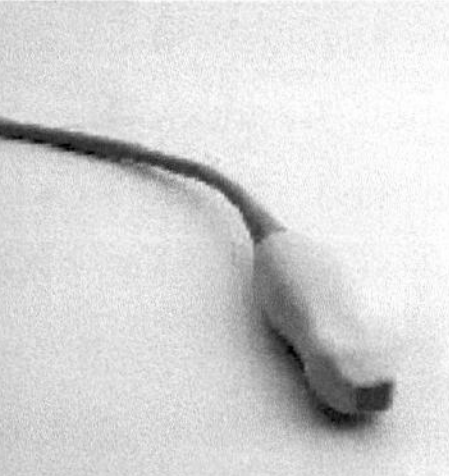

Figura 214.- Transductor sectorial según www.aloka.com

Preparación del paciente

La posición del paciente en la mesa para realizar el examen ecográfico dependerá de la región a explorar; para el caso de la cavidad abdominal es posible realizarla con el paciente colocado en dos diferentes posiciones, en decúbito supino o en decúbito lateral. Para la exploración de la cavidad torácica debe estar en decúbito lateral derecho. El contacto intimo entre el traductor y la piel del paciente garantizan una buena exploración ecográfica. por lo que es recomendable la tricotomía del área bajo examen. La tricotomía en el caso de la cavidad abdominal, debe realizarse sobre la línea media y a ambos costado, el área a rasurar abarca desde la apófisis xifoides, hasta el borde anterior del pubis, por los costados hasta una línea que se continua con el pliegue de la rodilla. Posterior a la tricotomía, limpiar la zona con alcohol o agua jabonosa para retirar el detritus, suciedad o grasa. Se procede a la aplicación generosa de gel de acoplamiento con base agua, sobre el área a explorar y se aplicará conforme sea necesario, para que el transductor tenga el mayor contacto con la piel del área a explorar, de no lograrse el contacto total entre ambas superficies, la propagación del ultrasonido será imposibilitado por las partículas de aire que evitarán la visualización de los órganos o estructuras que se desea explorar. Preferentemente el paciente deberá estar en ayuno porque el vacío gastrointestinal facilita la exploración de órganos adyacentes; por el contrario si se requiere evaluar el abdomen caudal, este se debe realizar con la vejiga plétora de ser posible. La posición correcta del paciente y del equipo con relación al operador es de suma importancia. Para personas diestras, el paciente debe situarse en decúbito supino y a la derecha del operador. El equipo se coloca de frente al operador a una distancia cómoda que le permita su alcance con la mano. El transductor se maneja con la mano derecha lo que permite que la mano izquierda este libre para ajustar los controles. Se debe mantener el campo visual hacia el monitor libre sin obstáculos para obtener una comodidad de trabajo en el tiempo en que se lleve a cabo el examen. La orientación del transductor con relación a la imagen que se genera en el monitor debe se tal que los cortes o planos sagitales y dorsales examinados del abdomen, se orientan de tal modo que la parte craneal del paciente (u órgano) se ubica en la parte derecha del monitor (a la izquierda del operador). Esto se consigue dirigiendo la marca de orientación del transductor hacía la cabeza el paciente. De esta forma, la localización de la marca indicadora de posición se encuentra en el margen derecho de la imagen en el monitor. Para los cortes o planos transversales (eje corto o sección transversal), la marca de orientación del transductor debe ser apuntada al lado derecho del cuerpo del paciente.

Procedimientos ecográficos aplicados en el abdomen

La ecografía de la cavidad abdominal es muy útil para la obtención de imágenes y la documentación de estructuras que no pueden identificarse fácilmente por ejemplo páncreas, con otras ayudas de diagnóstico por imagen, obtener las medidas de órganos como el intestino sin proporcionar medios contraste, evaluar la cavidad abdominal ante la presencia de líquido libre peritoneal, determinar la estructura de masas abdominales, realizar biopsias guiadas con aguja fina, entre otros procedimientos. La lectura y/o observación de la exploración ecográfica de los órganos abdominales debe ser efectuada de manera sistemática para evitar pasar por alto las lesiones pre-existentes, en su caso. La aproximación o abordaje no es problema, por lo que todo un órgano debe ser completamente explorado. La exploración ultrasonográfica es una mejor opción que la radiología para abdomen, porque permite examinar cada órgano en particular, en orden, ya sea normal o con evidencia de enfermedad.

Hígado

El hígado es un órgano parenquimatoso, que está dividido en cinco lóbulos: caudal, medial derecho, cuadrado, medial izquierdo y lateral izquierdo. Se localiza en el abdomen craneal y está protegido por las últimas costillas. Topográficamente situado en el hipogastrio derecho, su borde derecho limita con la región lumbar y el borde izquierdo está un poco más ventral. Al hígado lo atraviesan la aorta y la vena cava caudal junto con los nervios y vasos linfáticos. La vena hepática se forma de tres grandes vasos que drenan en la vena cava caudal. Cranealmente su cara diafragmático limita con el diafragma, ventralmente con la grasa falciforme y caudalmente con el riñón derecho, el estómago en la parte central y el bazo a la izquierda. La vesícula biliar es un saco de forma ovoide unido al colédoco por medio del conducto cístico. Esta localizada lateralmente a la la línea media muy cerca al diafragma, entre el lóbulo medial derecho y el lóbulo cuadrado.

Indicaciones

Cuando se detecta una masa en la región abdominal, cuando el paciente presenta algún signo de dolor abdominal, anemia o ictericia, o cuando el propietario refiere que hubo algún tipo de traumatismo abdominal. La ecografía intervencionista permite obtener biopsias de lesiones hepáticas dirigidas y facilita la aproximación al diagnóstico definitivo. Es preferible esta ayuda de diagnostico para evaluar el parénquima, el conducto biliar, la vasculatura y la evaluación de los órganos circundantes.

Preparación del área

El posicionamiento del paciente deberá ser decúbito dorsal, en pacientes nerviosos o con molestias de posicionamiento, esta se realizará en estación (figura 215). La tricotomía del área abdominal (figura 216), se inicia craneal a la apófisis xifoides desde el décimo espacio intercostal, caudalmente se extiende hasta el pubis, y lateralmente hacia la mitad de las paredes abdominales laterales (figura 2017). Posteriormente se aplica generosamente gel de acoplamiento acústico en la piel para homogenizar el contacto del transductor (figura 2018).

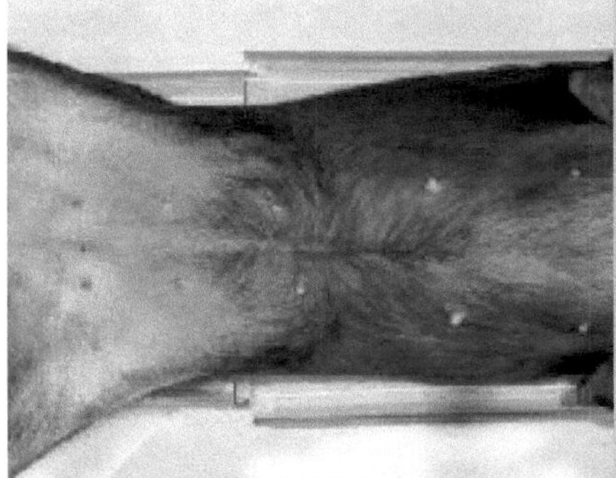

Figura 215.- Posicionamiento decúbito dorsal del paciente

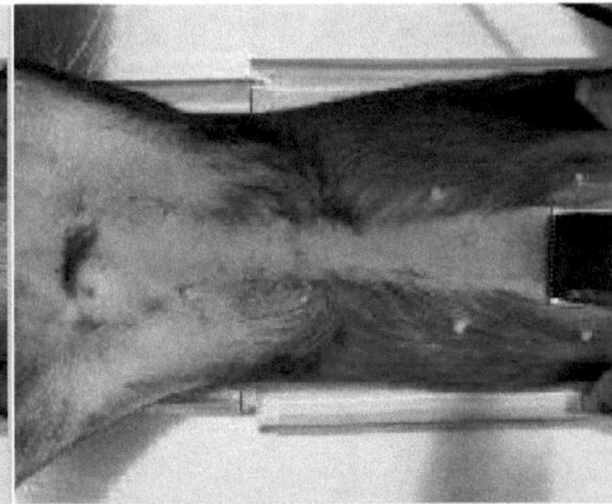

Figura 216.- Tricotomía, se inicia craneal al xifoides y se extiende caudalmente hasta el pubis

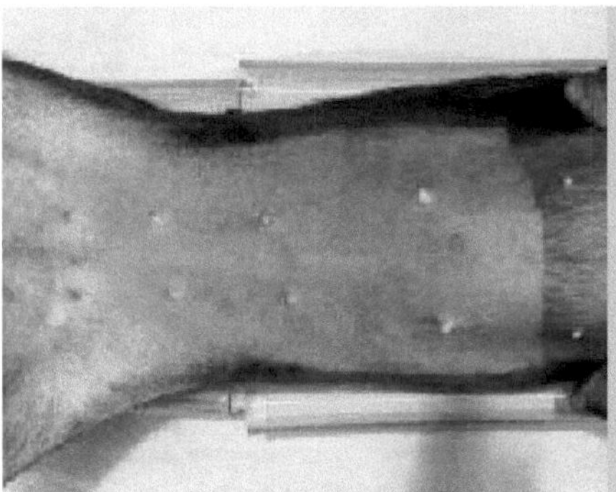

Figura 217.- Lateralmente se lleva hasta la mitad del abdomen

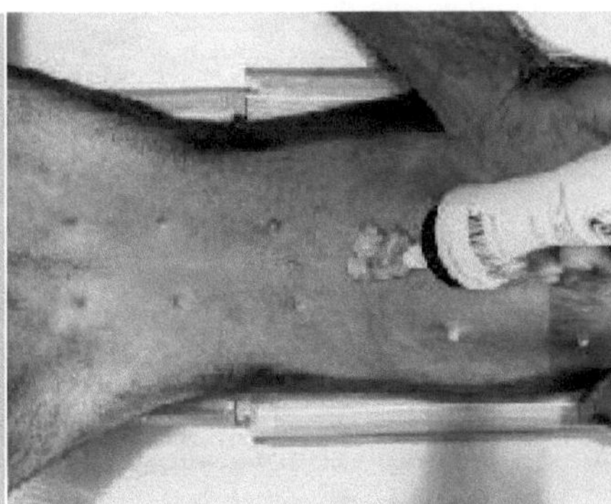

Figura 218.- Aplicación de gel en base agua

Procedimiento ecográfico

Se utiliza un transductor de 5 MHZ sectorial o microconvexo para empezar el examen, en los perros de tamaño mediano. En perros de tamaño pequeño y gatos es adecuado emplear un transductor de 7,5 MHz, en razas gran tamaño es necesario un transductor de 3 MHz para penetrar hasta los aspectos dorsales del hígado. Se sitúa el transductor sobre la línea media ventral en el abdomen, caudal al xifoides e inclinando el ángulo del haz de ultrasonido craneodorsalmente en un corte o plano sagital medio, esto posiciona al transductor craneal al estómago en la mayoría de los casos y ayuda a evitar las interferencias de gas del mismo.

Las estructuras a documentar son:
- **Vesícula biliar:** su localización es a la derecha de la línea media, próxima al diafragma, y aparece como una estructura anaecoica redondeada o alargada (según el corte) bordeada por un línea hiperecoica.
- **Conductos cístico y colédoco:** Son de mayor visibilidad en animales delgados y se localiza central a la vena porta principal.
- **Vena porta:** se localiza próxima a la línea media y sus ramas transcurren cranealmente.
- **Vena cava caudal:** se localiza dorsal a la vena porta, es de fácil acceso con un abordaje intercostal derecho.
- **Venas hepáticas:** se localizan las ramas derecha e izquierda que drenan en la vena cava caudal, justamente caudal al diafragma.
- **Diafragma:** solo es observable su estructura ente la presencia de líquido libre en la cavidad peritoneal Y/o en la cavidad pleural. La interfase hiperecogénica que se observa craneal al hígado, representa a la interfase entre el hígado y los pulmones que están llenos de aire.

Tipo de corte o plano ecográfico

Cortes o planos transversales o recurrentes
- **Recurrente mediale:** el haz del ultrasonido es dirigido de modo craneodorsal.
- **Recurrente derecho:** posee una orientación craneodorsal ligeramente dirigido a la derecha. Este tipo de corte o plano permite la observación más detallada de la vesícula biliar y del lóbulo derecho.
- **Recurrente izquierdo:** similar al anterior, salvo que el haz es orientado hacia la izquierda.

Cortes o planos longitudinales
- **Longitudinales:** la posición del transductor es paralelo a la línea media del paciente.

- **Longitudinal medial:** en este corte o plano, el órgano es cortado en orientación dorsoventral, con el cual es posible determinar su espesor.

- **Paramedial izquierdo:** en este corte o plano el haz del ultrasonido es orientado hacia la izquierda.

- **Paramedial derecho:** en este corte o plano el haz se orienta hacia la derecha, este tipo de corte o plano nos muestra el conducto cístico y la vesícula biliar.

Cortes o planos intercostales

- **Intercostal:** este tipo de corte o plano permite observar al hígado sin que las demás vísceras interfieran. Es de gran ayuda si se busca observar la cara diafragmática del hígado.

Existen dos tipos de abordajes esenciales para el examen ecográfico.

- **Abordaje subcostal:** se realizan cortes o planos longitudinales (figuras 219 y 220) y transversales (figuras 221 y 222). El transductor debe situarse por detrás del cartílago xifoides en orientación craneodorsal después, dirigir el haz hacia la columna vertebral para cortar dorsalmente al hígado (figuras 223 y 225). Para centrar mejor las estructuras en la pantalla, el transductor debe moverse hacia izquierda y derecha. Obteniendo así un corte recurrente izquierdo, uno medial y otro derecho. Al colocar el trasnductor en paralelo al plano medial, el hígado será cortado en su altura, de igual modo se dirige el transductor a izquierda y a derecha obteniendo los tres distintos cortes o planos (uno medial, y dos paramediales, uno derecho y el otro izquierdo).

- La vesícula biliar se documenta con un abordaje subcostal-medio sagital y con una maniobra en forma de abanico desde la línea media derecha o desde una ventana intercostal derecha dorsal al esternón.

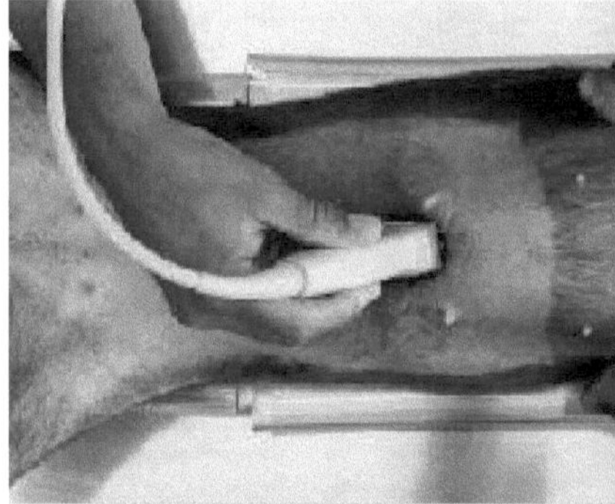

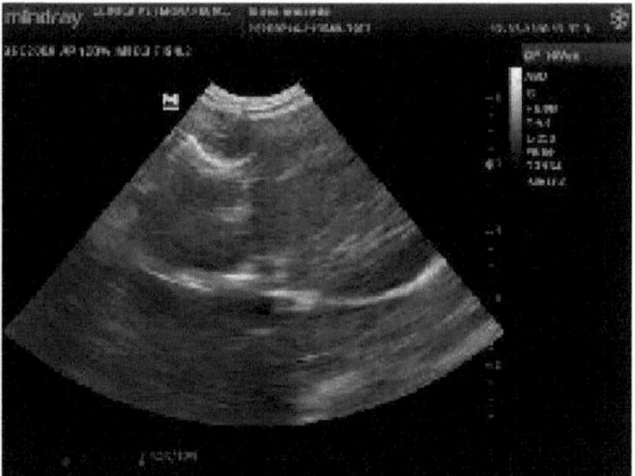

Figura 219.- Posicionamiento del transductor para corte longitudinal de hígado en abordaje subcostal

Figura 220.- Corte longitudinal de hígado

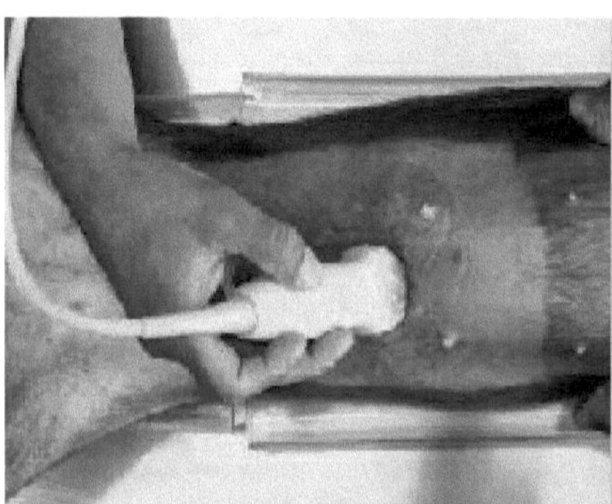

Figura 221.- Posicionamiento del transductor para corte trasversal de hígado en abordaje subcostal

Figura 222.- Corte transversal de hígado

Abordaje intercostal: Este tipo permite observar la cara diafragmática del hígado. Presenta una gran ayuda cuando la primera porción del tubo digestivo esta lleno de alimento o gas. Se debe situar el transductor indistintamente a izquierda o a derecha, a distintos niveles (figuras 223 y 224) para la obtención de cortes o planos longitudinales (figura 225) y transversales (figura 226). Este tipo de abordaje es de elección en perros de tórax muy largo o en animales con un hígado pequeño.

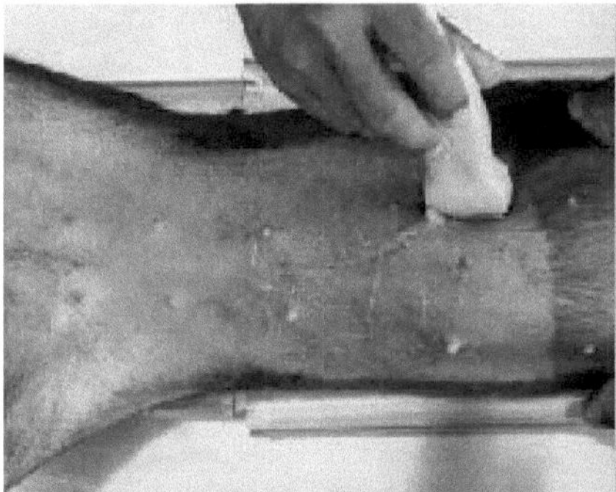

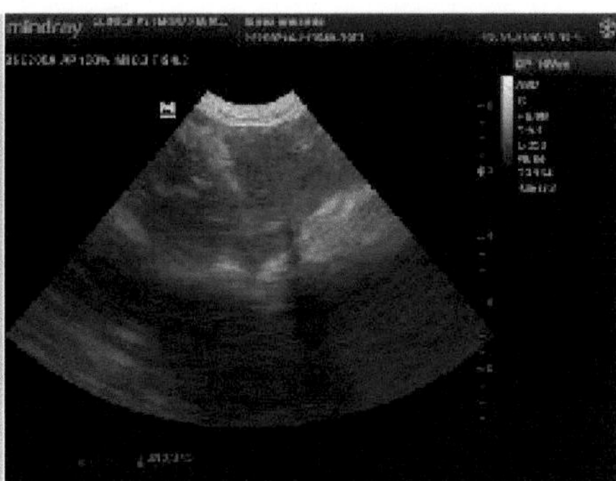

Figura 223.- Posicionamiento del transductor para corte longitudinal de hígado en abordaje intercostal

Figura 224.- Corte longitudinal de hígado

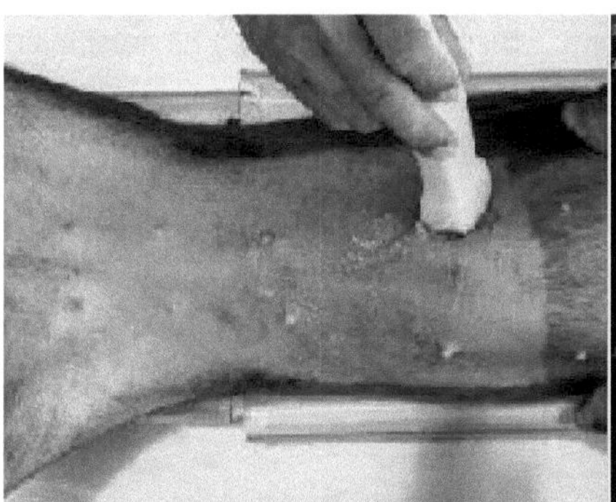

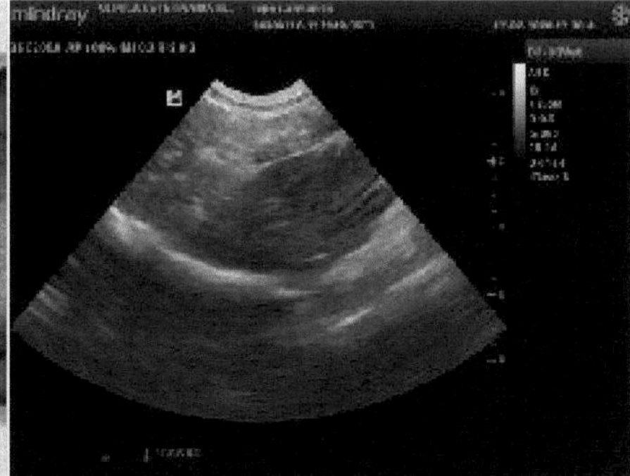

Figura 225.- Posicionamiento del transductor para corte transversal de hígado en abordaje intercostal

Figura 226.- Corte transversal de hígado

Ecografía normal

En el perro no es posible observar la totalidad del hígado en una sola imagen, por lo que es un tanto difícil conocer o medir su tamaño exacto, solo podemos observar sus contornos, que son lisos y regulares. El tamaño se basa en criterios cuantitativos y subjetivos, por lo que no es útil cuando se presentan cambios asimétricos en tamaño y forma; la evaluación subjetiva depende en su mayoría de la experiencia del operador or lo que es la más inexacta. La lobulación tampoco es visible fácilmente, solo es posible hacerlo en ciertas circunstancias o cuando hay presencia de líquido libre.

La ecogenicidad que presenta el hígado es mixta y homogénea, de forma hipoecoica respecto a la ecogenicidad del bazo e isoecogenico respecto a la corteza renal, hipo e isoecogénico respecto a la grasa. Ecográficamente, la vesícula biliar se presenta como una estructura anecoica, alagada y con paredes poco visibles (solo en animales viejos), tiene un grosor normal en el rango de 1 a 2 mm. Una pequeña cantidad de sedimento ecogénico puede estar presente de manera normal en su lumen; cantidades mayores se observan con estasis biliar por anorexia o ayuno. En un corte o plano transversal (figuras 227 y 229) se presenta como una imagen redondeada y en un corte o plano longitudinal (figuras 228 y 230) presenta un aspecto tubular; junto al hígado es posible visualizar la vena cava caudal, que también es anecogénica. El conducto cístico solamente es observable si esta dilatada la vesícula. A la izquierda del hígado, se encuentra el estómago, que presenta una forma de masa heterogénea de contorno poco definido si es que está ocupado por gas o alimento, o se presenta como una masa anaecogénica sí está ocupado con alimento.

Los vasos sanguíneos son anaecógenos y pueden ser observados de distintas formas según la posición del transductor; en posición transversal los observaremos de forma redonda (figura 232) y si colocamos el transductor longitudinalmente se observan en forma de conducto (figura 233). Las arterias son observables únicamente si están dilatadas, al igual que los conductos biliares, por lo que no son observables en animales clinicamente sanos.

Cortes ecográficos del hígado

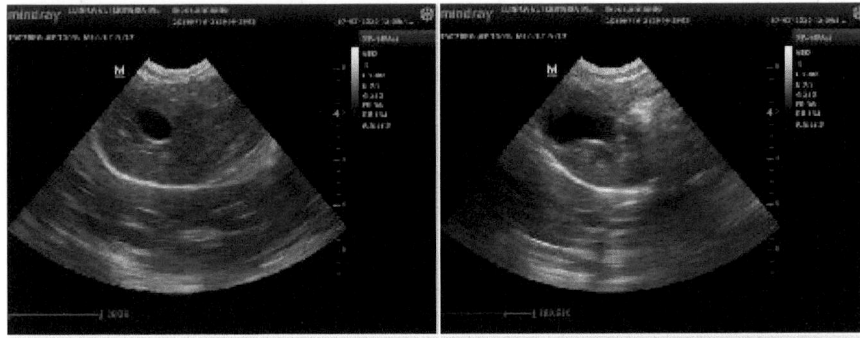

Figura 227.- Corte transversal de hígado

Figura 228.- Corte longitudinal del hígado

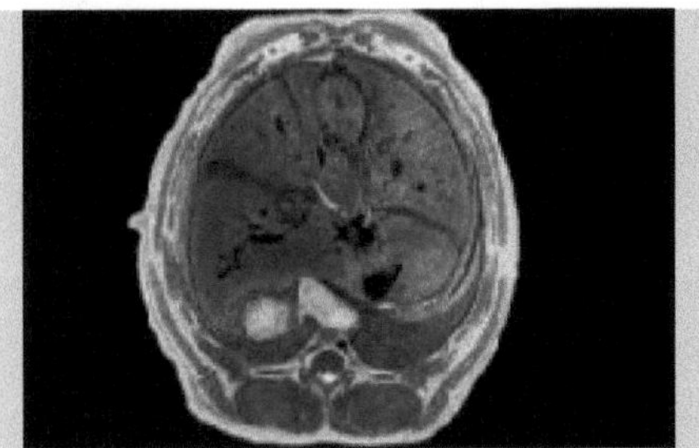

Figura 229.- Corte transversal anatómico del hígado y vesícula biliar según http://vanat.cvm.umn.edu/planar/

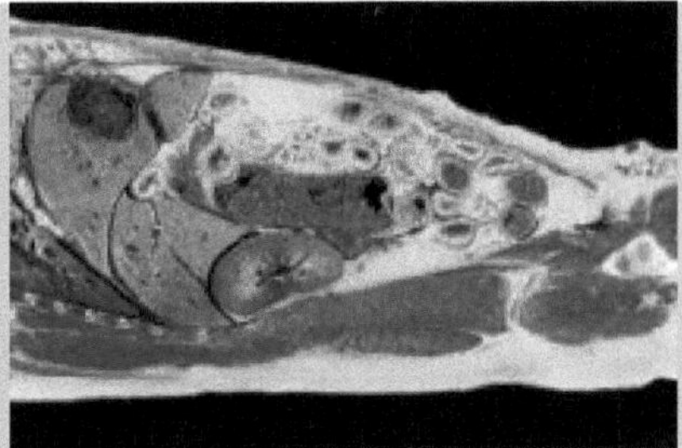

Figura 230.- Corte longitudinal anatómico del hígado y vesícula biliar según http://vanat.cvm.umn.edu/planar/

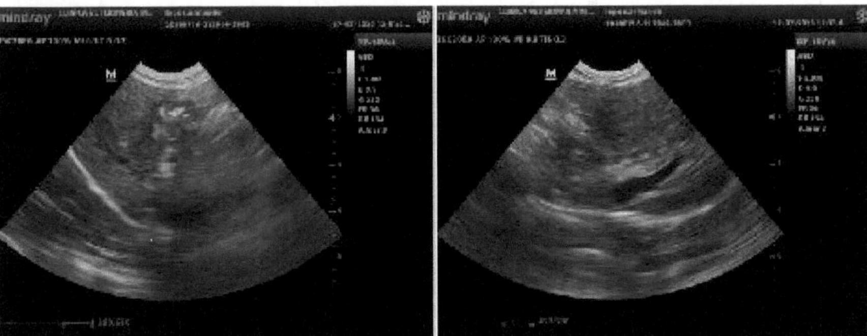

Figura 231.- Corte transversal de hígado (vasos sanguíneos)

Figura 232.- Corte longitudinal de hígado (vasos sanguíneos)

Bazo

Órgano impar que esta situado al lado izquierdo de la cavidad abdominal, cubierto por las las últimas costillas, tiene relación con con el fondo y la curvatura mayor del estómago (figura 233). Anatomicamente se divide en cabeza, cuerpo y cola. Topográficamente depende del estado alimenticio del animal, se encuentra bajo las costillas en los últimos tres espacios intercostales en ayuno; es desplazado totalmente y se ubica debajo del flanco tras la ingesta de alimento. La ubicación del cuerpo y cola del bazo es variable, la cola puede orientarse en el abdomen ventral derecho junto con el cuerpo gástrico, o puede dirigirse hacia caudal cerca de la vejiga. Alargado, estrecho y encogido en su porción media y ensanchado en su extremo ventral, la cara parietal es lisa y convexa, la cara visceral es cóncava y presenta un hilio alargado. La cara parietal mantiene contacto intimo con la pared abdominal y en ocasiones con el riñón izquierdo (figura 234); la cara visceral se encuentra unida con el estómago a través de un ligamento denominado gastroesplenico y el intestino lo contacta caudalmente. La vascularización del bazo esta dada por la arteria esplénica (rama del tronco celiaco) y la vena esplénica que es afluente de la vena porta. Las ramas de la vena esplénica se observan cercanas al hilio, solo es posible seguirlas por una distancia corta en el parenquima esplénico en el animal clinicamente sano.

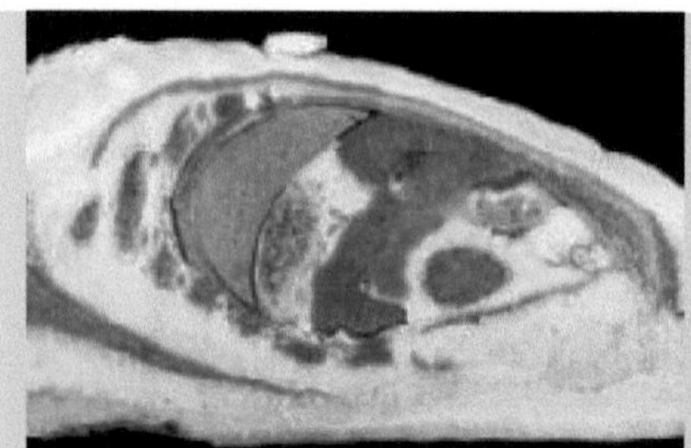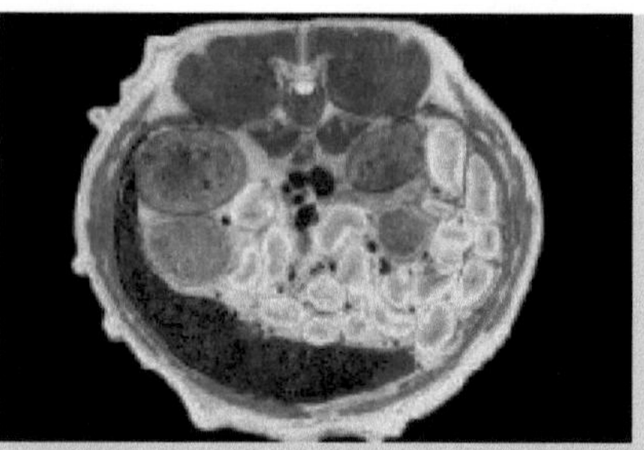

Figura 233.- Corte longitudinal anatómico del bazo según http://vanat.cvm.umn.edu/planar/

Figura 234.- Corte transversal anatómico del bazo http://vanat.cvm.umn.edu/planar/

Indicaciones

Está justificado cuando hay evidencia de masas, dolor agudo abdominal, líquido libre pertitoneal, hemorragias abdominales, trauma abdominal, esplenomegalia, metástasis o en la evaluación de hipertensión de la vena porta.

Preparación del área

El posicionamiento del paciente para la exploración ecográfica esplénica depende de la depleción del estomago. El paciente deberá colocarse en decúbito dorsal. La tricotomía debe realizarse en este caso, dado que la posición del bazo en la cavidad abdominal es superficial. Los límites en la línea media van desde la apófisis xifoides hasta la cicatriz umbilical, lateralmente del flanco hasta el extremo dorsal de la undécima costilla.

Procedimiento ecográfico

El tipo de transductor de elección es lineal de 7.5 MHz, dado que permite una mayor superficie de contacto abdominal y con ello una valoración fiable debido a la posición superficial y el escaso espesor que presenta el bazo. La ecografía puede realizarse mediante dos tipos de abordajes principales. Abordaje izquierdo que se realiza colocando el transductor a nivel del arco costal (figuras 235 y 236) con este abordaje se evita cualquier asa intestinal que pueda dificultar la exploración. La cabeza del bazo se puede localizar entre el duodécimo y treceavo espacio intercostal, cranealmente al riñón izquierdo, se orienta el transductor de manera transversal a todo lo largo del abdomen craneoventral izquierdo, la cabeza se encuentra en forma de gancho, al desplazar el transductor craneal y caudalmente obtendremos una imagen de los márgenes craneal y caudal respectivamente de la cabeza del bazo. Posteriormente, se rota el transductor 90 grados y se desliza ventralmente, para encontrar el cuerpo, él cual presenta una forma triangular, se continua el movimiento en dirección ventral, recorriendo el cuerpo hacia la cola, la cual se observa como un estrechamiento en forma triangular. El segundo abordaje es subxifoideo (figuras 237 y 238) para el cual situamos el transductor sobre la línea media, aunque con este tipo de abordaje, se dificulta el examen por la presencia de gas en el tubo digestivo, por lo tanto el paciente debe estar en ayunas; este tipo de abordaje permite observar la interfase hígado-bazo y la interfase riñón-bazo. Se realizan dos tipos de cortes o planos: longitudinales (figuras 235 y 236) y transversales (figuras 237, 238, 239 y 240).

Abordaje lateral izquierdo

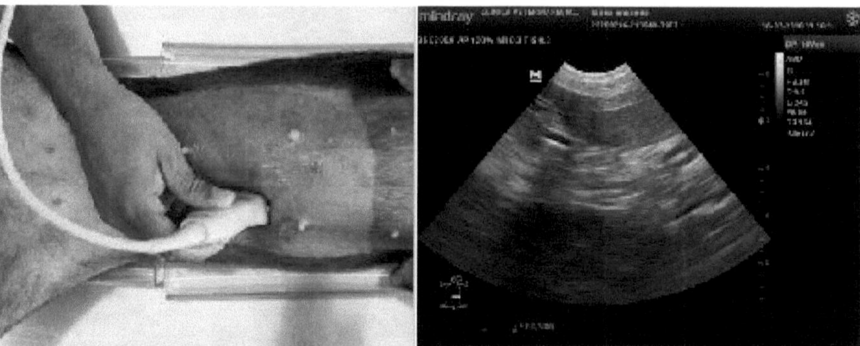

Figura 235.- Posicionamiento del traductor para un corte longitudinal de bazo en un abordaje lateral

Figura 236.- Corte longitudinal del bazo

Abordaje subxifoideo

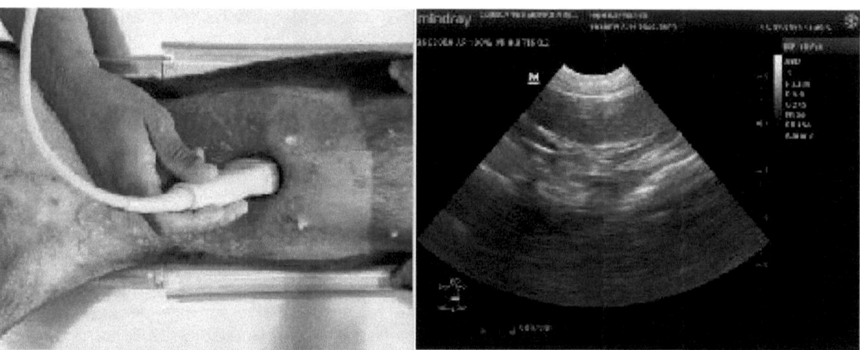

Figura 237.- Posicionamiento del transductor para un corte transversal del bazo en un abordaje subxifoideo

Figura 238.- Corte longitudinal del bazo

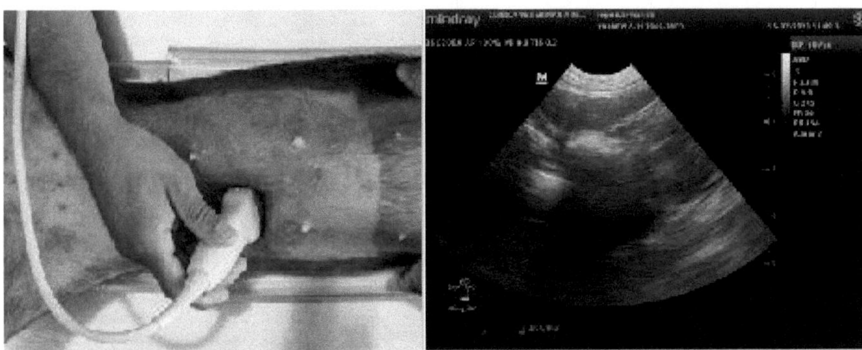

Figura 239.- Posicionamiento del transductor Figura 240.- Corte transversal del bazo
para un corte transversal

Ecografía normal

El parénquima del bazo muestra una ecogenicidad mixta, con un aspecto homogéneo y una granulación fina que le confiere una ecogenicidad superior a la del hígado. Es hiperecoico respecto al hígado y a la corteza renal. Se observan las venas de forma tubular anecoica desde el interior del parénquima con dirección a la grasa mesentérica.

El bazo es un órgano superficial no requiere de aplicar presión a través del transductor, con lo cual se obtiene una reducción marcada de la ganancia en el campo cercano, y una profundidad de campo superficial. En muchos casos, re requiere de una almohadilla de separación en el transductor lineal para valorar completamente el bazo. Cuando los ajustes no son correctos en equipo o sa aplicada presión en exceso con el transductor, es fácil perder la visualización del bazo. Gatos clinicamente sanos, y algunas veces en animales grandes, con un corte o plano transverso puede ser observado el cuerpo entero y la cola junto con los márgenes craneal y caudal (figura 240).

Páncreas

Lo encontramos topográficamente en el abdomen craneal, adyacente a la curvatura mayor del estómago, medial a la porción próxima del duodeno, ventral con respecto a la vena porta y craneal con respecto al colon transverso aunque su identificación ecográfica es difícil. El páncreas (figura 241 y 242) es un órgano pequeño, delgado, con forma de V alargada. Anatómicamente se divide en tres regiones: cuerpo, porción derecha y porción izquierda. La porción derecha se localiza en el mesenterio del duodeno descendente, es caudal a la flexura duodenal, es ventral al riñón derecho y al lóbulo caudado del hígado, es lateral a las venas cava y porta; el cuerpo pancreático separa a ambos porciones y discurre ventral a la vena porta, está relacionado con la flexura duodenal craneal. La porción izquierda, discurre lateral a la curvatura mayor del estómago y craneal al colon transverso desde la flexura duodenal craneal hasta el polo craneal del riñón izquierdo y el bazo. La arteria pancreática duodenal proporciona la irrigación de este órgano.

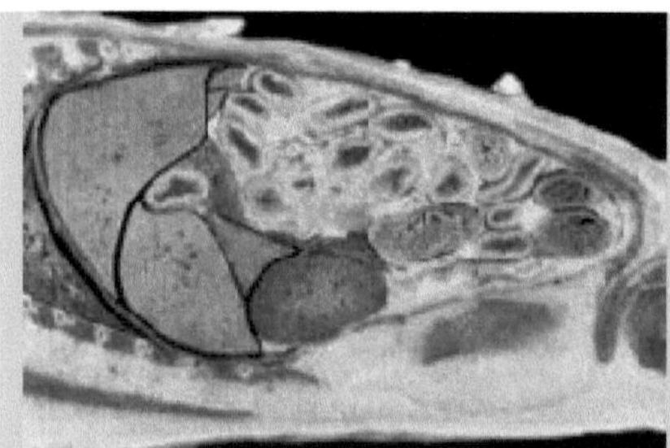

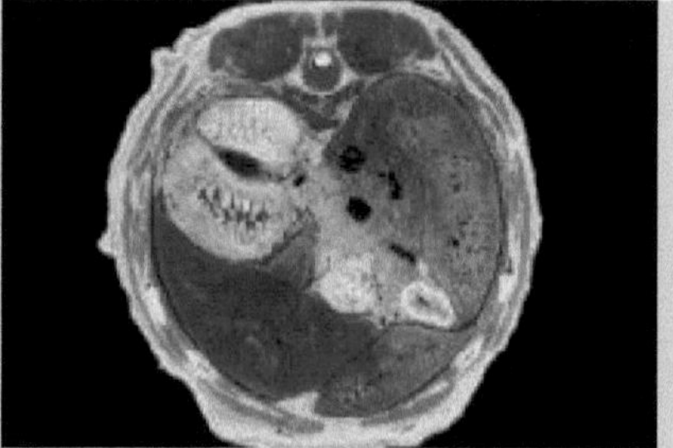

Figura 241.- Corte longitudinal anatómico del páncreas según http://vanat.cvm.umn.edu/planar/

Figura 242.- Corte transversal anatómico del páncreas según http://vanat.cvm.umn.edu/planar/

Indicaciones

Cuando se presenta un paciente con signos de abdomen agudo, presencia de masas sugestivas de ser pancreáticas, cuando se sospecha de metástasis o cuando el paciente manifiesta vomito agudo.

Preparación del área

Colocamos al animal en decúbito dorsal, el posicionamiento en decúbito lateral izquierdo con abordaje superior y en decúbito lateral derecho con abordaje inferior también están indicados, así como la exploración con el paciente en estación. Con un posicionamiento en decúbito lateral izquierdo, colocamos el transductor bajo la decimotercera costilla, el haz de ultrasonido debe angularse dorsalmente paralelo a la columna vertebral, ahí localizamos el riñón derecho y se desliza el transductor medialmente hasta encontrar el duodeno; el lóbulo pancreático derecho se observará dorsal y medialmente al duodeno descendente.

Procedimiento ecográfico

La región pancreática se valora examinando el área caudal al estómago y medial al duodeno. Primero se debe identificar el duodeno para observar la porción derecha del páncreas, lo cual es posible de explorar mediante un abordaje lateral o ventral, con un corte o plano longitudinal (figuras 243 y 244), para encontrar el duodeno descendente y el riñón derecho (figuras 245 y 246). Después de esto, el corte o plano se mueve medialmente hasta encontrar el duodeno descendente, el cual es medial al riñón derecho. En el corte o plano longitudinal del cuerpo del animal, estómago y colon son observados en sección transversal como dos estructuras ecogénicas y curvadas en el campo cercano los que provoca un artefacto de reverberación por gas. Entre estas dos estructuras es observable la imagen correspondiente a la sección transversal de la porción pancreática izquierda. Al barrido del transductor de izquierda a derecha a lo largo del eje del estómago y del colon transverso, se puede documentar la longitud de la porción pancreática izquierda. Al rotar el transductor 90 grados hasta conseguir un corte o plano transverso, el páncreas aparece delgado, plano y con apariencia triangular lobulada, así mismo se obtiene una vista del eje largo de la región del lóbulo izquierdo pancreático, justo caudal al estómago y craneal al colon transverso; con un movimiento amplio, en forma de abanico, del haz de ultrasonidos con direcciones craneal y caudal nos permite reconocer el lóbulo pancreático izquierdo entre estas dos estructuras. El lóbulo derecho pancreático se localiza a lo largo del borde mesentérico (medial) del duodeno. La identificación del duodeno permite localizar fácilmente la región de la porción derecha pancreática, para conseguirlo se debe dirigir el corte o plano del haz de ultrasonidos con dirección medial a partir el duodeno (figuras 247 y 248). Cuando el duodeno y la región de la porción pancreática derecha son documentados en el eje largo, el transductor es rotado en sentido horario aproximadamente 90 grados hasta un corte o plano transversal del cuerpo. En este corte o plano, el duodeno es observado en una sección transversal a la izquierda de la pantalla, medialmente posicionado, se observa la imagen de la sección transversal del riñón derecho. El conducto pancreático se encuentra orientado longitudinalmente, y está localizado entre las porciones derecha e izquierda y se observa como una estructura tubular anecoica, (la identificación indica agrandamiento patológico). En perros con tórax profundo, el abordaje lateral es de primera elección para identificar el duodeno descendente. Una vez identificado, con un abordaje ventral o lateral, es posible la identificación de la porción pancreática derecha y la vena pancreaticoduodenal. En gatos la valoración ecográfica del páncreas se debe realizar a partir de la porción izquierda, sin embargo en los perros se realiza a partir de la porción derecha. El grosor de cada porción es variable, la derecha mide de 3 a 6 mm y la porción izquierda y el cuerpo van de 3 a 9 mm, el conducto pancreático presenta una longitud promedio de 1.3 mm, y puede medir de 0.5 a 2.5 mm, es más delgado en animales jóvenes y más ancho en animales viejos. El transductor de elección debe ser microconvexo, con frecuencias de los 7.5 a 10 MHz por su tamaño pequeño permite realizar una presión menor sobre la pared abdominal.

Abordaje lateral

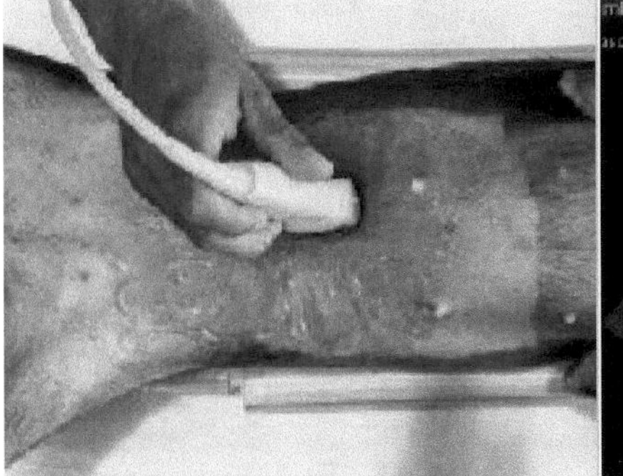

Figura 243.- Posicionamiento del transductor para obtener un corte longitudinal del páncreas en un abordaje lateral

Figura 244.- Corte longitudinal del páncreas

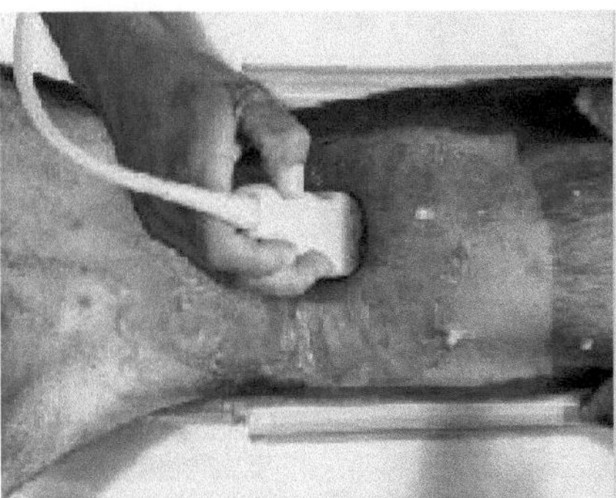

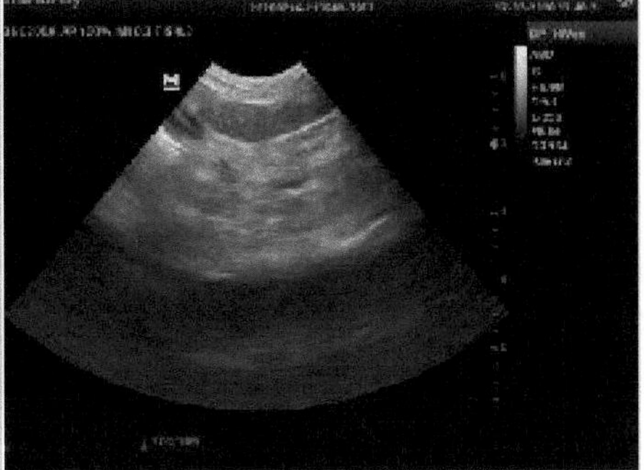

Figura 245.- Posicionamiento del transductor para obtener un corte transversal del páncreas en un abordaje lateral

Figura 246.- Corte transversal del páncreas

Abordaje ventral

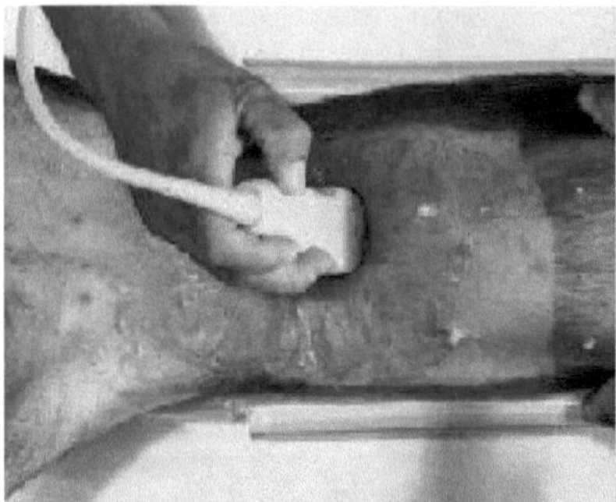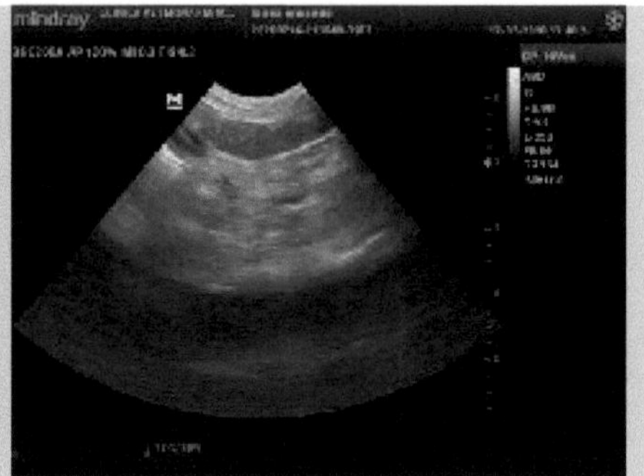

Figura 247.- Posicionamiento del transductor para obtener un corte transversal del páncreas

Figura 248.- Corte transversal del páncreas

Ecografía normal

El páncreas se observa como una delgada estructura hipoecogénica cuya ubicación es dorsal o dorsomedial al duodeno descendente, ventral a la vena porta y caudal al estómago. En animales clínicamente sanos, es de difícil localización porque posee una ecogenicidad poco definida la cual homogénea, es hipoecoico respecto a la grasa mesentérica circundante, en su porción central derecha se observa el conducto pancreático accesorio, que aparece como una estructura tubular con paredes ecogénicas; la porción pancreática izquierda puede localizarse ecográficamente siguiendo las venas esplénicas desde el hilio del bazo hasta la vena porta, la porción pancreática izquierda es caudal al estómago y craneal respecto al colon (figuras 249 y 250).

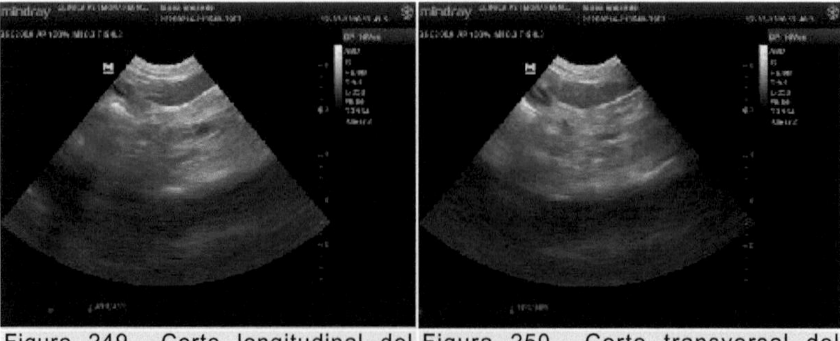

Figura 249.- Corte longitudinal del páncreas

Figura 250.- Corte transversal del páncreas

Estómago

La porción dilatada del tubo digestivo se conoce como estómago, anatómicamente se localiza entre el esófago y el intestino delgado; presenta para su estudio dos caras, una de las cuales tiene contacto con el intestino y la otra con el hígado; dos bordes denominados curvatura mayor y curvatura menor, dos esfínteres, uno que se fusiona con fusiona con el esófago y llamado cardias y el otro en el fondo, donde se continua con el duodeno y se denomina píloro, presenta también un cuerpo. Ubicado centralmente, su eje largo es perpendicular a la columna vertebral (figura 251); es fácilmente reconocible por su tamaño, actividad peristáltica regular y por la presencia de rugosidades en su mucosa; en los gatos, el estómago se localiza a la izquierda de la línea media y prácticamente paralelo a la columna (figura 252).

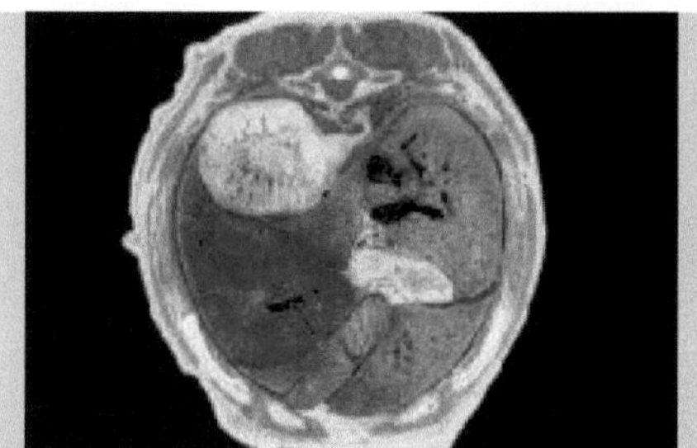

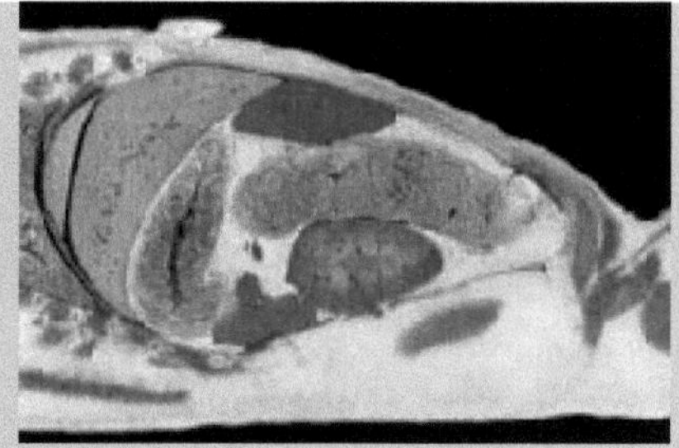

Figura 251.- Corte transversal anatómico del estómago según http://vanat.cvm.umn.edu/planar/

Figura 252.- Corte longitudinal anatómico del estómago según http://vanat.cvm.umn.edu/planar/

Indicaciones

Cuando el animal manifiesta signos de vómito crónico, regurgitación, masas abdominales que sugieran ser del estómago, dolor abdominal agudo.

Preparación del área

Se recurre a posicionar al paciente en tres formas distintas: en estación, en decúbito dorsal y en decúbito lateral izquierdo y/o derecho. Para obtener una buena imagen ecográfica, se requiere que el paciente se encuentre en ayuno.

Procedimiento ecográfico

Posicionar al paciente en estación (figuras 253, 254, 255 y 256) y en ayunas permite explorar el cuerpo del estómago y el píloro; para la exploración del fondo, se coloca al paciente en decúbito lateral izquierdo y para explorar el píloro únicamente, posicionaremos al paciente en decúbito lateral derecho; el transductor debe colocarse en una posición con inclinación craneal; con el paciente en estación, el barrido del transductor debe ser de derecha a izquierda con una inclinación ventral; si la posición del paciente es en decúbito lateral izquierdo, el barrido entonces se realizará de craneal a caudal y con una inclinación a la izquierda; por otro lado, si está en decúbito lateral derecho, entonces el barrido será de craneal a caudal y el corte o plano tendrá una inclinación a la derecha. Si la exploración es ventral, se coloca el transductor a nivel del proceso xifoides (figuras 257 y 258), dirigido en un corte o plano sagital, el estómago se observa directamente caudal al hígado. A partir de la línea media, el transductor es movido hacia la izquierda, siguiendo exactamente el arco costal, pero moviéndolo ligeramente caudal para incluir la sección transversal (figuras 259 y 260) del estómago. A la izquierda, encontramos el fondo del estómago, de esta posición, el barrido es lento hacia caudal en dirección a la línea media, observando el cuerpo en este proceso. En los perros, el estómago se extiende hacia la derecha, en gatos, se extiende sólo cerca de la línea media. En el barrido hacía la derecha, se observa la región del antro pilórico. El estómago presenta una curva ligera hacia craneal durante su transición que va del cuerpo al antro pilórico. Cuando es observado en sección transversal, este corte o plano se continúa a lo largo del eje largo, lo cual se consigue al rotar el transductor 90 grados desde un corte o plano sagital hasta conseguir uno transversal (figuras 261, 262, 263 y 264). El barrido del transductor debe ser craneal para producir imágenes oblicuas dorsales del estómago. En la orientación del eje largo, los pliegues de la mucosa gástrica se aprecian más longitudinales. El transductor debe ser manipulado de manera que se mantenga una vista de sección transversal del antro pilórico y del duodeno.

Abordaje en estación

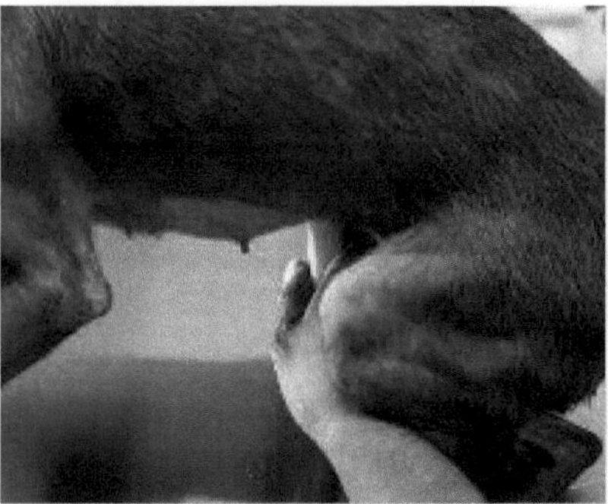

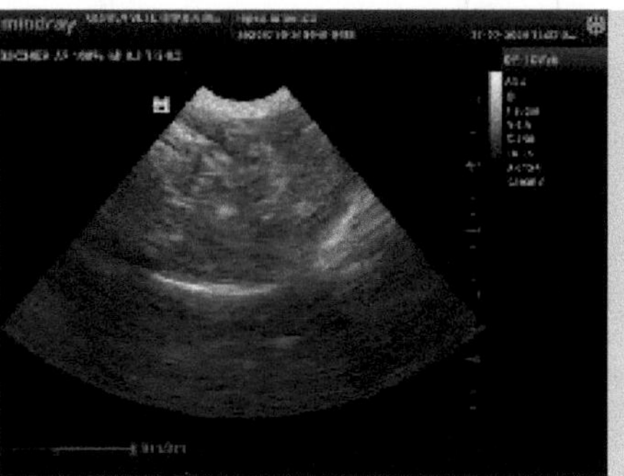

Figura 253.- Posicionamiento del transductor para obtener un corte longitudinal del estómago en un abordaje en estación

Figura 254.- Corte longitudinal del estómago

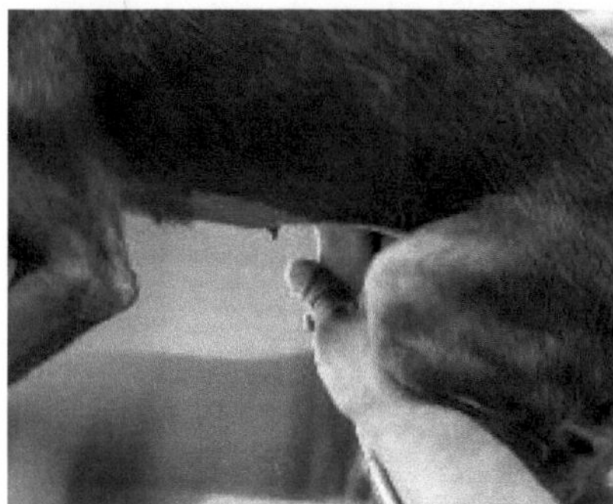

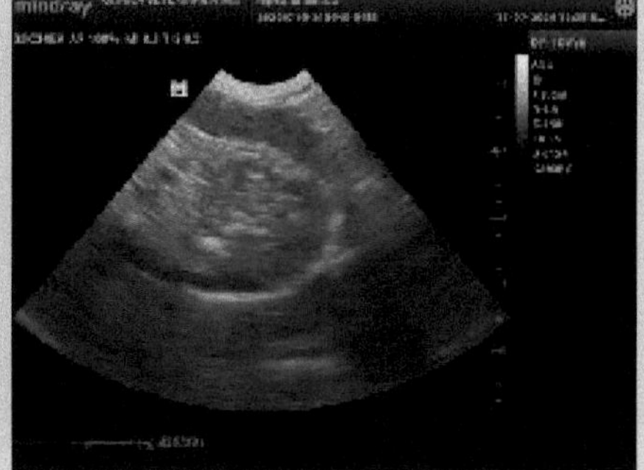

Figura 255.- Posicionamiento del transductor para obtener un corte transversal del estómago en un abordaje en estación

Figura 256.- Corte transversal del estómago

Abordaje ventral

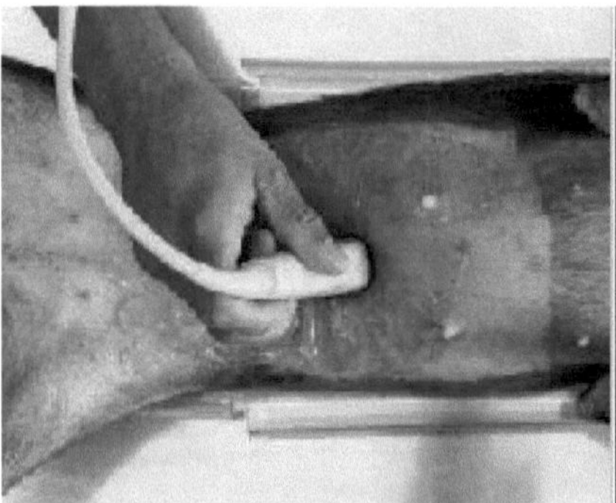

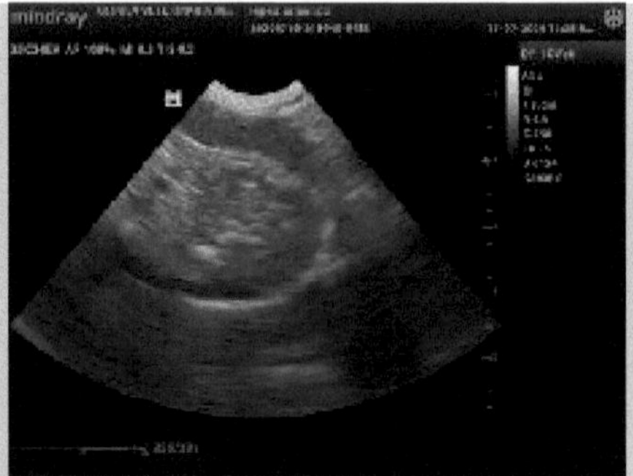

Figura 257.- Posicionamiento del transductor para obtener un corte longitudinal del estómago en un abordaje ventral

Figura 258.- Corte longitudinal del estómago

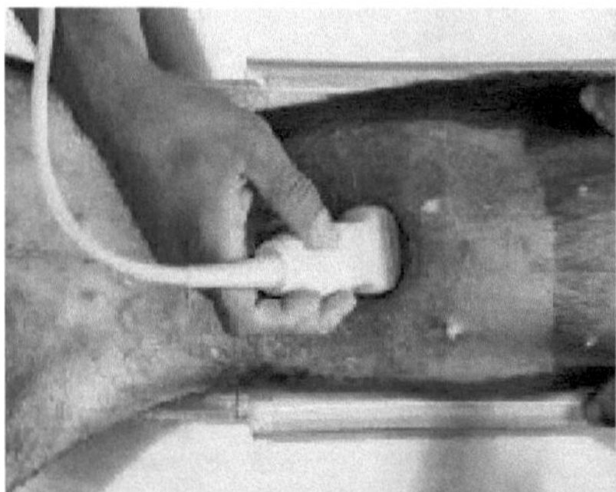

Figura 259.- Posicionamiento del transductor para obtener un corte transversal del estómago en un abordaje ventral

Figura 260.- Corte transversal del estómago

Abordaje lateral

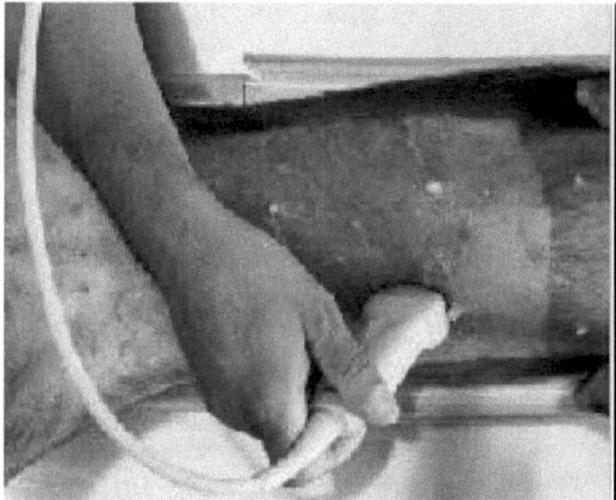

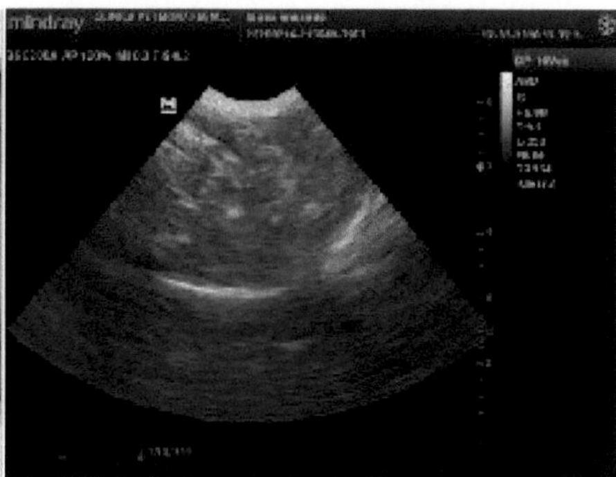

Figura 261.- Posicionamiento del transductor para obtener un corte longitudinal del estómago en un abordaje lateral

Figura 262.- Corte longitudinal del estómago

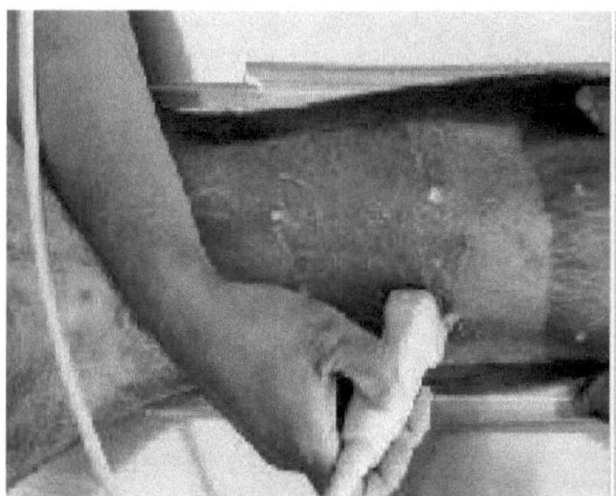

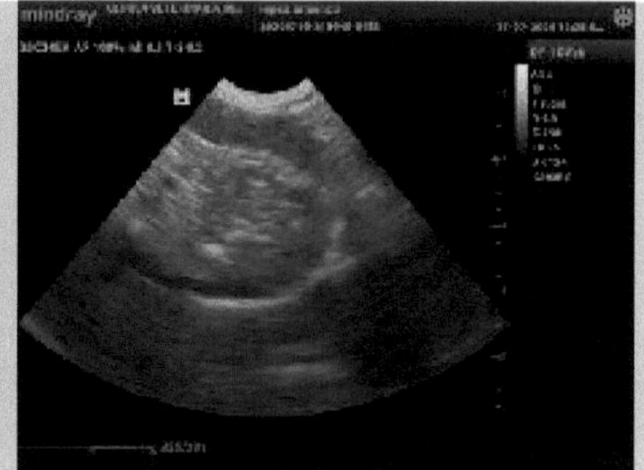

Figura 263.- Posicionamiento del transductor para obtener un corte transversal del estómago en un abordaje lateral

Figura 264.- Corte transversal del estómago

Ecografía normal

Ecográficamente cuando el estómago está lleno esta bien delimitado, el contenido líquido es anaecogénico, en algunas ocasiones se aprecian partículas ecogénicas que pueden llegar a ser hiperecogénicas, las cuales se corresponden con burbujas de gas y/o partículas de alimento (figuras 265 y 266), la capa mucosa se observa hipoecogenica, el contenido gaseoso se presenta típicamente hiperecogénico con formación de sombra acústica y la masa de alimento se observa como una línea hiperecogénica con formación de sombra acústica.

En los perros, el grosor de las paredes estomacales no deberán exceder los 7mm. En los gatos, la pared mide entre 2 mm (grosor entre rugosidades) y 4,4 mm (grosor de los pliegues de las rugosidades). El estómago presenta cuatro capas: de adentro hacia afuera, la interfase de la mucosa, submucosa, muscular y serosa. Ultrasonográficamente observamos la serosa hiperecógenica, la muscular con un aspecto hipoecógenico, la submucosa hiperecógenica, la mucosa hipoecógenica y la luz estomacal depende del contenido del mismo.

Si el estómago se encuentra vacío, los pliegues *y* las criptas producen un patrón estriado o un patrón de "rueda radiada" especialmente en gatos. En la exploración ecográfica se observan de 4 a 5 contracciones peristálticas por minuto.

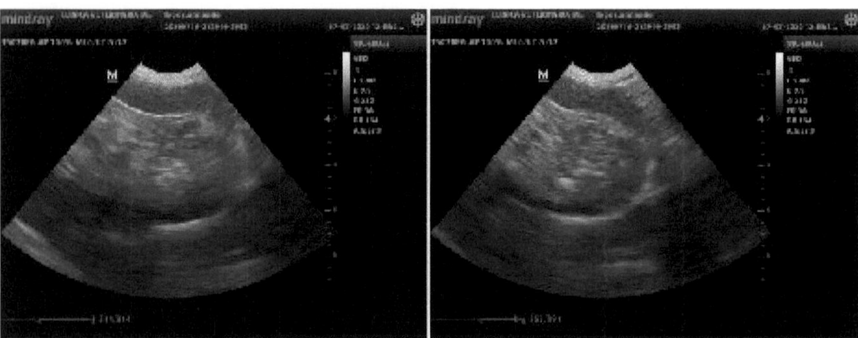

Figura 265.- Corte longitudinal del estómago	Figura 266.- Corte transversal del estómago

Intestino

Es la porción del tubo digestivo que inicia en el píloro y termina en el ano (figuras 267 y 268). Anatómicamente se divide básicamente en dos porciones, delgado y grueso. Por lo general, solo se explora el delgado, ya que la presencia de gas en el grueso dificulta obtener una buena imagen. El intestino delgado se localiza en la porción mesoventral del abdomen y está dividido en duodeno, yeyuno e íleon. Topográficamente el duodeno se continúa del píloro y se encuentra hacia la derecha del animal, está limitado cranealmente por la cara visceral del hígado, en la porción descendente, limita con la región lumbar, la porción transversa está situada a la izquierda del origen del mesenterio y alcanza la cara ventral del riñón izquierdo. El yeyuno e íleon son las porciones más móviles. El intestino delgado posee cuatro capas: mucosa, submucosa, muscular y serosa, su grosor es en promedio de 2 a 4 mm, siendo el duodeno 1 mm más grueso que el resto de las porciones. El colon inicia en el abdomen craneal derecho como colon ascendente, la porción transversa transcurre del lado derecho al izquierdo del abdomen, inmediatamente por detrás de el estómago.

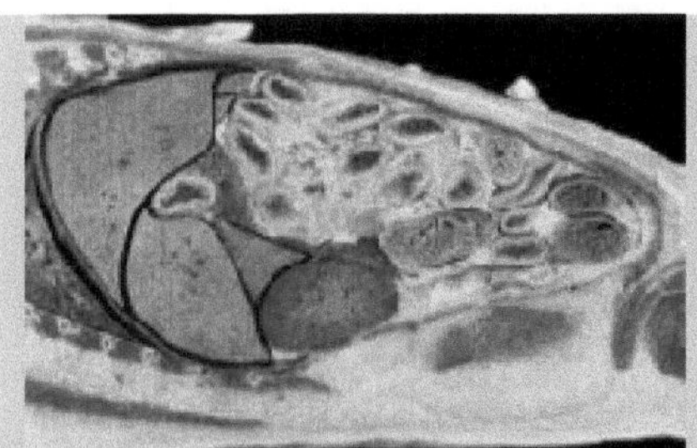

Figura 267.- Corte longitudinal anatómico de los intestinos según http://vanat.cvm.umn.edu/ planar/.

Figura 268.- Corte transversal anatómico de los intestinos según http://vanat.cvm.umn.edu/ planar/.

Indicaciones

Cuando existan antecedentes de signos como diarrea, masas abdominales de origen desconocido, tenesmo, antecedentes de oclusión intestinal por cuerpos extraños, hemorragias del tubo digestivo alto o por dolor abdominal agudo.

Preparación del área

El posicionamiento del paciente podrá ser en decúbito dorsal o en decúbito lateral.

Procedimiento ecográfico

Se ubica el transductor sobre la línea media del paciente, con un corte o plano recurrente derecho, se utiliza un transductor convexo de 5 MHz; el duodeno descendente lo observamos con un abordaje lateral derecho en corte o plano frontal (figuras 269 y 270), con este mismo abordaje se evalua el duodeno transverso y se realizan cortes o planos trasversales y longitudinales. Si lo que buscamos es el duodeno ascendente, debemos realizar un abordaje lateral colocando el transductor a la izquierda de la línea media, al realizar un corte o plano paramedial izquierdo obtenemos cortes longitudinales del duodeno ascendente y al realizar un corte o plano transversal con inclinación hacia la izquierda se consiguen cortes o planos transversales (figuras 271 y 272) u oblicuos del duodeno ascendente (figuras 273 y 274).

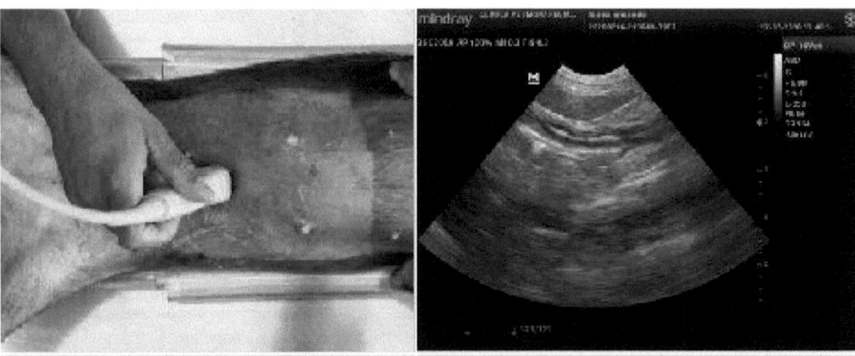

Figura 269.- Posicionamiento del transductor para obtener un corte longitudinal del intestino durante un abordaje lateral

Figura 270.- Corte longitudinal del intestino

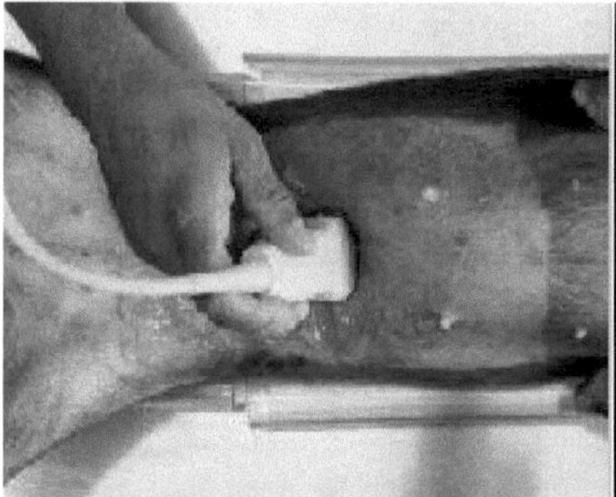
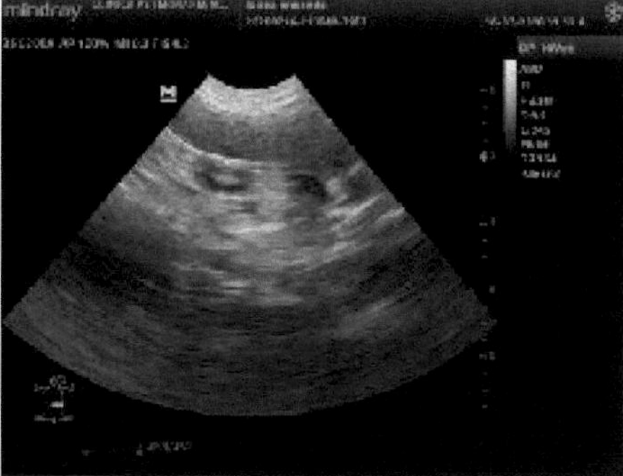

Figura 271.- Posicionamiento del transductor para obtener un corte transversal del intestino durante un abordaje lateral

Figura 272.- Corte transversal del intestino

Ecografía normal

La pared intestinal se observa hiperecógenica (figuras 273 y 274), la mucosa y el bolo alimenticio son hiperecogénicos y el contenido líquido es ananecoico; En perros, la pared intestinal tiene en promedio de 2 a 3 mm de grosor. En gatos, el grosor promedio de la pared es de 2,1 mm para el intestino delgado y de 1,7 mm para el colon. El colon descendente se identifica fácilmente por su proximidad con la vejiga y tiene una interfase hiperecogénica por gas, en forma decreciente al corte o plano transversal. En un corte o plano longitudinal se observan las cuatro capas que lo conforman.

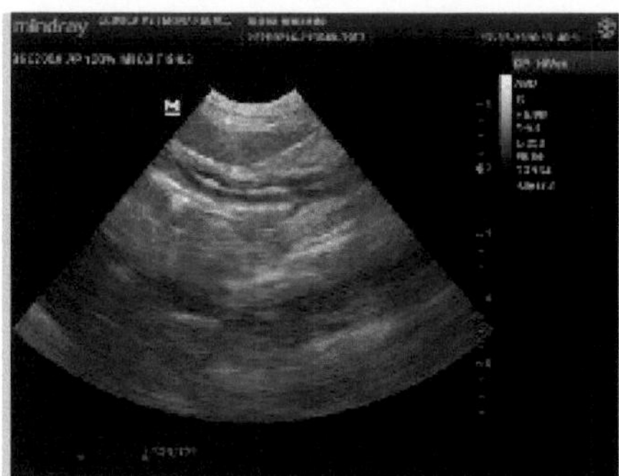
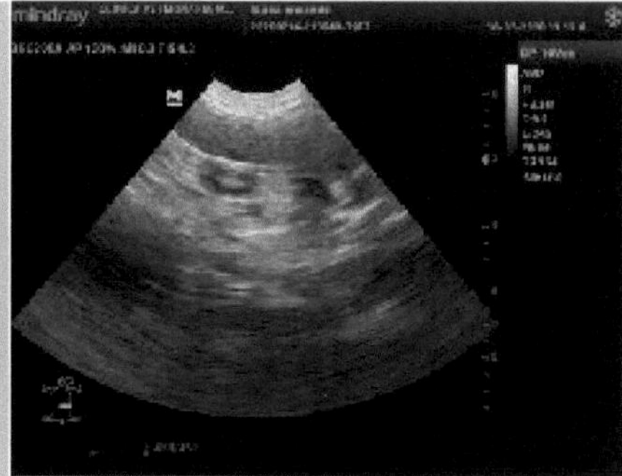

Figura 273.- Corte longitudinal del intestino

Figura 274.- Corte transversal del intestino

Se pueden distinguir cuatro patrones ecográficos intraluminales:

Patrón mucoso: Es la apariencia de un segmento del intestino en su estado colapsado; caracterizado por un contenido ecogénico que corresponde a la mucosa sin sombra acústica.

Patrón líquido: Se caracteriza por contenido del lumen anecoico, optimiza la identificación de los diferentes segmentos, así como la observación de la pared intestinal. Es útil para observar otras estructuras abdominales adyacentes, como el páncreas.

Patrón gaseoso: Se observa como una interfase intraluminal altamente reflectiva (hiperecoica) con sombra acústica. El gas se comporta como una barrera acústica, reflejando la mayoría del sonido incidente, impidiendo de esta manera la evaluación de estructuras más profundas. El bazo, la vejiga y, a veces, el hígado pueden usarse como ventanas acústicas, para mejorar la calidad del estudio. La pared intestinal se observa a menudo menos distinta en presencia de aire intraluminal.

Patrón alimentario: Su apariencia obedece al tipo de comida, la cantidad de líquido y aire ingeridos. Las partículas de comida se observan como estructuras ecogénicas discretas, que flotan al interior del lumen intestinal, dichas partículas no deben ser confundidas con cuerpos extraños intraluminales y/o nódulos polipoides.

Riñones y glándulas adrenales

Anatómicamente los riñones se localizan en el espacio retroperitoneal (figuras 275 y 276), en el abdomen craneal-mediodorsal, es un órgano par ubicado en la región sublumbar, el riñón derecho se ubica más craneal que el izquierdo; presenta para su estudio anatómico dos caras, dorsal y ventral, dos bordes, medial y lateral, y dos polos, craneal y caudal. En su descripción, el borde medial está marcado por una fosa oval de donde emerge el hilio que contiene al uréter, la arteria y la vena renal; el borde lateral es ancho y convexo. Internamente presenta una corteza, medula, cresta renal, grasa pélvica, arterias interglobares, arcuatas y una cápsula fibrosa que rodea el parénquima.

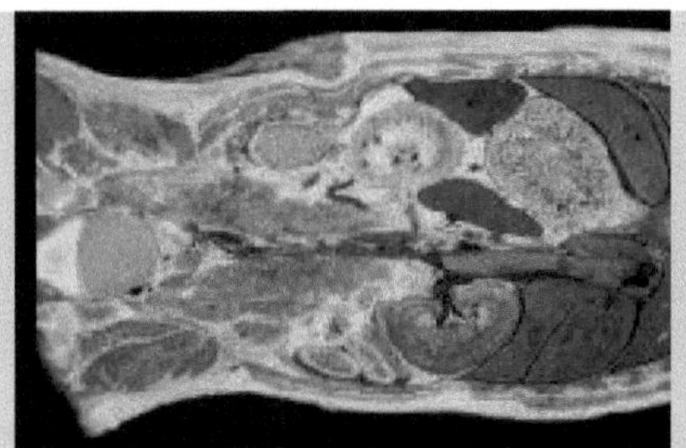 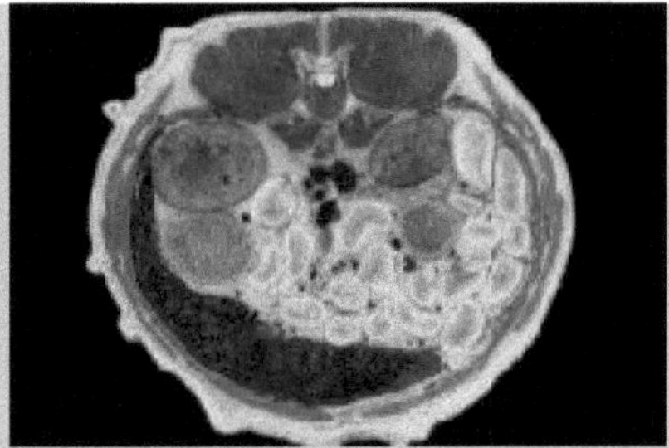

Figura 275.- Corte dorsal anatómico del riñón y la glándula adrenal según http:// vanat.cvm.umn.edu/planar/

Figura 276.- Corte transversal anatómico del riñón, según http://vanat.cvm.umn.edu/planar/.

Topográficamente el riñón izquierdo se relaciona craneal y lateralmente con la cara medial del bazo y la curvatura mayor del estómago; craneal y medialmente se localiza junto a la porción pancreática izquierda y la glándula adrenal del mismo lado; caudalmente está en contacto con el colon y en el caso de las hembras con el ovario correspondiente. El polo craneal del riñón derecho esta en contacto con el lóbulo caudado del hígado a través de la fosa renal, ventralmente se localiza junto a la porción pancreática derecha y el colon ascendente; lateralmente está en contacto con el duodeno descendente. Los gatos poseen riñones más grandes (proporcionalmente) que los perros. Anatómicamente las glándulas adrenales son órganos aplanados y bilobulados que se encuentran localizadas craneomedialmente a los riñones. De manera regular la adrenal izquierda es de mayor tamaño que la derecha. En los perros, la adrenal izquierda, se ubica ventrolateralmente a la aorta y medialmente al polo craneal del riñón del mismo lado; la adrenal derecha se ubica dorsal a la vena cava y medial al polo craneal del riñón derecho, tiene contacto ventralmente con el lóbulo caudado del hígado y dorsalmente con la musculatura sublumbar.

Indicaciones

Cuando se presenta un paciente con antecedentes de hematuria, litiasis vesical, piuria, anuria, insuficiencia renal, alteraciones en los niveles sanguíneos de urea y creatinina, o para descartar alguna lesión renal ocasionada por traumatismo.

Preparación del área

Se coloca al paciente en posición de decúbito lateral con el riñón que se desea examinar en el lado superior. En este tipo de examen no es indispensable el ayuno del paciente, aunque ayuda al disminuir la cantidad de gas en el tubo digestivo. La tricotomía está indicada y deberá ser de 10 centímetros caudal a la ultima costilla para el lado izquierdo y sobre los últimos dos espacios intercostales, en el lado derecho. Si el examen se efectúa en un abordaje ventral, la tricotomía se realiza en caso necesario sobre la línea media en un área que abarca de 8 a 10 cm de extensión de la apófisis xifoides a la cicatriz umbilical.

Procedimiento ecográfico

Se utiliza un transductor de 5 MHz, debido a su poca profundidad en la cavidad. Si se trata de pacientes pequeños, un transductor de 7.5 MHz, pero si se trata de perros de gran tamaño entonces un transductor de 3.5 MHz, siendo los más óptimos los transductores microconvexos y sectoriales. El riñón entero es explorado barriendo suavemente el transductor de medial a lateral, manteniendo a los polos caudal y craneal dentro de la imagen en el monitor. Al evaluar el riñón izquierdo, es frecuente la aparición del bazo, lateral y profundamente respecto al riñón. Una vez evaluado a lo largo de su eje sagital (figuras 277 y 278), el transductor debe rotarse 90 grados en sentido horario para obtener cortes o planos transversales (figuras 279 y 280). Se documentan imágenes transversales desde el polo craneal hasta el polo caudal barriendo el transductor sobre la total longitud del riñón.

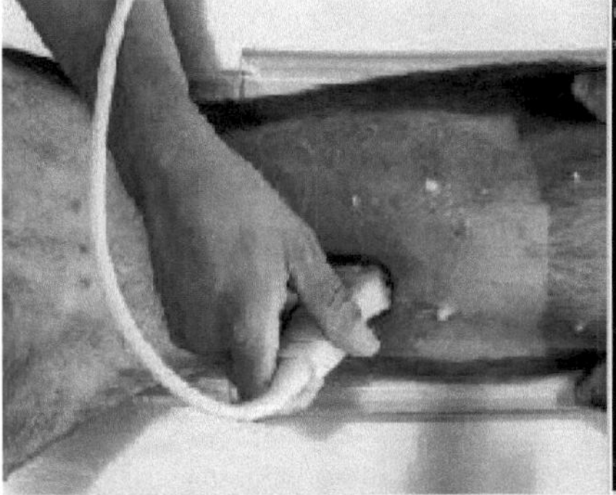 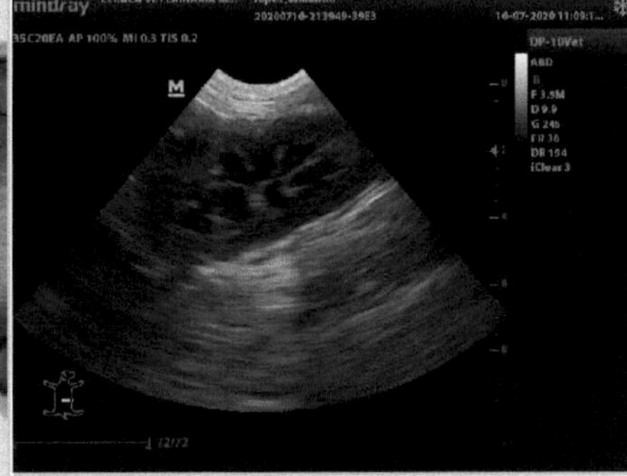

Figura 277.- Posicionamiento del transductor para obtener un corte longitudinal del riñon y glándulas adrenales

Figura 278.- Corte longitudinal del riñón

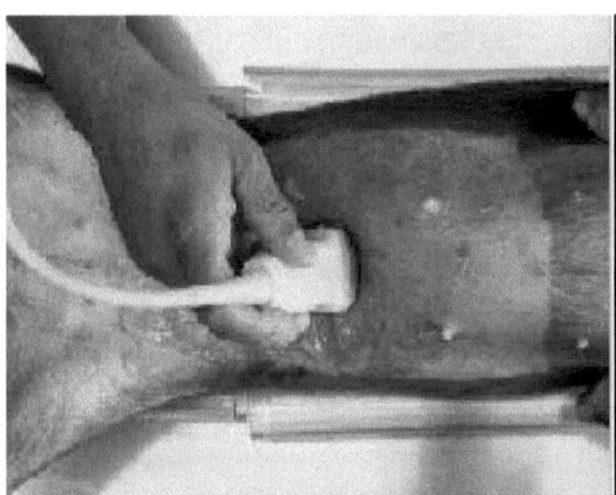 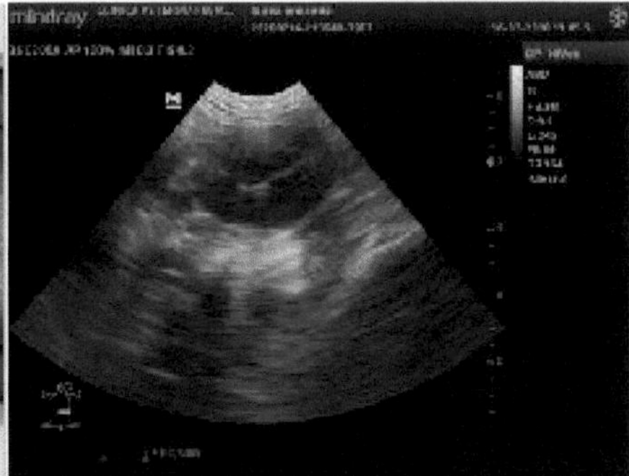

Figura 279.- Posicionamiento del transductor para obtener un corte transversal del riñon y glándulas adrenales

Figura 280.- Corte transversal del riñón

Se encuentra el riñón izquierdo lateralmente en la porción media del abdomen, pudiendo utilizar el cuerpo del bazo como una ventana acústica y así poder visualizarlo de mejor manera; en las hembras, caudalmente contacta con el ovario y medialmente está en contacto con el colon descendente, la aorta, la glándula adrenal derecha y cranealmente esta en contacto con el bazo, la porción pancreática izquierda y glándula adrenal izquierda. El transductor es posicionado en un corte o plano sagital a la izquierda de la línea media, ocasionado que el bazo sea observado en el campo cercano como un órgano ecogénico y de textura fina. El riñón izquierdo es profundo y dorsal a éste y se localiza con facilidad. El riñón derecho se ubica en una posición más craneal con respecto al izquierdo; se encuentra protegido por las ultimas costillas y anatomicamente esta relacionado caudalmente con el ovario (en la hembra), medial con el colon descendente, vena cava y glándula adrenal, dorsalmente se relaciona con el duodeno y el páncreas y cranealmente esta en contacto con la fosa renal del lóbulo caudado del hígado. El transductor debe posicionarse del lado derecho del abdomen craneal al último arco costal, en un plano corporal sagital. El riñón derecho generalmente es localizado barriendo lentamente de lateral a medial. Después de explorar a lo largo de su eje sagital, inclinamos lentamente el transductor y se rota 90 grados para documentar imágenes transversales. El tercer corte o plano de exploración para documentar imágenes del riñón es mediante un corte o plano dorsal. Es fácil de obtener esta vista desde el plano sagital estándar, con solo barrer el transductor lateralmente, y rotando la muñeca y el antebrazo aproximadamente 90 grados. Las arterias, las venas renales y ocasionalmente el uréter, son observables en el eje largo de este corte o plano, el cual es de mucha utilidad para evaluar a las glándulas adrenales que se encuentran adyacentes a la vena cava caudal, la aorta y la vena porta. Para el examen ecografico de los riñones y de las glándulas adrenales podemos realizar distintos abordajes:

Abordaje ventral

El transductor es colocado en el flanco para la exploración el riñón izquierdo y en el caso del riñón derecho, es situado en el último espacio intercostal; la exploración se realiza de su eje de mayor a su eje menor; para la documentación del eje mayor, se realizan cortes o planos paramediales con inclinación del transductor a derecha o izquierda, es necesario aplicar moderada presión sobre el transductor en dirección al riñón que se examina, con la finalidad de desplazar las asas intestinales y mejorar de esta forma la calidad de la imagen (figuras 281 y 282); de acuerdo a la inclinación, se realizan cortes o planos sagitales, perpendiculares al plano de la pelvis renal o cortes frontales que pasan por la pelvis renal. En el caso del eje menor, para documentar cortes o planos transversales se inclina el trasnductor de derecha a izquierda y de craneal a caudal.

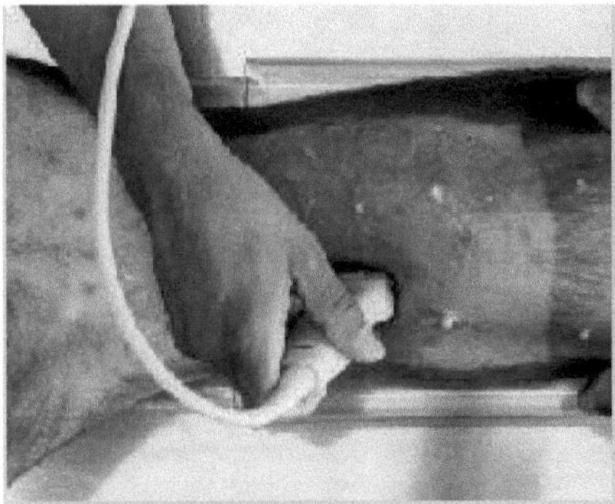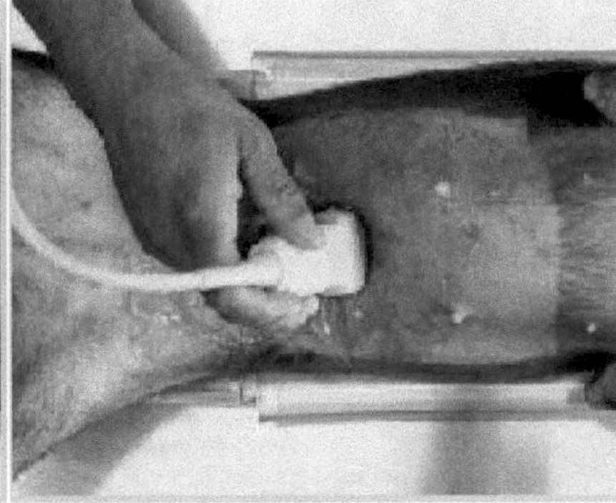

Figura 281.- Posicionamiento longitudinal del transductor durante un abordaje ventral

Figura 282.- Posicionamiento transversal del transductor durante un abordaje ventral

Abordaje costolumbar

Se coloca el transductor caudal al último arco costal, con este abordaje se obtienen cortes o planos   dorsales (figuras 283 y 284), para los cortes o planos transversales (figuras 285 y 286), se debe rotar el transductor 90 grados sobre de su eje.

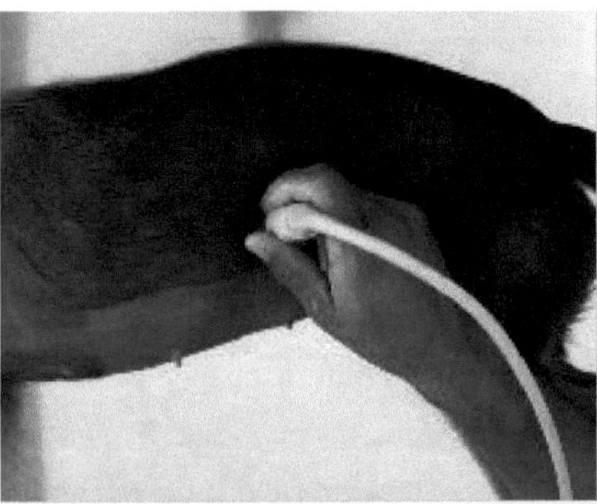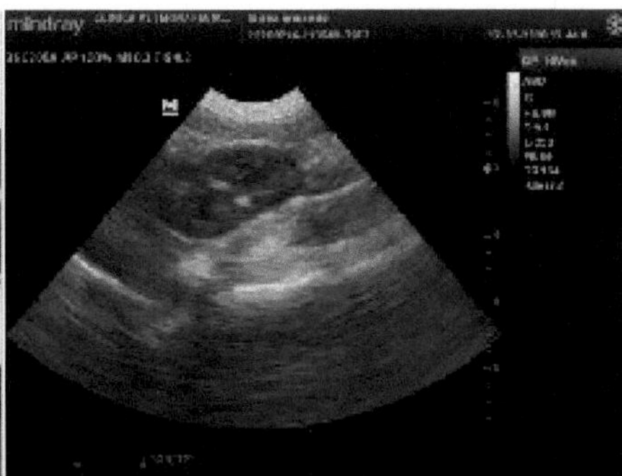

Figura 283.- Posicionamiento del transductor para obtener un corte dorsal durante un abordaje costolumbar

Figura 284.-Corte dorsal del riñón

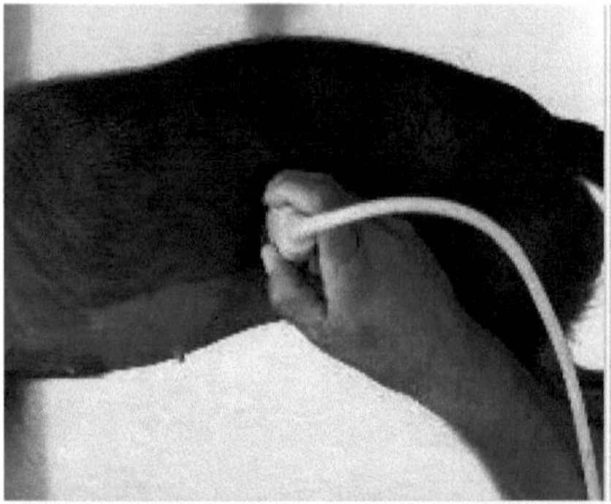 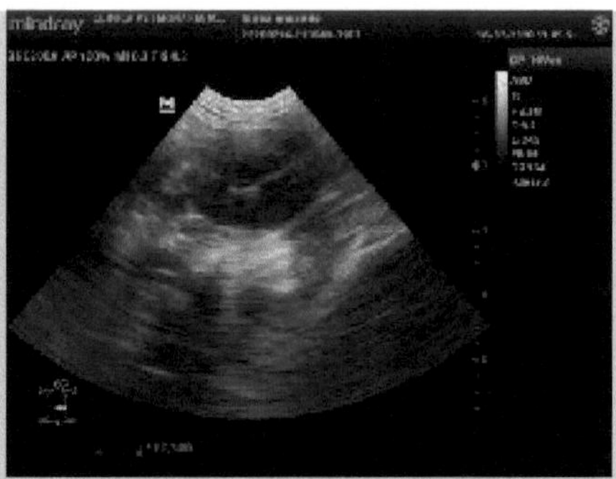

Figura 285.- Posicionamiento del transductor para obtener un corte transversal durante un abordaje costolumbar

Figura 286.-Corte transversal del riñón

A través de la ecografía, en perros, es posible observar entre el 85 y 90% de las glándulas adrenales normales. los factores limitantes son la interferencia de gas intestinal y las dificultades del animal para mantenerse quieto durante varios minutos.

Las glándulas adrenales solo son observables con transductores lineales con frecuencia de 5 a 7.5 MHz que permite obtener una imagen de calidad optima. El transductor de elección es de 7.5 MHz para pacientes de talla mediana a chica y de 5 MHz para pacientes de talla grande. El animal se posiciona en decúbito lateral, teniendo en consideración el lado contrario a la glándula a explorar, por lo que si se trata de la glándula derecha, deberá ser en decúbito lateral izquierdo. El transductor es ubicado caudal a la ultima costilla para obtener cortes o planos longitudinales y transversales. Se debe localizar la aorta y la vena cava caudal en un corte o plano longitudinal, seguimos a la aorta en dirección craneal hasta encontrar el origen de la arteria renal. En esta posición, la glándula adrenal izquierda se observa ventral o ventrolateral a la aorta y craneal respecto a la arteria renal, mientras que la glándula adrenal derecha se observa dorsal o dorsolateral a la vena cava caudal y craneal respecto al origen de la arteria renal del mismo lado. La forma característica de la glándula es de un cacahuate (figuras 287 y 288), el polo caudal es de mayor tamaño que el craneal. Es posible realizar la exploración con el animal colocado en decúbito dorsal ejerciendo moderada presión sobre el abdomen para desplazar las asas intestinales, documentado cortes o planos longitudinales (figura 289) y transversales (figura 290). El tipo de transductor de elección es el convexo o microconvexo ya que permite una mejor presión en el abdomen y de esa manera desplazar las asas intestinales llenas de gas. Los transductores lineales ofrecen una mejor imagen, pero tiene la desventaja de que el desplazamiento de las asas intestinales con gas es más difícil. La glándula adrenal izquierda se observa mejor con un abordaje lateral izquierdo o, menos frecuentemente, a partir del doceavo espacio intercostal en los animales con pecho profundo. La glándula adrenal derecha es mejor evaluada desde el abdomen craneolateral derecho o a través del onceavo o doceavo espacio intercostal. El pequeño tamaño de las glándulas adrenales, la talla de la raza del animal, la conformación de pecho profundo, la obesidad, las vísceras superpuestas llenas de gas o la falta de cooperación del animal son dificultades técnicas para no observarlas. La glándula adrenal derecha es más difícil de observar que la izquierda.

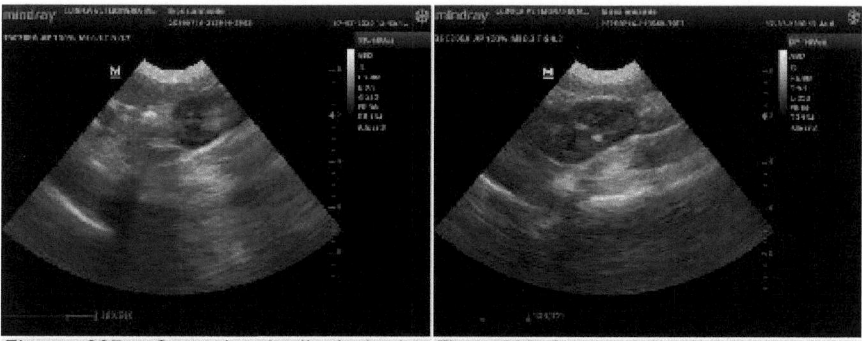

Figura 287.- Corte longitudinal de las glándulas adrenales

Figura 288.-Corte transversal de las glándulas adrenales

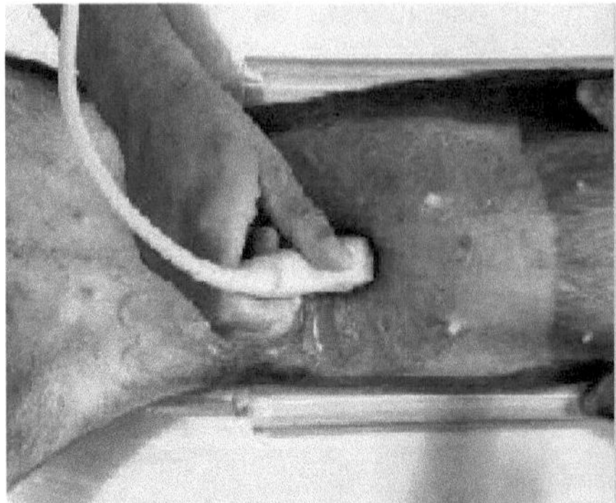 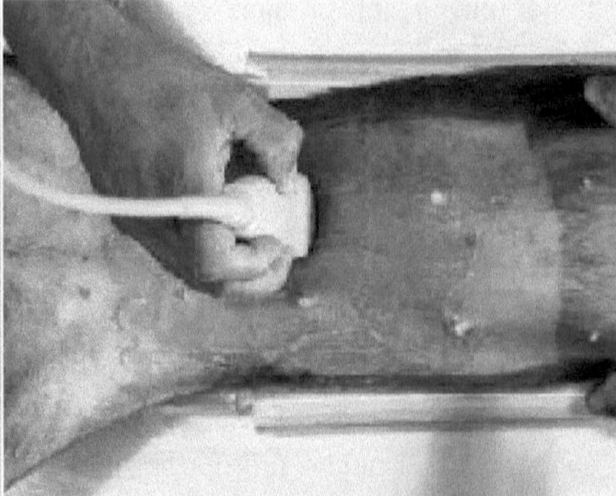

Figura 289.- Posicionamiento longitudinal del transductor para obtener un corte longitudinal de las glándulas adrenales durante un abordaje lateral

Figura 290.- Posicionamiento transversal del transductor para obtener un corte transversal de las glándulas adrenales durante un abordaje ventral

Ecografía normal

La apariencia ecogénica de los riñones varía de acuerdo al corte o plano de la imagen, la frecuencia utilizada en el transductor y la cantidad de grasa perirrenal que contenga. Debido a esto, su estudio ecográfico se divide en tres áreas, que poseen una distinta ecogenicidad.

1. **Zona cortical:** el área más superficial del riñón, observándose en la pantalla en una forma hipoecogénica y con una textura granular fina, es de menor ecógenicidad que el hígado; la zona cortical está limitada por un borde ecogénico que representa a la cápsula renal. La ecogenicidad de la zona cortical puede aparecer aumentada en el gato, por la acumulación grasa del epitelio tubular.

2. **Zona medular:** presenta una ecogenicidad uniforme e hipoecoica con respecto a la corteza, representa a la zona intermedia que se forma con las asas de Henle.

3. **Pelvis y uréteres:** se observa en forma de bordes ecogénicos que se corresponden a la unión medula-pelvis; la pelvis, se observa de forma muy ecogénica debido a un gran contenido de grasa, sin la presencia de liquido en su interior; los uréteres, no son observables en animales clinicamente sanos. La presencia de grasa y tejido fibroso genera un "cono de sombra" que no debe confundirse con los formados por litiasis renal.

La pelvis renal desaparece en el barrido de lateral a medial en el plano sagital y se observa la región central hipoecogénica que está limitada por un par de líneas paralelas ecogénicas. La zona hipoecogénica central corresponde a la cresta renal, (pirámide o papila renal); las líneas ecogénicas se corresponden con los divertículos o recesos pélvicos dorsales y ventrales acompañados por las arterias y venas interlobares. Los divertículos y los vasos se reconocen como estructuras ecogénicas cortas, lineales y uniformemente separados, que recorren la región medular hasta la corteza, mientras se observan hacia la periferia del riñón. En un corte o plano dorsal (frontal) desde la pared corporal lateral o en un corte o plano transversal, se observan los divertículos pélvicos y los vasos con una longitud mayor porque el corte o plano pasa a través del eje mayor de estas estructuras. Sin embargo, en un corte o plano dorsal medio el haz de ultrasonido pasa en medio de los divertículos dorsal y ventral por lo que no son visibles. Los vasos sanguíneos son fácilmente identificables; la vena renal se observamos como un trayecto anaecogénico que desemboca en la vena cava caudal. La arteria renal emerge desde la aorta y es fácilmente identificable en animales delgados. Las arterias interglobares se observan como líneas hiperecogénicas que emergen de la pelvis renal hasta alcanzar la unión cortico-medular en un corte o plano sagital; las arterias arcuatas se observan como estructuras circulares ecogénicas en un corte o plano dorsal. El riñón derecho es hipo o isoecoico cuando se compara con el lóbulo caudal del hígado, mientras que el riñón izquierdo es hipoecoico cuando se compara con el bazo. El patrón ecográfico de las glándulas adrenales se observa de manera hipoecogénica con respcto de la grasa circundante y son isoecogénicas cuando se comparan con la corteza renal. El tamaño normal de las adrenales no deberá exceder los 7mm de ancho.

Vejiga

Saco musculomembranoso (figuras 291 y 292), cuya forma, tamaño y posición puede variar de acuerdo al estado de repleción, se ubica en la pelvis cuando está vacía y contacta la pared abdominal ventral cuando esta plétora. En la pared dorsal desembocan los uréteres y está en contacto con el colon. En el macho, el cuello vesical es rodeado por la próstata. La irrigación esta dada por las arterias iliacas.

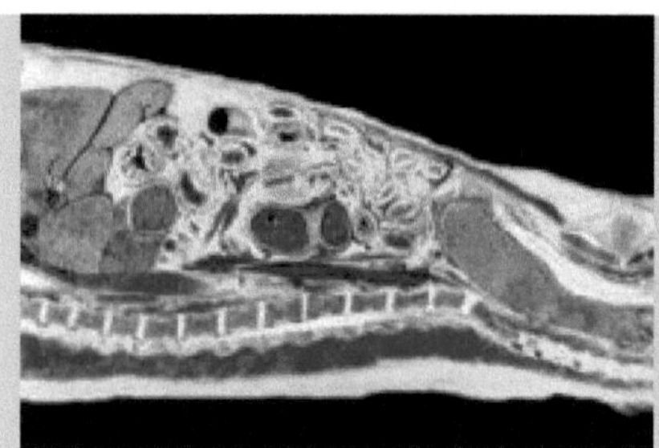 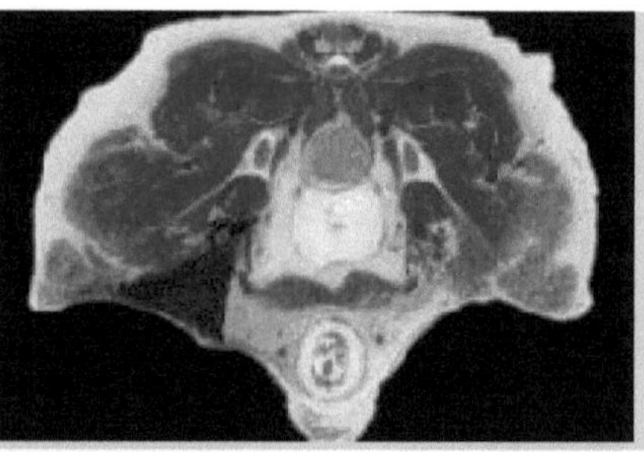

Figura 291.- Corte longitudinal anatómico de la vejiga según http://vanat.cvm.umn.edu/planar/

Figura 292.- Corte transversal anatómico de la vejiga según http://vanat.cvm.umn.edu/planar/

La pared consta de cuatro capas de adentro hacia afuera, mucosa, submucosa, muscular y serosa. El trígono vesical es un conjunto de fibras del músculo dorsal, va del cuello de la vejiga a la entrada de los uréteres. Es mantenida en posición por dos ligamentos laterales y uno central, estos ligamentos la fijan a las paredes laterales de la pelvis y a la sínfisis púbica. La vejiga en la hembra es ligeramente más craneal que en el macho.

Indicaciones

Cuando el paciente presenta signos de hematuria, piurria, dolor abdominal agudo, litiasis, traumatismo pélvico o cuando al momento de la palpación abdominal, la vejiga es encontrada distendida o se detecta alguna masa que refiera a la vejiga.

Preparación del área

La exploración se realiza preferentemente en estado pletórico, por lo que es importante mantener al paciente con una dieta hídrica, en caso de no contener la orina, es recomendable llenarla con una solución de sodio al 9%, a través una sonda uretral, teniendo cuidado de no introducir aire, para no entorpecer el examen. La tricotomía de la región no es necesaria debido a que el pelaje no es abundante en la región, lo que puedes variar de acuerdo a la raza. Es posible llevar a cabo el examen con el paciente en estación, sin embargo es preferible en decúbito dorsal, ya que el peso de la vejiga plétora la aleja la pared abdominal, lo que permite un mejor estudio. En el macho se recomienda la posición en decúbito lateral, para evitar el prepucio que puede dificultar la exploración longitudinal.

Procedimiento ecográfico

El transductor de elección va de 7.5 a 10 MHz, ocasionalmente, puede necesitarse uno de 5 MHz para evaluar estructuras adyacentes en perros de gran tamaño. Para la exploración de la vejiga se requiere de una buena resolución en el equipo, para ello, la frecuencia a seleccionar obedecerá a la distancia entre la piel y la vejiga. Para la eliminación de imágenes parásitas se debe trabajar con una escasa ganancia y disminuir la amplificación de los ecos en profundidad para atenuar las imágenes de refuerzo posterior. La exploración inicia con el paciente en decúbito dorsal (figuras 293 y 294), para la localización de la vejiga, se efectúa el barrido en una posición latero-medio-lateral o bien, se ubica el transductor por delante del pubis y se desplaza cranealmente hasta encontrarla. Se documentan cortes o planos longitudinales, llevando a cabo un barrido en dirección cráneo-caudal, posteriormente se debe rotar el transductor 90° y se documentan cortes o planos transversales (figuras 295 y 296). Para la exploración longitudinal, el transductor deberá moverse lentamente hacia craneal y hacia caudal y de izquierda a derecha. Para la exploración transversa, el barrido es craneal y caudalmente para documentar la longitud total. La vejiga es evaluada fácilmente cuando se encuentra distendida y sirve como una ventana acústica que se utiliza para la observación de estructuras adyacentes como el colon, útero y los nódulos linfáticos ilíacos. La uretra es posible de explorarse desde el abdomen ventral en machos y hembras.

Abordaje ventral

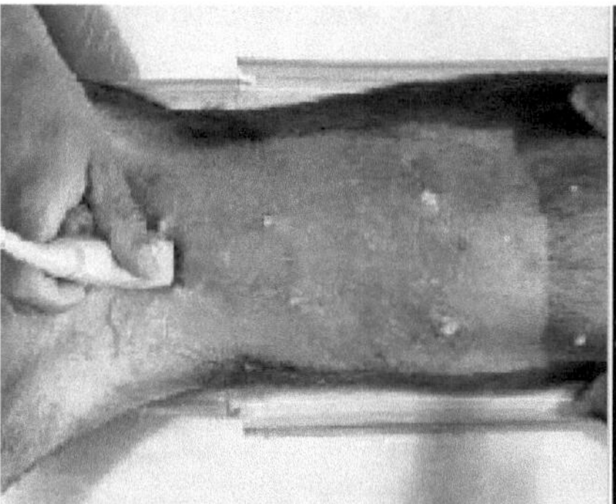

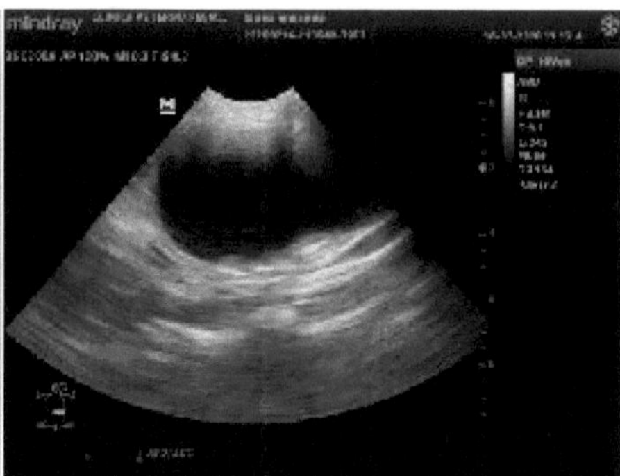

Figura 293.- Posicionamiento del transductor para obtener un corte longitudinal de la vejiga durante un abordaje ventral

Figura 294.- Corte longitudinal de la vejiga

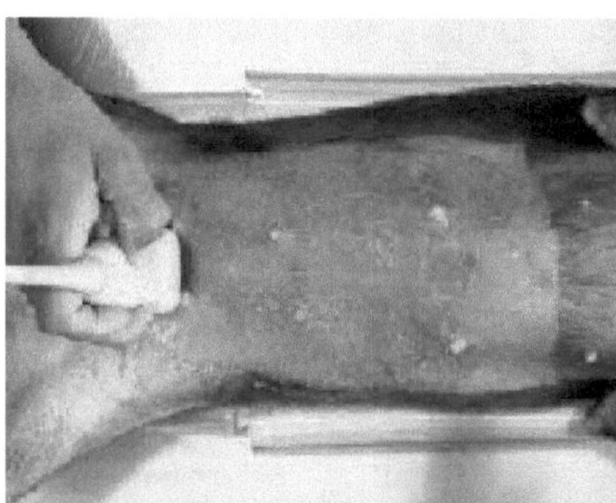

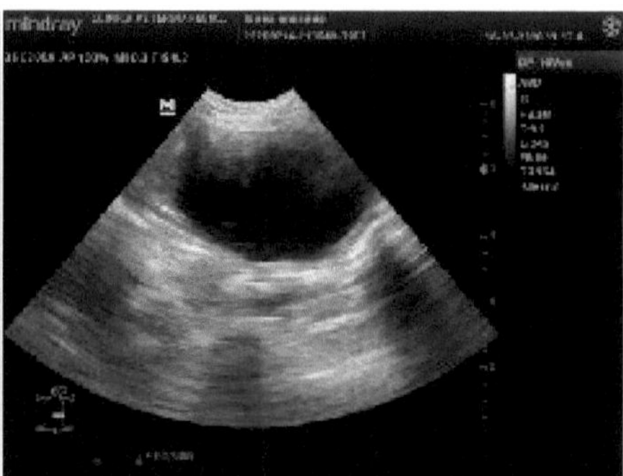

Figura 295.- Posicionamiento del transductor para obtener un corte transversal de la vejiga durante un abordaje ventral

Figura 296.- Corte transversal de la vejiga

Ecografía normal

La vejiga cuando se encuentra llena, la podemos observar con contenido anaecoíco, lisa y bien definida, su contorno puede observarse irregular por la superposición del colon descendente y recto. Es fácilmente reformable con la presión del excesiva a través del transductor. En estado casi vacío, la pared que generalmente es de 3 mm de espesor, se observa de mayor grosor e irregular en su superficie mucosa y las uniones ureterovesicales se observan como estructuras convexas pequeñas en su superficie dorsal. Es posible observar tres capas diferenciadas, la mucosa y submucosa se aprecian como una sola capa ecogenica, la muscular es hiperecogénica y la serosa es hiperecogénica al igual que la grasa perirrenal subyacente que es muy ecógena. En el corte o plano longitudinal, observamos a la vejiga en su largo total, en el corte o plano transverso, observamos al colon como una estructura semicircular altamente ecogenica capaz de deformar la pared vesical. La región del trígono vesical, así como llegada de los uréteres, no se identificable con facilidad ecográficamente, salvo que exista dilatación ureteral por alguna causa patológica. En la región dorsal del trígono vesical es posible la observación de pequeñas protuberancias, que representan a los orificios de los uréteres, los cuales no deben confundirse con alguna patología.

Útero

Anatómicamente se localiza dorsal a la vejiga en el abdomen caudal (figuras 297 y 298), su posición puede variar de acuerdo el grado de distensión, tamaño y fase del ciclo reproductivo. Está formado por cuello, cuerpo y dos cuernos. El cuerpo se localiza en el piso de la pelvis, los cuernos están dirigidos cranealmente y se localizan dentro del abdomen. Los cuernos son largos, rectilíneos y paralelos al plano sagital corporal, de diámetro variable que depende del estado reproductivo, por lo que estando vacíos no se logran observar ecograficamente debido a que se encuentran rodeados por las asas intestinales. El cuello y el cuerpo uterino se relacionan ventralmente con la pared dorsal de la vejiga y con el colon dorsalmente. El cervix y vagina se ubican sobre el piso pélvico, por lo que estas estructuras no son visibles bajo un estudio ecográfico con abordaje ventral.

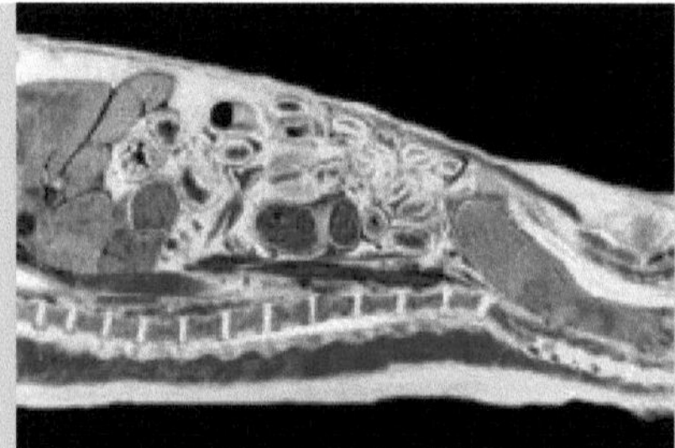

Figura 297.- Corte longitudinal anatómico del útero según http://vanat.cvm.umn.edu/planar/

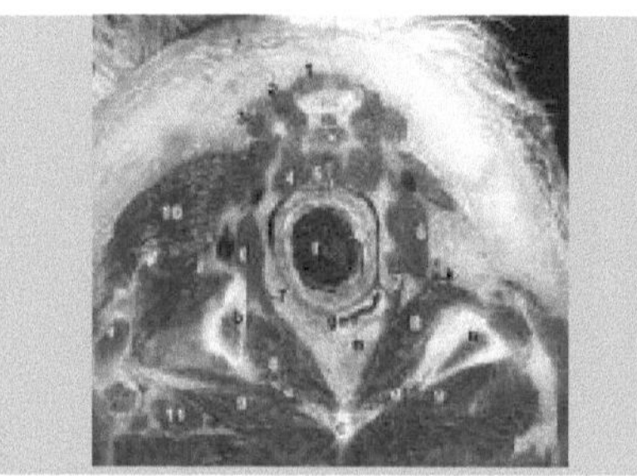

Figura 298.- Corte transversal anatómico del útero según http://minnie.uab.es

Indicaciones

Se recomienda para el diagnostico precoz de gestación, para el cálculo de edad gestacional (fecha probable de parto), para determinar la necesidad de llevar a efecto una cesárea, determinar el número aproximado de sacos gestacionales, seguimiento de la gestación o ante la presencia de algún tipo de secreción vaginal o ante la sospecha de patología uterina.

Preparación del área

La exploración uterina puede llevarse a cabo en decúbito dorsal o en estación si se quiere mantener al útero en el plano medio. El útero vacío es de difícil localización, por lo que se requiere de una ventana acústica con la vejiga plétora, lo cual permite desplazar las asas intestinales hacia craneal. En posición en decúbito dorsal y con la vejiga plétora, se aplastará totalmente al útero. La tricotomía es opcional, ya que depende de la raza, se realizará de la región prepúbica entre las dos cadenas mamarias hacia craneal hasta la apófisis xifoides.

Porcedimiento ecográfico

En la hembra no gestante, el contenido moderado de la vejiga ayuda a observar el cuerpo y la porción primera de los cuernos ya que funciona como ventana acústica; el contenido del colon descendente dificulta la observación del cuerno izquierdo y el contenido del colon ascendente dificulta la observación del cuerno derecho, por lo que se deberá realizar un enema previo a la exploración. Para evaluar el útero, se debe localizar la vejiga y el cervix queda en posición dorsal a esta, posteriormente, el barrido es lento craneal y lateralmente hasta llegar a la cicatriz umbilical. El transductor sectorial es el de elección en este tipo de exploración, debido a su pequeña huella de contacto con la piel que permite colocarlo en el área apropiada. La frecuencia a emplear, depende del tamaño de la paciente, siendo la de 5 MHz la más utilizada; en perras de gran tamaño se recomienda utilizar frecuencias de 3.5 MHz mientras que en perras de talla pequeña y gatas la recomendable es de 7.5 MHz. Un transductor de 5,0 MHz es suficiente para diagnóstico de gestación, piómetra y tumores ováricos, pero puede no suficiente para el estudio de cambios patológicos más sutiles del tracto reproductivo. Los cortes o planos longitudinal (figuras 299 y 300) y transversal (figuras 301 y 302) son los de elección para esta exploración, en el corte o plano transversal el transductor se ubica en la sínfisis púbica, el barrido es craneal hasta localizar la vejiga; el corte o plano longitudinal se obtiene al rotar 90 grados el transductor partiendo de la posición transversal.

Abordaje ventral

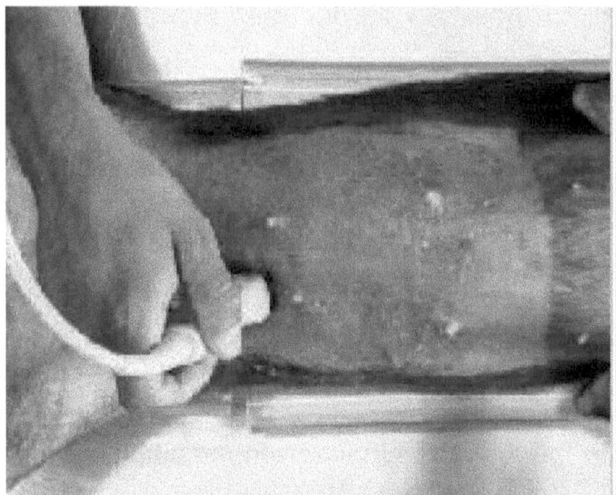

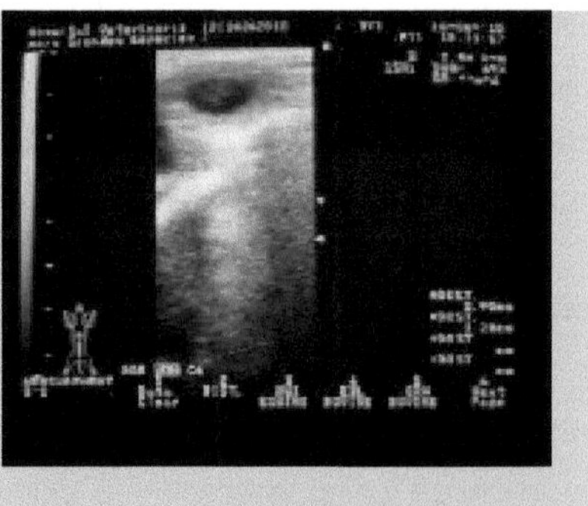

Figura 299.- Posicionamiento del transductor para obtener un corte longitudinal del útero durante un abordaje ventral

Figura 300.- Corte longitudinal del útero

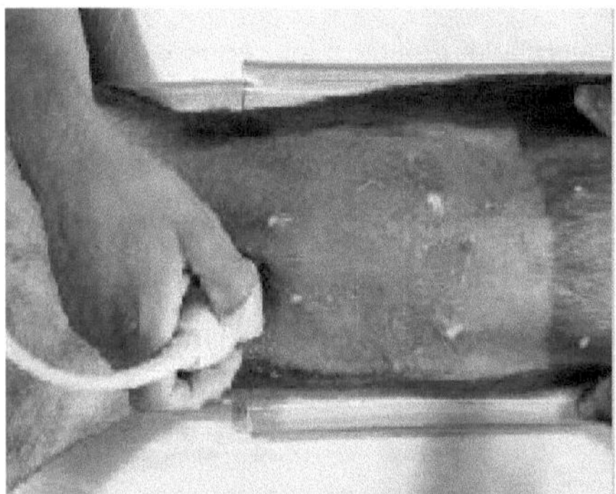

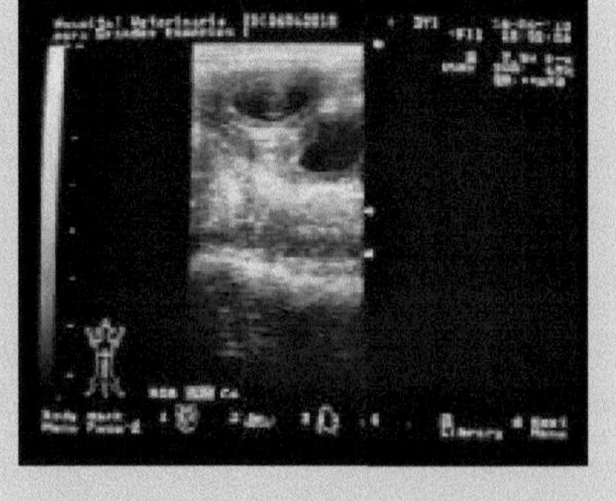

Figura 301.- Posicionamiento del transductor para obtener un corte transversal del útero durante un abordaje ventral

Figura 302.- Corte transversal del útero

Ecografía normal

El útero no grávido suele ser no observable en la exploración ecográfica. De toda la estructura uterina, sólo es posible observar el cuerpo y en raras ocasiones la bifurcación de los cuernos. El útero se localiza a la derecha del colon. Durante el estro, se observa engrosado y menos ecógeno y la luz uterina la se aprecia como una línea anaecoica, por estar llena de moco. Ecograficamente el cuerpo y cuernos uterinos muestran dos capas distintas, la primera, central, homogénea y relativamente hipoecoica la cual esta rodeada por otra capa hiperecoica. En la fase de diestro, lo observamos como una estructura redondeada, hipoecoica, que no es mayor de 15 mm de diámetro, que varía conforme la talla del animal. Dependiendo de la talla de la hembra, el tamaño del útero varía, también interviene el número de gestaciones previas, estado de enfermedad y de si está gestante. En perras de 11 kilogramos y nuliparas, los cuernos uterinos tiene una longitud que va de los 10 a los 14 cm y un diámetro que va de 0.5 a 1.0 cm. El cuerpo uterino es ligeramente mayor en su diámetro, y posee una longitud que va de 1.4 a 3 cm. El cuello presenta una longitud de 1.5 a 2 cm y un diámetro de 0.8 cm. El diagnóstico de gestación precóz (figuras 303 y 304), requiere de la localización del saco gestacional (formación del corion), se observa una imagen anaeoica en la luz de los cuernos uterinos (se encuentra llena de liquido), el recuento de embriones o fetos sólo se puede realizar en etapas avanzadas de la gestación. Los primeros cambios ecográficos al interior del útero se presentan entre el octavo y décimo día después de la monta y consiste de un engrosamiento de los cuernos. Durante las primeras dos semanas los embriones se encuentran móviles; la implantación se realiza entre los días 17 y 18 para la perra y entre 14 y 15 para la gata, y son visibles ecográficamente como una vesícula anaecogénica que mide de 2 a 4 mm con un anillo ecógeno que rodea la vesícula el que se corresponde al corión. De la tercera a quinta semana, disminuye el tamaño del saco vitelino hasta quedar reducido a un cilindro pequeño, el embrión llega a medir 7 mm de diámetro y 15 mm de longitud, el cual se observa como una estructura oblongada, hiperecogénica y homogénea. En el día 24 de la gestación, el latido cardiaco es posible visualizarlo y se puede observar la formación de la segunda cámara; en el día 28, el alantoides aumenta su tamaño y llega a ser más grande que el saco vitelino, por lo tanto, entre los días 23 y 24, es el momento idóneo para era diagnostico precoz de gestación, la cual es altamente confiable. El desarrollo del embrion para el día 30, permite su mejor observación; la placenta y su posición zonal se encuentran bien desarrolladas; el embrión adquiere características morfológicas propias de su especie entre los días 25 a 35, convirtiéndose en feto. El recuento fetal debe realizarse entre los días 20 y 30 dado que posterior a estos, los cuernos se doblan sobre sí mismos dificultando su recuento. A partir de los días 33 a 35 se pueden observar las primeras osificaciones, las cuales son hiperecogénicas, posterior al día 35, es fácilmente identificable la cabeza, cuello y miembros; para los días 38 a 42 es posible observar el perfil del cachorro así como los principales órganos vitales. Para el día 40, se observa el estomago, vesícula biliar y vejiga como manchas anaecoicas de tamaño más reducido y en diferente localización; las caja torácica y vértebras aparecen como manchas hiperecgénicas. Posterior al día 45, el esqueleto se calcifica haciendo cada vez más numerosos los conos de sombra y dificultando la exploración. AL día 7 posterior al parto, se observa el útero muy parecido al que observamos durante el celo, con una pared gruesa y su luz es hiperecogénica.

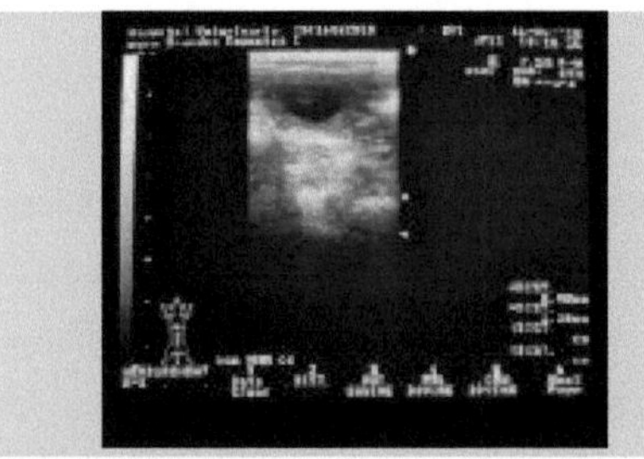

Figura 303.- Corte longitudinal del útero grávido

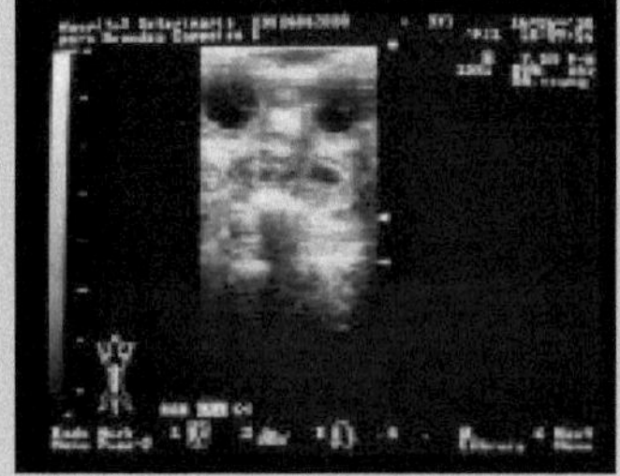

Figura 304.- Corte transversal del útero grávido

Próstata

La próstata se localiza sobre el cuello de la vejiga (figuras 305 y 306), y rodea a la uretra; órgano impar, formado por dos partes: la glándula prostática y el cuerpo prostático. Es dividido por un surco que da lugar a dos lóbulos, la cara dorsal de cada lóbulo está en contacto con el colon y su borde ventral está en contacto con el pubis. En animales jóvenes se localiza sobre la pelvis, en animales viejos se desplaza más craneal. Su tamaño varía en animales castrados pero siempre es menor que en los machos enteros.

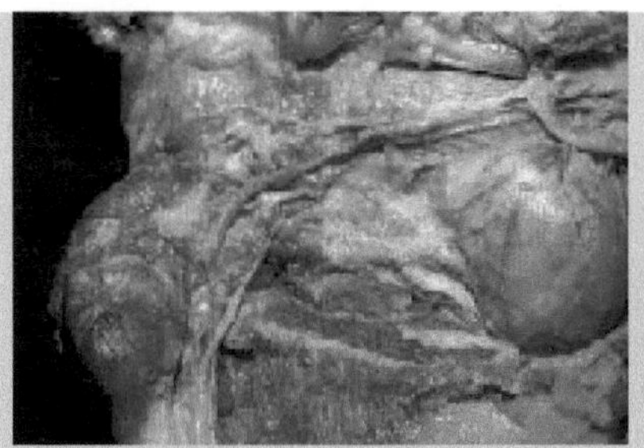

Figura 305.- Corte longitudinal anatómico del la próstata

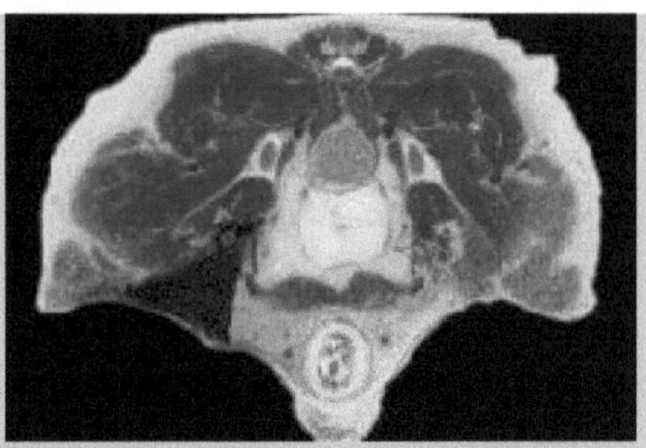

Figura 306.- Corte anatómico transversal de la próstata según http://vanat.cvm.umn.edu/planar/

Indicaciones

Cuando existen signos de enfermedad de vías urinarias bajas, hematuria, secreción uretral, enfermedad sistémica, afecciones del tracto gastrointestinal (tenesmo), problemas locomotores, e infertilidad.

Preparación del área

Es posible realizar el examen con el animal en decúbito dorsal y en estación, de preferencia con la vejiga llena, ya que su peso jala cranealmente a la próstata facilitando su observación en una imagen de buena calidad. La tricotomía está indicada del prepucio hasta el escroto en caso necesario.

Procedimiento ecográfico

El transductor sectorial es de preferencia debido a que su huella pequeña de contacto favorece el abordaje, una frecuencia de 7.5 MHz es preferible para la obtención de imágenes de buena calidad, en ciertos casos se puede utilizar una frecuencia de 5 MHz pero nunca en perros de talla pequeña. Para la exploración adecuada de la próstata, se debe posicionar al paciente en decúbito dorsal (figuras 307, 308, 309 y 310), aunque también puede ser colocado en decúbito lateral (figuras 311, 312, 313 y 314) o en estación (figuras 315, 316, 317 y 318). Se deben documentar cortes o planos transversales y longitudinales realizando barridos ventrodorsales y lateromediales. El transductor se ubica en la línea media, se localiza la vejiga siguiendo un corte o plano longitudinal y se inicia la la búsqueda deslizando el transductor caudalmente hasta localizar el cuello vesical, se continua en sentido caudal ejerciendo presión moderada. Craneal al pubis se localiza la primera porción de la uretra prostática y haciendo una leve inclinación podremos observar a la próstata. Se debe rotar el transductor 90 grados, para obtener un corte o plano transversal. En caso de que no sea posible localizar la próstata o que se encuentre dentro de la pelvis se opta por empujarla suavemente hacia craneal mediante palpación rectal.

Abordaje ventral

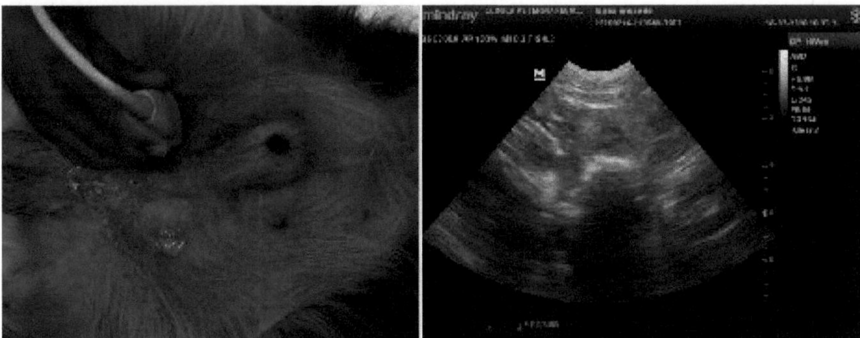

Figura 307.- Posicionamiento del transductor para obtener un corte transversal de la próstata durante un abordaje ventral

Figura 308.- Corte transversal de la próstata

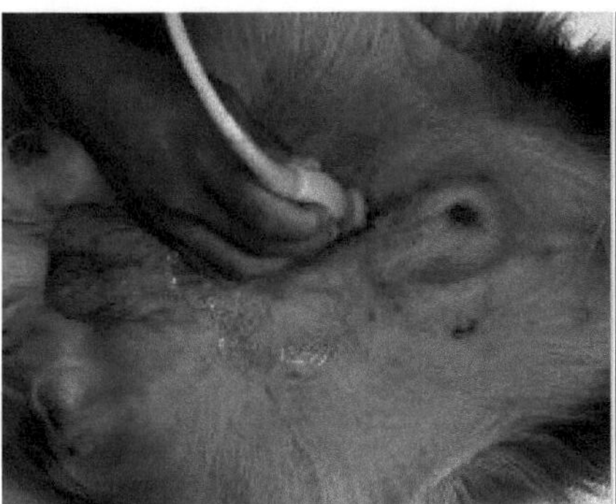

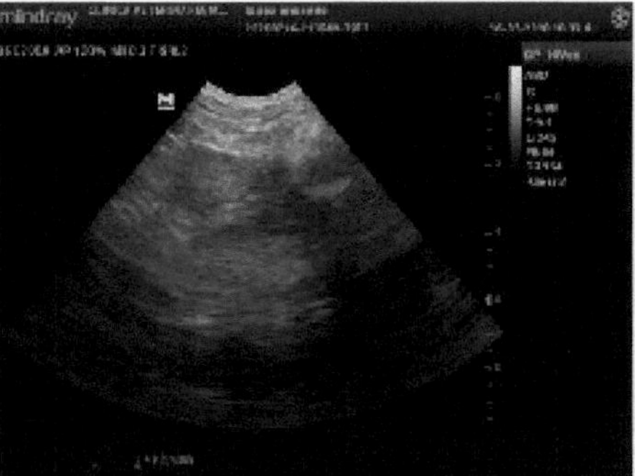

Figura 309.- Posicionamiento del transductor para obtener un corte longitudinal de la próstata durante un abordaje ventral

Figura 310.- Corte longitudinal de la próstata

Abordaje lateral

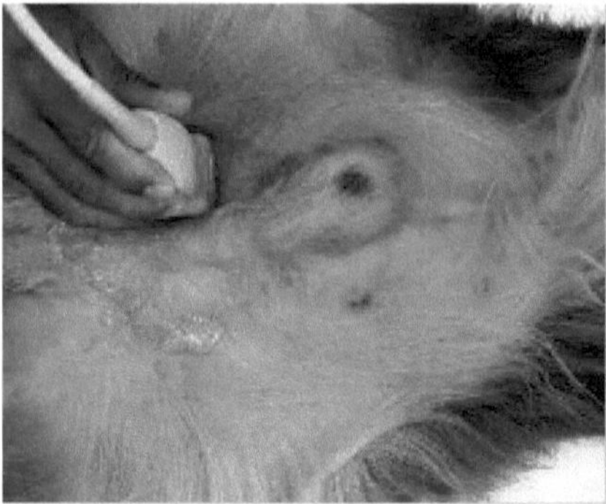

Figura 311.- Posicionamiento del transductor para obtener un corte transversal de la próstata durante un abordaje lateral

Figura 312.- Corte transversal de la próstata

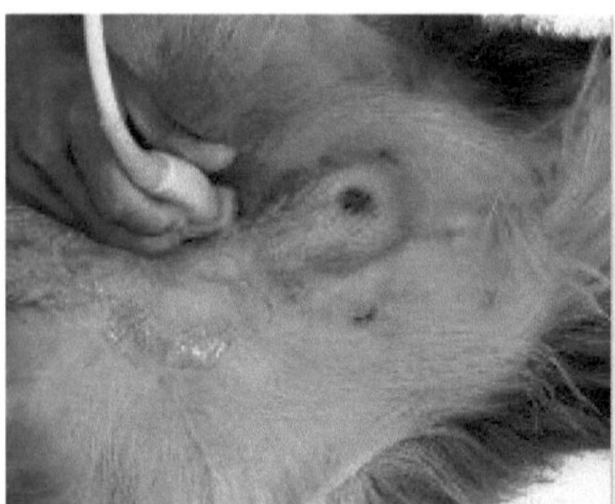

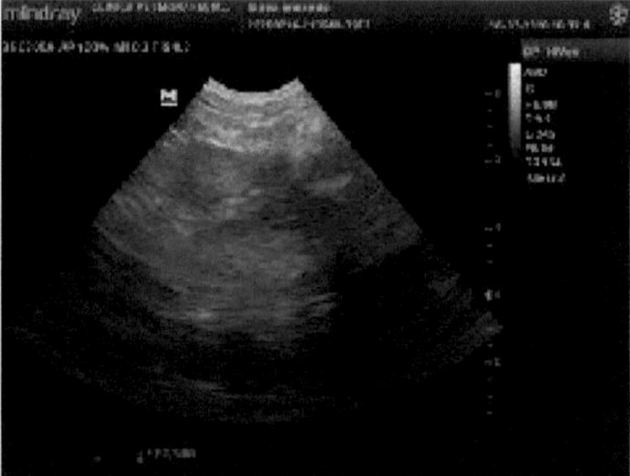

Figura 313.- Posicionamiento del transductor para obtener un corte longitudinal de la próstata durante un abordaje lateral

Figura 314.- Corte longitudinal de la próstata

191

Abordaje en estación

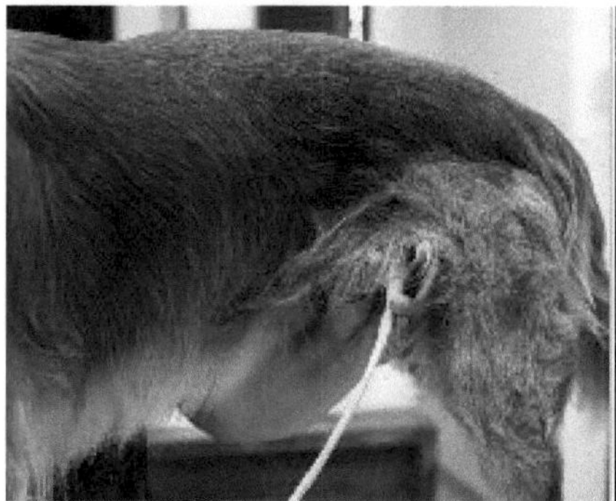

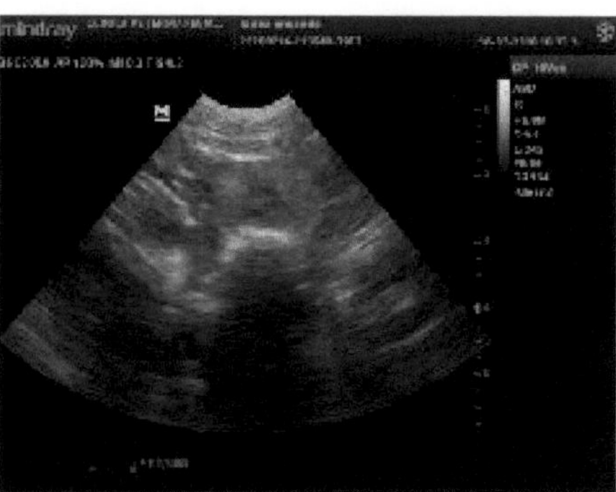

Figura 315.- Posicionamiento del transductor para obtener un corte transversal de la próstata durante un abordaje en estación

Figura 316.- Corte transversal de la próstata

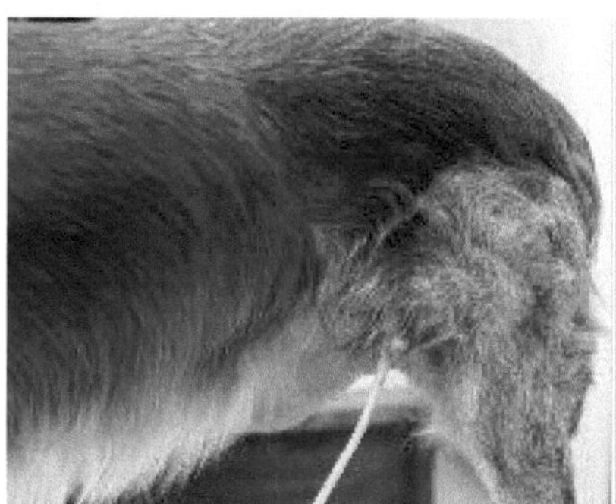

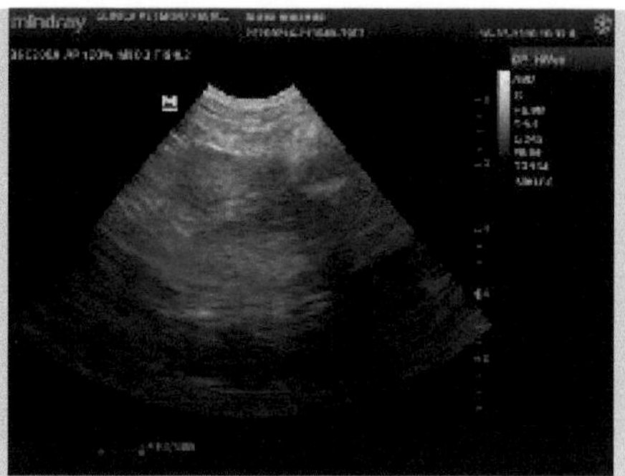

Figura 317.- Posicionamiento del transductor para obtener un corte longitudinal de la próstata durante un abordaje en estación

Figura 318.- Corte longitudinal de la próstata

Ecografía normal

La próstata normal suele ser lisa, redondeada y simétrica. Se observa con una ecogenicidad homogénea con manchas diseminadas en el parénquima a excepción del área central, en la que se observa una estructura ecogénica que se conoce como"eco hilar". En machos clínicamente sanos no es posible observar la uretra prostática, sien embargo en algunas ocasiones, en perro viejos la uretra esta dilatada. Se observa una forma oblonga en el corte o plano longitudinal situándose sobre el cuello vesical, a la derecha se observa un cono de sombra que se corresponde con la sínfisis púbica, en la porción inferior se observa otro zona de sombra precedida de una interfase hiperecogénica que se corresponde con el gas en el colon. En el corte o plano transversal se evalúan ambos lóbulos, se obtiene su longitud, anchura y altura que nos proporciona una idea muy aproximada del tamaño real del órgano. La próstata se observa como un órgano altamente ecogénico peor es hiperecoico con respecto al bazo, hígado y riñones. En animales prépuberes o castrados se identifica como una estructura de tamaño reducido con un patrón hipoecoico.

Ecocardiografía

El estudio ecocardiográfico ha permitido estudiar la dinámica, la fisiología y el tamaño del corazón en su conjunto, lo que a su vez también el estudio de la fisiopatología de cada una de sus estructuras. Esta situación no invasiva, hace imprescindible conocer la técnica tanto para el operador como para el paciente, por su invaluable apoyo diagnóstico clínico.

Modo T-M

Este modo de ultrasonido es el indicado para la evaluación del corazón, dado que permite conocer el movimiento a una velocidad fija de cada punto del Modo B, lo que permite representar estos puntos en función del tiempo, plasmando el movimiento de la estructura bajo examen como un trazo continuo sobre dos ejes:

Eje vertical: Representa los cambios en la distancia entre el objeto en movimiento y la fuente del ultrasonido (figura 319).

Eje horizontal: Muestra un eje de tiempos, permitiendo observar la imagen del órgano bajo estudio.

Velocidad de barrido: Se ajusta dependiendo de la cantidad de ciclos cardiacos por imagen nos interesa observar, por lo que una velocidad baja (25mm/seg), se emplea para ver varios ciclos, mientras que una velocidad alta (100-200 mm/seg), se emplea para un estudio temporal exhaustivo con el menor error posible.

El modo M proporciona información muy importante en relación al diámetro ventricular (principalmente el izquierdo), grosor de las paredes y sexto interventricular, válvulas cardiacas, volumen en sístole y diástole, así como fracción de aforamiento y de eyección.

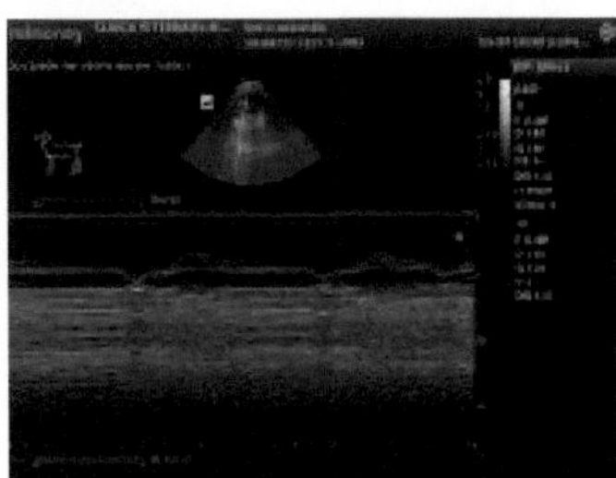

Figura 319.- Ecografía en modo M teniendo de referencia el eje dirigido por el cursor

Formación de la imagen 2D

El transductor de elección debe ser sectorial, dado que el corazón es de mayor tamaño que la ventana acústica empleada. Este tipo de transductor proporciona un abanico de 120 lineas de exploración sobre un sector de 90 grados. La imagen se forma en 1/30 segundo.

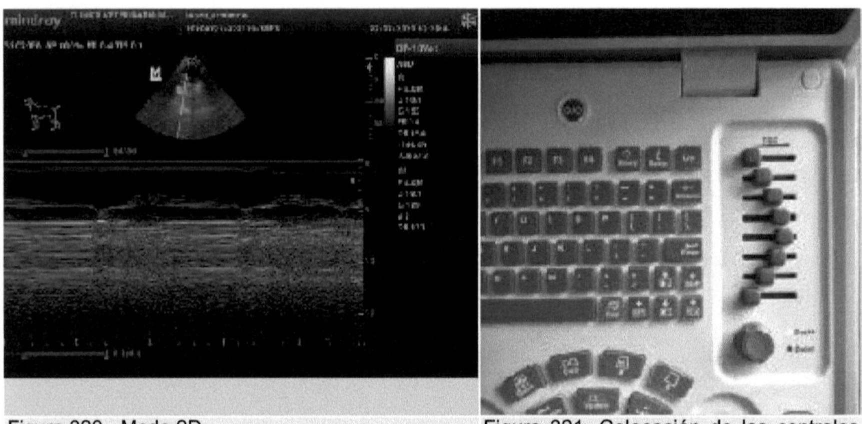

Figura 320.- Modo 2D

Figura 321. Colocación de los controles de ganancia, forma de campana.

Parámetros básico en la imagen para ecocardiografía

Primero que nada es de suma importancia ajustar los niveles de brillo y contraste del monitor dependiendo de la iluminación de la sala de exploración.

Controles:

Transmisión-Ganancia: Regula el tiempo en que oscila el cristal piezoeléctrico para producir cada pulso, por lo que ajusta la potencia acústica de los ultrasonidos transmitidos, se calibra en decibeles (dB). Se obtiene una imagen con brillo suficiente y sin merma de resolución. Bien ajustado permite observar una imagen con un nivel máximo de grises en el pericardio o calcificaciones, mientras que las cavidades estarán sin ecos y el miocardio aparecerá con un nivel de gris medio.

Ganancia de profundidad: Maneja la disminución de la ganancia que se produce cuando los ultrasonidos regresan de las estructuras más lejanas. Esto se debe a que los ultrasonidos pierden energía en la reflexión cada interfase, lo que hace necesario amplificar con un factor de mayor frecuencia de multiplicación los ecos procedentes de campos lejanos. El arreglo de estos controles semeja una "campana" (figura 321).

Control de profundidad: Este control ajusta el campo de visión acústico vertical de la estructura bajo examen de la cual se están obtenido las imágenes. La profundidad de exploración está relacionada con la frecuencia de exploración y la densidad de líneas de exploración, se hace más que necesario ajustar la profundidad mínima permitida por el equipo (figuras 322 y 323).

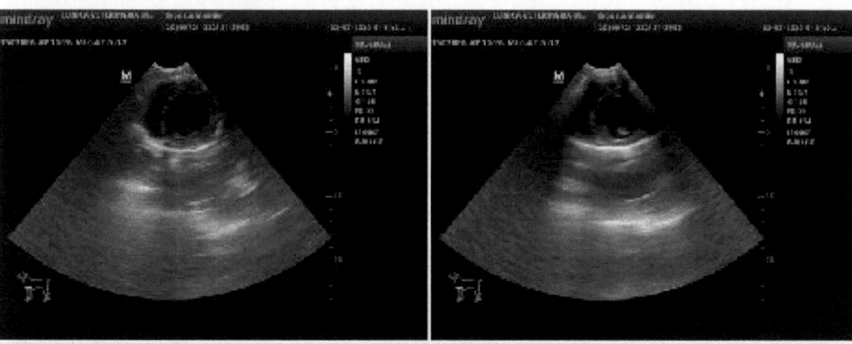

Figura 322.- Comparación del uso de mayor profundidad

Figura 323. Comparación del uso de menor profundidad

Compensación: Elimina los niveles de grises en la amplitud de señal alta (blancos y grises claros) y de ecos de baja intensidad (negros y grises obscuros). Al reducir la compensación se obtiene una imagen con mas contraste pero se pierden grises intermedios.

Persistencia: Reduce el ruido en la imagen al calcular el promedio entre varias imágenes consecutivas. Por lo tanto, debe utilizarse un nivel bajo de persistencia dado que las imágenes en movimiento quedaran difusas y poco delimitadas.

Foco: Colima o ajusta el haz de ultrasonidos en una zona determinada logrando concentrar la energía en esa región, lo que proporciona una imagen de mejor calidad.

Postprocesos: Se refiere a la variabilidad de asignación de niveles de grises mediante la transferencia de intensidad de la señal mediante una transferencia lineal o no lineal.

Formato de imagen: La presentación de la imagen es importante a la hora de ubicar las diferentes estructuras anatómicas, para ello utilizamos los controles de inversión A/A (arriba/abajo), e inversión I/D (izquierda/derecha), (figuras 324, 325, 326 y 327).

Zoom óptico y acústico: Ayuda a ampliar una región determinad de la pantalla para mejorar su visualización.El zoom óptico se basa en información matemática por lo que la ampliación es demasiado grande y distorsionada, muy diferente de la real. Sin embargo el zoom acústico, presenta una información real por lo que   no se pierde calidad de la imagen real (figuras 328 y 329) .

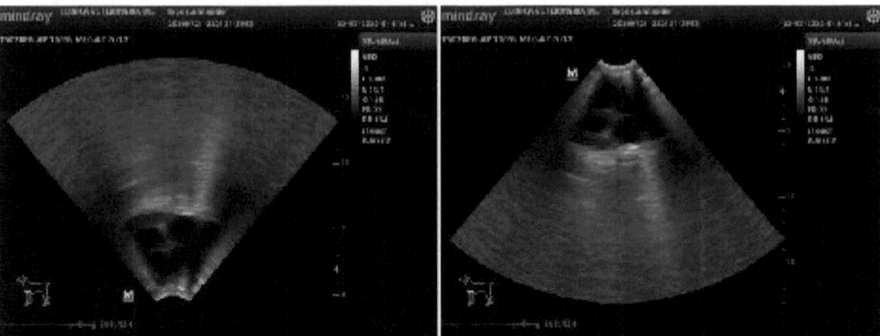

Figura 324.- Formato de presentación de la imagen A/A

Figura 325.- Formato de presentación de la imagen A/A

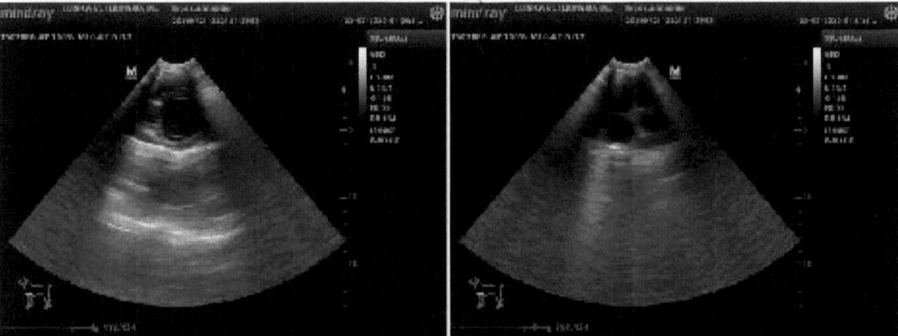

Figura 326.- Formato de presentación de la imagen I/D

Figura 327.- Formato de presentación de la imagen I/D

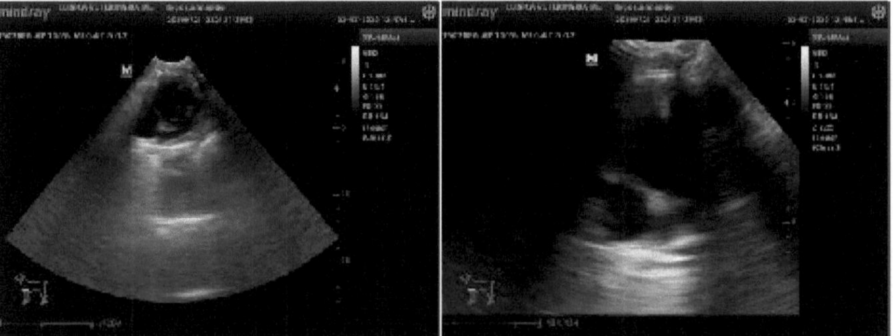

Figuras 328 y 329.- Comparación de una imagen al utilizar el zoom acústico.

Modo Doppler: Este modo proporciona información de la velocidad que tiene el flujo sanguíneo así como su dirección en la zona examinada, lo que permite el análisis de patrones espaciales de velocidad de sangre y gradientes de presión. Al tener una misma dirección entre el ultrasonido y el flujo sanguíneo, se obtiene el máximo cambio de frecuencia y viceversa. Con el Doppler podemos observar un flujo laminar cuando la velocidad y la dirección sanguínea son homogéneas, al contrario cuando existen flujos turbulentos la imagen que aparece es disonante y multitonal.

Doppler pulsado: Se trata cuando un solo cristal emite y recibe el ultrasonido. Con esta técnica, el cambio máximo de frecuencia será la mitad de la frecuencia de repetición de pulso, lo que se conoce como "frecuencia Nyquist". Por lo tanto, solo puede ser útil en la detección de flujos sanguíneos lentos y de poco volumen, por lo que esta indicado en la determinación del patrón de flujo de las venas pulmonares, la salida del ventrículo izquierdo o en septo interauriocular con lo que se determinan comunicaciones.

Doppler continuo: Para este tipo, el transductor utiliza dos cristales de forma simultánea, uno envía y el otro recibe los ultrasonidos reflejados. Permite estudiar flujos de altas velocidades, al detectar los cambio, no permite localizar la zona exacta donde se producen los cambios en toda la línea de exploración del flujo sanguíneo.

Doppler a color: Tipo pulsado con una codificación en color que permite diferencias los flujos intracardiacos superpuestos a la imagen en tiempo real. Utiliza color azul, rojo y verde y sus combinaciones que se corresponden directamente con un esquema en la variación de la frecuencia, dependiendo de la velocidad, dirección y extensión de la turbulencia. Esto es, cuando el flujo sanguíneo viaja hacia el transductor, hay una variación positiva sobre la frecuencia del ultrasonido, los cuales se codifican en colores cálidos (rojos), mientras que si la variación es negativa, la codificación será en colores fríos (azules).

Doppler tisular o miocárdico: La velocidad de contracción en tiempo real dentro del tejido solido es posible mediarla con este tipo de Doppler. Utiliza dos tipos de frecuencia, una banda de alta frecuencia y baja amplitud que se corresponde al flujo sanguíneo y una banda de baja frecuencia y alta amplitud que se corresponde con el movimiento cardíaco. Su principal información esta en la banda de baja frecuencia y el filtro elimina el componente de alta frecuencia, lo cual analiza la señal doppler y calcula la velocidad, que es trasladada a una imagen en escala de grises y en color. Esta información puede ser representada de las siguientes formas:

- Doppler tisular bidemensional color
- Doppler tisular modo M
- Doppler tisular pulsado
- Gradiente de velocidades intramiocárdicas

Indicaciones

Este tipo de ayuda diagnóstica es una extensión de la exploración física que proporciona una evaluación completa del sistema cardiovascular del paciente. Suministra información del tamaño, características de estructura de funciones cardiacas de una manera no invasiva, cómoda para el paciente, fácil, reproducible, económica y confiable. Las frecuencias de los transductores oscila entre 3.5 MHz y 7.5 MHz.

Modo 2D

Evaluación de la anatomía cardiaca

Información de forma, tamaño y simetría cardiaca

Información de movimiento cardiaco

Medición de volúmenes cardiacos: Ventrículo Izquierdo, Aurícula Izquierda, Ventrículo Derecho, Aurícula Derecha

Efusión

Masas

Modo M

Evaluación de la anatomía y fisiología cardiaca

Información del movimiento de las paredes, cámaras, válvulas con relación al tiempo de evaluación

Evaluación del tamaño y profundidad de explotación a nivel ventricular izquierdo y de válvulas mitral y aórtica

Doppler color

Evaluación de enfermedad valvular

Regurgitación: regresión del color

Estenosis: turbulencia-mosaico

Defecto septal atro-ventricular: paso de flujo

Shunts: turbulencia-mosaico

Doppler espectral

Evaluación de la dinámica de flujo: dirección, velocidad y presión

Evaluación de enfermedad valvular (regurgitación y estenosis)

Evidencia de comunicaciones anómalas

Evaluación de la función ventricular (sistólica y diastólica)

Preparación del área

La tricotomía de la región no suele ser necesaria, con humedecer con alcohol y la aplicación generosa de gel, sobre los espacios intercostales 4 y 5 para eternales en ambos hemitórax. La utilización de sedantes afecta la frecuencia cardiaca y las medidas de flujo sanguíneo, por lo que no son recomendados.

Protocolo ecográfico

Para realizar este procedimiento existen mesas diseñadas específicamente para ecocardiografía, con muescas que permiten colocar el trasnductor sin necesidad de voltear al paciente. La posición en decúbito lateral derecho es la de elección (figura 330), o puede realizarse en estación cuando el paciente no coopera para la posición en decúbito.

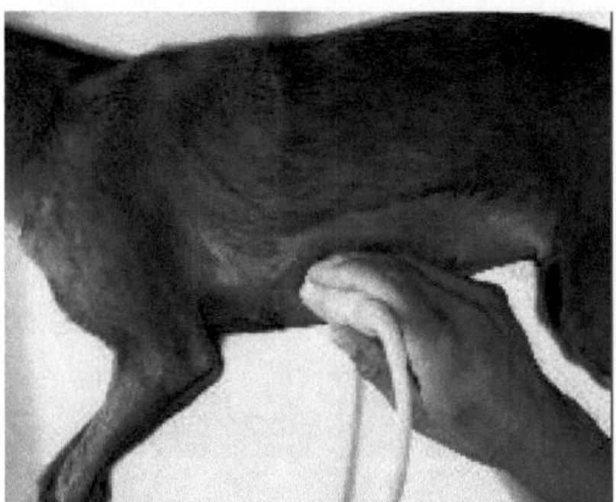

Figura 330.- Posicionamiento en decúbito lateral derecho

La frecuencia del transductor depende del tamaño del paciente, y oscila entre 3.5 MHz y 7.5 MHz, se inicia con el estudio en Modo B, se continua con el Modo M y se finaliza con el Modo Doppler. Los cortes a obtener para el Modo B son definidos como eje longitudinal, apical y transversal (figuras 331, 332, 333, 334). Las imágenes son nombradas por la posición del transductor y de las estructuras bajo examen. El Modo M permite la cuantificación, sin embargo debe tenerse en consideración el tamaño corporal, la raza y la edad del paciente, por lo que la medición debe ser adaptada. El Modo Doppler utilizará los tres tipos habituales, considerando la uniformidad de la velocidad del flujo y por la ausencia de turbulencia de alta velocidad.

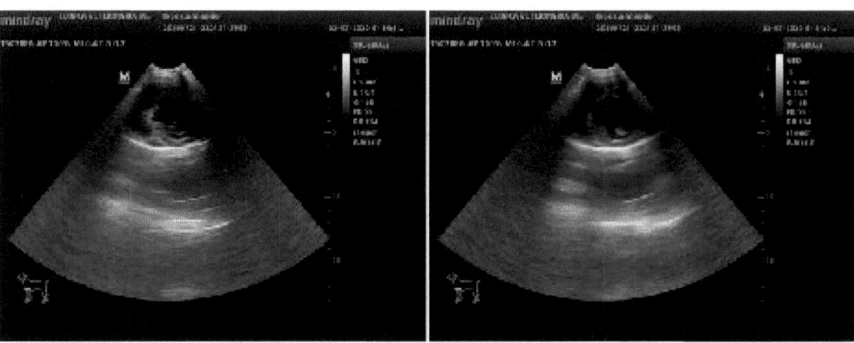

| Figura 331.- Corte longitudinal | Figura 332.- Corte apical |
| Figura 333.- Corte transversal | Figura 334.- Corte angular |

Tabla 11.- Cortes empleados en la ecografía bidimensional

Cortes	Imágenes
Paraesternales Eje largo Eje corto	Ventrículo derecho, Septo interventricular, cúspides aórticas, ventrículo izquierdo, Aurícula izquierda, Aorta torácica ascendente. Se emplea para medir la cavidad del Ventrículo izquierdo y el grosor de su pared y evaluar el movimiento de la pared ventricular.
Apicales Cuatro cámaras Dos cámaras Eje largo	Contractilidad regional miocárdica, morfología de las cámaras, sextos auricular y ventricular. La valva septal de la válvula tricúspide es inferior a la valva anterior de la mitral.
Subcostal Cuatro cámaras Eje corto	Valoración del septo auricular, auricula izquierda, aurícula derecha y pared libre del ventrículo derecho y tracto de calidad del ventrículo derecho. Especialmetnte útil en afecciones respiratorias como neumonías y enfisema
Suprasternales Eje largo aórtico Eje corto aórtico	Valoración aórtica: masas, aneurismas

Mediciones y cálculos

La exploración ecocardica permite la obtención de parámetros para cuantificar determinadas dimensiones y/o funciones cardiacas y llegar a clasificar los estadios de gravedad de una patología determinada. Las mediciones y cálculos se obtiene de los diferentes cortes en Modo B y Modo M utilizados con mayor frecuencia permiten conocer las dimensiones longitudinales de áreas o de volúmenes y con la aplicación de cálculos mas complejos, conocer los parámetros de volumen que presenta el ventrículo izquierdo, la fracción de acortamiento, la fracción de eyección y el gasto cardiaco, como puede verse en la tabla 12.

Tabla 12.- Mediciones y cálculos en ecografía

Volumen VI = [7/(2 x 4 + d)] x d3	ml
FE= [(Vd - Vs) / Vd] x 100 = [(DdVI)3 - (DsVI)3] x 100	%
FA= [(DdVI - DsVI) / DdVI] x 100	%
GC= VL FC = (Vd - Vs) FC = [(DdVI)3 - (DsVI)3] FC	l/min

d: dimensiónventricular medida durante el registro en modo M. **DsVI:** dimensión ventricular al final de la sístole. **DdVI:** dimensión ventricular al final de la diástole. **GC:** gasto cardiaco. **FA:** fracción de acortamiento. **FC:** frecuencia cardiaca del paciente. **FE:** fracción de eyección. **Vs:** volumen al final del sístole. **Vd:** volumen al final de la diástole. **VL:** volumen por latido.

Tabla 13.- Dimensiones de las estructuras cardiacas obtenidas por ecografía en perros

Peso (kg)	DdVI (mm)	DsVI (mm)	PVIs (mm)	PVId (mm)	SIVs (mm)	SIVd (mm)	AI (mm)	AO (mm)
2	21-26-31	10-15-20	4.5-7.5-10.5	3.2-5.2-7.2	7.6-9.6-11.6	4.0-6.8-8.0	8.0-13.0-18.0	11.0-15.0-19-0
4	23-28-33	12-17-22	5.0-7.5-10.0	3.2-5.2-7.2	7.6-10.0-12.4	4.0-6.8-8.0	10.0-14.0-18.0	12.5-15.5-19.0
6	25-29-33	14-18-22	6.0-8.0-10.0	3.8-5.6-7.4	8.4-10.4-12.4	5.2-6.6-8.0	11.0-15.0-19.0	14.0-17.0-20.0

Peso (kg)	DdVI (mm)	DsVI (mm)	PVIs (mm)	PVId (mm)	SIVs (mm)	SIVd (mm)	AI (mm)	AO (mm)
8	27-31-35	16-19-22	7.0-9.0-11.0	4.8-6.0-7.2	8.8-10.6-12.4	5.6-6.8-8.0	13.0-16.0-19.0	15.0-17.5-20.0
10	29-33-37	18-21-24	7.0-9.0-11.0	5.0-6.2-7.2	9.2-10.8-12.4	5.8-7.0-8.2	13.0-16.0-19.0	16.0-18.0-20.0
12	31-34-37	19-22-25	8.5-9.5-10.5	5.4-6.5-7.6	9.8-11.2-12.6	6.2-7.4-8.6	14.0-17.0-20.0	17.0-19.0-21.0
14	34-37-40	21-24-27	8.5-9.5-10.5	5.8-6.6-7.4	10.2-11.4-12.6	6.6-7.6-8.6	16.0-18.0-20.0	18-19.0-20.0
16	35-38-41	23-25-27	9.0-10.0-11.0	6.0-6.8-7.6	10.6-11.6-12.6	7.0-7.8-8.6	16.0-18.0-20.0	19.0-20.0-21.0
18	37-40-43	24-26-28	9.7-10.7-11.7	6.4-7.0-7.6	11.0-12.0-13.0	7.2-8.0-8.8	17.0-19.0-21.0	20.0-21.5-23.0
20	39-41-43	25-28-31	10.0-11.0-12.0	6.8-7.2-7.6	11.0-12.-13.0	7.4-8.2-9.0	18.0-20.0-22.0	21.0-22.0-23.0
22	40-43-46	27-29-31	10.0-11.0-12.0	6.8-7.4-8.0	11.0-12.-13.0	7.6-8.4-9.2	19.0-21.0-23.0	22.0-23.5-25.0
24	42-44-46	28-32-30	10.5-12.0-13.5	6.8-7.8-8.8	11.4-12.6-13.8	7.6-8.6-9.6	19.0-21.0-23.0	23.0-24.5-26.0
26	42-46-50	29-32-35	11.0-12.5-14.0	7.0-8.2-9.4	11.4-13.0-14.6	7.8-8.8-9.8	19-22.0-25.0	23.0-25.0-27.0
28	43-47-51	30-34-38	11.0-13.0-15.0	7.2-8.6-10.0	11.4-13.0-14.6	7.8-9.0-10.2	20.0-23.0-26.0	24.0-26.0-28.0
30	44-51-56	31-35-39	11.0-13.0-15.0	7.2-8.8-10.4	11.4-13.4-15.4	7.8-9.4-11.0	20.0-24.0-28.0	24.0-27.0-30.0
32	46-51-56	32-36-40	11.0-13.0-15.0	7.4-8.8-10.2	11.4-13.4-15.4	8.0-9.6-11.2	20.0-25.0-30.0	25.8-28.0-31.0
34	47-53-59	33-38-43	11.0-14.0-17.0	7.4-9.0-10.6	11.4-14.0-16.6	8.0-9.8-11.6	20.0-25.0-30.0	26.0-29.0-32.0

DdVI: diámetro diastólico del ventrículo izquierdo. **DsVI:** diámetro sistólico del ventrículo izquierdo. **AI:** aurícula izquierda. **AO:** Aorta. **PVIs:** grosor de la pared del ventrículo izquierdo en sístole. **PVId:** grosor de la pared del ventrículo izquierdo en diástole. **SIVs:** grosor del septo interventricular en sístole. **SIVd:** grosor del septo interventricular en diástole (Tomado de Chetboul, V. *et al*, (1999): Échocardiographie et Écho-Doppler du chien et du chat. Atlas en couleur. Masson, París).

Tabla 14.- valores de referencia para la medida con Doppler de las velocidades de flujo sanguíneo en perros

Velocidades máximas (cm/s) obtenida con Doppler en una población canina		
	Doppler pulsado (Kirberger *et al.*)	**Doppler continuo (Yuill *et al.*)**
Flujo mitral	E91+- 15 A63+-13	86.2 +-9.5
Flujo tricúspide	E86 +-20 A58+-16	68.9 +-8.4
Arteria pulmonar	120+-20	R98+-19.4 L95+-10.3
Aorta	157+-33	118.1+-10.8

E: onda E. **R:** diámetro a partir de la sección transversal paraesternal derecha. **A:** onda A. **L:** determinado a partir de la sección transversal paraesternal izquierda.

Bibliografía

1. Agut Gimenez A., 1992. otros métodos de diagnostico por imagen pp: 307-314 en Radiodiagnóstico de pequeños animales.1era ed., (Ed. Agut Gimenez, A., Sanchez-Valverde, M. A.) McGraw-Hill. Madrid, España.

2. Agut Giménez A., 2010. Ecografía abdominal en pequeños animales. Portal veterinario MEVEPA.CL. Chile (en línea) http://www.mevepa.cl/

3. Barr F., 1999. Ecografía Diagnóstica. Pp: 197-208. en Manual de diagnóstico por imagen en pequeños animales (Ed. Lee R.) Ediciones S. Madrid España.

4. Bellenda G. O., 2008. El ultrasonido o la ecografía aplicados a la reproducción animal. (en línea) http:// www.ecografiavet.com

5. Blog veterinario 2010 ecografía de las glándulas adrenales normales en el perro. (en línea) http://blogveterinario.wordpress.com

6. Boon, J., A., 1998. Manual of veterinary echocardiography. Philadelphia: Lippincont Williams & Wilkins.

7. Burk, R., L., Ackerman, N., 1996. Small animal radiology and ultrasonography. A diagnostic atlas and text. 2nd ed. Philadelphia: W.B. Saunders.

8. Diez-Bru N., García-Real I., Fominaya H., Plaza P., 2008. Ecografía del páncreas en la especie felina. (en línea) http://www.scribd.com/doc/6218916/26-ecografia-pancreas

9. Chetboul, V., pouchelon, J., L., Bureau-Amaglio, S., Tessier, D., (1999). Échocardiographie et Écho-Doppler du chien et du chat. Atlas en couleur. Masson, París.

10. Darke, P., G., G., Bonagura, J., D., kelly, D., F., 2002. Atlas ilustrado de cardiología veterinaria. Sao Paulo: Manole.

11. DrGdiaz.com. 1996. Bogotá, Colombia. Ultrasonografia o sonograma. (en línea) http://www.gonzalodiaz.net/ultrasonido/ultrasonidos/ultrasonido.shtml

12. Drost T., 2009. Principios físicos del ultrasonido. Pp: 40-52. En Tratado de diagnóstico radiológico veterinario. 5ta ed. (Ed. Thrall, Donald E.) ed. Inter-Médica SAICI. Argentina.

13. Echeverría L., 2001. La ecografía como técnica diagnostica. Laboratorio de Reproducción Animal, Facultad de Medicina Veterinaria, UNMSM, Lima, Perú. (en línea) www.produccion-animal.com.ar

14. Ecogrfiavet.com. 2003. El uso del ultrasonido en perros y gatos. FMVZ-UNAM (en línea) http://www.ecografiavet.com/

15.England G. C. W., 1995. Ecografía del aparato reproductor en pequeños animales. Pp: 65-95 en Ecografía Veterinaria. 1era ed. (Ed. Goddard P. J.) ed. Acriba. España.

16.Evans H., Lahunt A., 1981. Disección del perro. Página 181. 1era ed. Interamericana. México D. F.

17.Fletcher T. F., 2010. Sitio web de anatomía veterinaria (en línea) http:// vanat.cvm.umn.edu/planar/

18.Fominaya G. H., 2005. Ecografía abdominal en pequeños animales. Departamento de medicina y cirugía animal. Facultad de veterinaria de la universidad complutense de Madrid. (en línea) http://www.vetjg.com/pdf/ecogr_abdompe.pdf

19.Freire C. E., 2004. La exploración ecográfica. Revista Brangus, Bs. As., 29(55): 92-95. Fundamento biofísico de la exploración ecográfica, MEVEPA. (en línea) www.produccion-animal.com.ar

20.Ginther, O. J., Knopf, I., Kastelic, J. P., 1989. Temporal associations among ovarian events in cattie during estrous cycles with two and trhee follicular waves. J. Reprod. Fert. 87:223-230. (en línea) www.produccion-animal.com.ar

21.Giraldo, E. C., 2003. Principios básicos de ultrasonografía veterinaria. Universidad de Antioquia, Grupo de Fisiología y Biotecnología de la Reproducción, Reproducción, Biogénesis. Medellín, Colombia. (en línea) http:// www.unicordoba.edu.co/revistas/revistamvz/mvz-82/303.pdf

22.Goddard P.J., 1995. Principios generales. Pp: 1-24. en Ecografía Veterinaria. 1era ed. (Ed. Goddard P. J.) ed. Acriba. España.

23.Gómez O. P., 2007 El Doppler en la ecografía abdominal: aplicación en la práctica diaria. (en línea) http://www.cldavis.org

24.Graham J. P., 2002. Diagnóstico por imágenes en caninos y felinos. Nestlé Purina PetCare CompanyCheckerboard SquareSt. Louis, Missouri.

25.Han, C.M., Hurd C. D., Kurklis L., 1997. Diagnóstico por imagen: guía práctica de radiografía y ecografía. 1era ed. Harcourt Brace. Madrid, España.

26.Hubell J. A. 1996. Métodos prácticos de anestesia. Página 15. Manual clínico de pequeñas especies. Vol. 1. 1era ed. McGraw-Hill. Interamericana. México.

27.Jeffrey S., 2000. Ecografía Diagnostica. pp: 241-286 en Diagnostico práctico por imagen para técnicos veterinarios. (Ed. Connie M. Han, Cheryl D. Hurd.) ed. Acriba, S.A. Zaragoza, España.

28.Jones D. 1996. Historia clínica y examen físico. Página 6. En Manual clínico de pequeñas especies. Vol. 1. 1era ed. (Ed. Birchard/Sherding) McGraw-Hill. Interamericana. México.

29. Kealy J. K., 2000. Diagnostic radiology and ultrasonography of the dog and cat. 3er ed. Hester McAUister reino unido, Inglaterra.

30. Lamb C. R., 1995 Ecografía abdominal en pequeños animales. Pp: 25.64 en Ecografía Veterinaria. 1era ed. (Ed. Goddard P. J.) ed. Acriba. España.

31. Lewis R., 2010. Revista Hereford, Bs. As., 75(649):72-74. Extraído de "The Hereford Link", 10/07. Traducido por Inés Vitalini. (en línea) www.produccion-animal.com.ar

32. Lightowler., C., Mercado, M., Cattaneo, M., (1999). Reference values in canine echocardiography aortic diameter, diameters and volumes on left ventricle. Avances en ciencias veterinarias 14 (1.2).

33. Lockett M.B., et al., 2010. Diagnostico ecográfico de las lesiones hepáticas. Servicio de Ecografía del Hospital de Clínicas, Cátedra de Patología Médica, Servicio de Histopatología y Citología, Facultad de Ciencias Veterinarias, UNNE, Sargento Cabral 2139, Corrientes (3400), Argentina. (en línea) http://vet.unne.edu.ar

34. Loriot N., Martinot S., Franck M., 1997. Ecografía abdominal del perro y el gato. 2da ed. Masson, S. A. Barcelona, España.

35. Miralles H. M., 2002. Guía de diagnostico vascular no invasivo. Escribano J. M., 2002.en Transductores. Fontcuberta J., en Artefactos. Vila Coll R., 2002 en Instrumentación Doppler. Barcelona. (en línea) http://www.cdvni.org/pdf/Principiosl.pdf

36. Nyland T. G., et al., 2004. Diagnóstico ecográfico en pequeños animales. 2da ed. Multimédica. Barcelona, España.

37. Penninck D., 2008. Ultrasonography of Hepatic Tumors. (en línea) http://www.vet.unibo.it/NR/rdonlyres/52D8E8AB-F4D460481DB2CB152BEDB68/115875/USofHepaticTumors.pdf

38. Penninck D., 2010. Atlas ecográfico en pequeños animales. Paginas: 303-318 en Páncreas. 1era ed. multimedica. España (en línea) http://www.multimedica.es/admin/upl/prods/pdfmc/Penninck_Mostra.pdf

39. Products: Ultrasound Transducers Abdominal and Cardiac (en línea) http://www.alokavet.com/products/ultrasound-transducers/view-ultrasound-transducer.asp?id=3

40. Rosell Pardo R., Llorente Villa R., Ramírez Rubio A., Verdecia Rondon M., Hernández Torres E., 2008. Universidad de Granma, Central del Batey, Campechuela. Granma. Cuba. Dr. M.V. Prof. Auxiliar. Subdirector de Ciencia y Técnica. (en línea) www.produccion-animal.com.ar

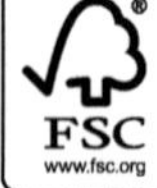

Printed by Books on Demand GmbH, Norderstedt / Germany